心内科常见病治疗与心电图检查

任 华 等主编

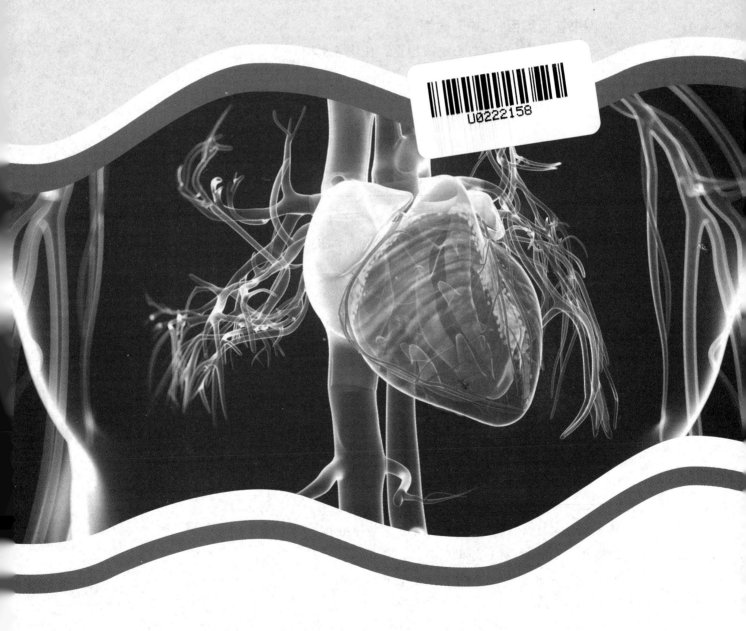

天津出版传媒集团

天津科学技术出版社

图书在版编目（CIP）数据

心内科常见病治疗与心电图检查/ 任华等主编. --
天津：天津科学技术出版社，2023.6
ISBN 978-7-5742-1286-2

Ⅰ．①心… Ⅱ．①任… Ⅲ．①心脏血管疾病—常见
病—诊疗②心电图—诊断Ⅳ．①R54

中国国家版本馆CIP数据核字（2023）第110533号

心内科常见病治疗与心电图检查

XINNEIKECHANGJIANBINGZHILIAOYUXINDIANTUJIANCHA

责任编辑：李　彬

责任印制：兰　毅

出　　版：天津出版传媒集团
　　　　　　天津科学技术出版社

地　　址：天津市西康路 35 号

邮　　编：300051

电　　话：（022）23332377

网　　址：www.tjkjcbs.com.cn

发　　行：新华书店经销

印　　刷：河南弘盛联合印刷有限公司

开本　889×1194　1/16　印张 11.125　字数 320 000

2023 年 6 月第 1 版第 1 次印刷

定价：70.00 元

编 委 会

前　言

随着心内科临床的急速发展，各种心内科疾病的治疗也更加规范化。然而，在临床实践中，同一种疾病在不同个体其临床特征和基础条件也不尽相同，诊断的准确性及治疗的个体化需要更加精确。人又是一个整体，诊断和治疗过程中不能把每个系统孤立起来，病种复杂，一种疾病的诊断、治疗往往涉及多个学科。所以，心内科临床医生需要博采众长，扩大知识面，不断学习与时俱进，才能为患者提供更高质量的诊疗服务。

本书首先介绍了心内科疾病常用技术，然后重点阐述了心血管常见疾病的诊断和诊疗，包括高血压、冠心病、心律失常、心力衰竭、心肌病、心脏瓣膜病以及周围血管疾病，论述详尽，内容新颖，科学性与实用性强，可供心内科临床医师、研究生、进修生以及相关科室医护人员阅读参考。

在编写过程中，我们虽力求做到写作方式和文笔风格的一致，但由于本书编者编写水平有限及编写时间仓促，书中难免存在一些疏漏之处，恳请读者见谅，并予以批评指正。

编者

目　录

第一章 心脏基础知识

第一节 心脏大血管的解剖

人体的血液循环系统由心脏和血管组成。心脏是整个血液循环中推动血液流动的泵，通过作为中心泵的心脏不停地搏动和闭锁管路中持续不断的血液循环，机体新陈代谢、物质运输、内环境的稳定及血液的防卫功能才能得以实现。循环系统疾病的特点是变化快、病情重，常导致较高的病残率和致死率。本章的主要内容是心脏的解剖生理和功能、血管的解剖生理和功能及调节心脏血管的神经体液因素。

一、心脏的位置和毗邻

心脏是个形似圆锥体的肌性纤维性器官，位于胸腔的前下部、中纵隔内，外周有心包覆盖，大小与本人握拳相近。成人心脏约 1/3 在身体正中面右方，约 2/3 在正中面左方，前方大部分被胸膜及肺覆盖，仅中间小部分邻近胸骨中下 1/3 及第 3～6 肋软骨，后方平对第 5～8 胸椎。两侧与纵隔胸膜、胸膜腔和肺相邻；心脏后方邻近支气管、食管、迷走神经及胸主动脉；下方紧贴膈肌；上方与出入心脏的大血管(如主动脉、肺动脉干和上、下腔静脉)相连。

二、心脏各腔结构

心脏是一个由心肌组成的中空器官。正常的心脏由房间隔、室间隔分为互不相通的左右两半，每半又分为心房和心室，故心有四腔，即左心房、左心室、右心房和右心室，同侧心房和心室借房室口相通。在房室口和动脉口处均有"阀门"样的瓣膜，保证了血液的定向流动。

(一)右心房

上、下腔静脉分别开口于右心房窦部的上方和下方。下腔静脉口与右心房口之间有冠状窦口，是冠状静脉血回心的入口。在上、下腔静脉口的连线中点有一指压形浅凹，为房间隔的卵圆窝，是房间隔缺损的好发部位；窝的前上缘称为卵圆窝缘，是行房间隔左心导管术的重要标志。右心房左上方为房室孔，血液经此进右心室。右心房和右心室之间的瓣膜由 3 个瓣叶构成，称为三尖瓣，孔上三尖瓣在心室收缩时关闭，使右心房和右心室分隔开。

(二)右心室

右心室位于右心房的左前下方，底部即为房室口。右心室口呈卵圆形，口周缘附有 3 片三角形的瓣膜，称为三尖瓣。隔瓣的部位与房室结及传导束关系密切，其附近的室间隔又是缺损好发的部位，故修补缺损时，常把补片的一部分固定于隔瓣根部，以免损伤传导束。当三尖瓣向右心室开放时，血流进入右心室；当右心室收缩时，乳头肌收缩拉紧腱索，将瓣口关闭，血液不能反流回右心房。右心室通向肺动脉干的开口处附有半月瓣，即肺动脉瓣。当右心室收缩时，压力增大，将瓣打开，排血出心，进入肺动脉；当右心室舒张时，压力下降，肺动脉内血液进入瓣窦，将瓣关闭。

(三)左心房

左心房位于右心房的左后方，是心脏四腔中最靠后的部分。左右各有上、下肺静脉从其后方进入，将经过肺氧合的血液引回左心。左心房的左前上部为左心耳，心耳内有小梁。左心房内壁光滑，出口为左心房室孔。左心房和左心室之间的瓣膜由 2 个瓣叶构成，称为二尖瓣。

到达左心房的 5 个手术途径如下：①左心耳，常用于二尖瓣闭式扩张分离术或心内探查。②左壁(外壁)，左侧开胸，平行左房室沟距左冠状动脉约 1cm 处切开，前端自左心耳后端达斜韧带。③房间沟，右侧开胸或正中开胸，在右肺静脉前方沿房间沟行纵切口。④房间隔，先切开右心房，在房间隔后缘切开房间隔，通过房间隔切口进入左心房。⑤左心房上壁，自升主动脉切口显露二尖瓣较困难。

（四）左心室

左心室位于右心室的左后方，形似圆锥，肌壁较厚。左心房与左心室之间的房室孔由二尖瓣形成活门，二尖瓣有前、后2个瓣叶，作用与三尖瓣相同。2个瓣叶的前半部和前外交界部分的腱索均附着于前乳头肌，后半部和后内交界部分的腱索均附着于后乳头肌。在风湿性心脏病中，乳头肌及腱索可发生粘连、融合，短缩而形成瓣下狭窄。左心室出口为主动脉瓣，有3个半月形瓣叶，即为后瓣、右瓣和左瓣。主动脉瓣和主动脉壁间的腔隙称为主动脉窦，分别叫作左窦、右窦和后窦。左窦、右窦分别有左冠状动脉、右冠状动脉的开口。

（五）瓣叶

瓣叶是由心内膜构成的薄片，主要为致密的结缔组织，其功能是防止血液逆流，相当一个单向的活瓣。当瓣膜发生病变而不能正常启闭时，将使心脏的功能受到损害。

第二节　心血管生理知识

心血管系统也称循环系统，由心脏、动脉、静脉和毛细血管组成。心脏是循环系统的中心器官，推动血液在血管内不断流动，它为血液循环提供势能和动能。血管是血液循环过程中的流通管道，起着输送、分配血液，并为机体提供物质交换和气体交换场所的作用。

血液循环的主要功能是完成体内的物质运输，使机体新陈代谢能不断进行；运送机体各内分泌腺的激素及其他体液因子至相应的靶细胞，实现机体的体液调节；机体内环境理化特性相对恒定和维持及血液防御功能的发挥，也都有赖于血液的不断循环流动。

一、心脏的自律和传导系统

心脏的传导系统由负责正常冲动形成与传导的、特殊的、有较高兴奋性及传导性的心肌细胞组成，包括窦房结、房室结、房室束及其分支和浦肯野纤维。这些特殊的组织能产生激动和传导激动，从而将心房和心室在功能上连接起来。

（一）窦房结

窦房结是心脏正常窦性心律的起搏点，位于上腔静脉入口和右心房后壁的交界处。窦房结处的起搏细胞自律性最高，冲动发放频率最快，是整个心脏电活动的发源地。其他如冠状窦周围、房室结等处也有起搏细胞，但这些部位的起搏细胞自律性较低，平常为窦房结冲动所抑制，故称为潜在的起搏细胞。当窦房结冲动发放功能受到抑制或丧失时，这些异位起搏点就会释放冲动，引起异位搏动。窦房结发出房间束到达左心房，还发出结间束连接窦房结与房室结，从而使激动传递到左心房和房室结。

（二）房室结

房室结位于右心房冠状窦口前上方、三尖瓣隔瓣侧尖附着处之间的心内膜。房室结通过结间束与窦房结相连，前端发出房室束，是房室间激动沟通的唯一渠道。房室结的主要功能是将窦房结沿结间束下传的兴奋短暂延搁后通过房室束传向心室，保证心房收缩后再开始心室收缩。

（三）房室束及其左、右束支

房室束又称希氏束，由房室结前端发出，沿室间隔前行，在室间隔肌部上缘分为左、右束支。右束支为索状纤维束，主要分布于右心室壁。其行程较长，为单一细支，小的局灶性损伤即可损伤该支，在心电图上表现为完全或不完全的右束支传导阻滞图形。

左束支在室间隔上、中1/3处分为左前分支与左后分支，主要分布于室间隔和左心室壁。

（四）浦肯野纤维网

左、右束支的分支再交织成浦肯野纤维网，潜行于心内膜下和心肌内，其作用是将下传的兴奋迅速传播到整个心室。

（五）房室间的传导旁路

房室间的传导，除了上述正常途径之外，可另有一些旁路（如 Kent 束，房希束等）存在，能使心房的激动不通过房室结而直达心室。这些普通的工作心肌细胞束所组成的传导旁路是造成预激综合征的解剖学基础。

二、生物电活动的检测

心脏各部位产生的生物电活动其传播途径、方向、顺序及时间均有一定的规律，是反映心脏电生理活动状态的良好指标。由于机体是容积导体，心脏的生物电活动可通过其周围的导电组织和体液传播到机体的任何部位，使身体各部位在每一心动周期中也经历有规律的变化。因此，将测量电极安放在人体的特定部位，可记录到相应的心电变化，如体表心电图、食管心电图或希氏束电图等，但这些心电变化与心脏的机械活动并无直接关系。

体表心电图是心房肌细胞和心室肌细胞动作电位在体表的反映，指将测量电极安放于人体表面一定位置所记录到的心电变化曲线。正常人典型的体表心电图由 P 波、QRS 波群和 T 波组成，有时 T 波后可出现一个小的 U 波，另外还有 P-R 间期、QT 间期及 ST 段。心电图记录纸由长宽均为 1mm 的小方格组成（细线），大方格间距为 5mm（粗线），每一横向小格代表 0.04s，每一纵格代表 0.1mV，走纸速度为 1mV/cm 和 25mm/s。因此，可在记录纸上读出心电图各波的电位数值和时程。

（一）P 波

P 波反映左右两心房的除极波，波形小而圆，可有轻微切迹。历时 0.08～0.11s，超过 0.11s 为 P 波过宽。波幅肢导联不超过 0.25mV，胸导联不超过 0.20mV；其方向在 Ⅰ、Ⅱ、Ⅲ、aVF、V_4～V_6 直立，aVR 倒置，其余导联可倒置或双向。

（二）P-R 间期

为 P 波起点至 QRS 开始的时间，表示窦房冲动通过心房、房室交界、房室束、左右束支、浦肯野纤维传到心室的时间。测量 P-R 间期一般在 P 波较明显的导联，如 Ⅱ 导联。其正常值为 0.12～0.20s，儿童为 0.12～0.19s。P-R 间期与患者的年龄、心率有关。因此，在判断 P-R 间期是否正常时应结合患者年龄和心率变化考虑。

（三）QRS 波群

为心室除极波，代表左右心室激动所需的时间。

1.QRS 命名规则

第 1 个向下的波为 Q 波，第 1 个向上的波为 R 波，R 波之后向下的波为 S 波。若整个波都向下，称 QS 波。

2.正常成人 QRS 波群

以 Ⅱ 导联为标准，QRS 波群时间为 0.06～0.08s，在肢体导联<0.10s，在胸导联<0.11s。QRS 波群≥0.12s，多为病理性，反映心室除极时间延长。

3.QRS 波群在各个导联中的形态及电压

①胸导联。正常 QRS 波群在胸导联上相对恒定，V_1、V_2 导联呈 rS 波，V_3、V_4 导联呈 RS 波，V_1、V_5 导联呈 qR 波。从 V_1、V_5，R 波逐渐变大，S 波逐渐变小，故 V_1 导联的 R/S 应<1，V_5 导联的 R/S 应>1。胸导联中各波的振幅：Q 波不超过同一导联 R 波的 1/4，V_5、V_6 导联不超过 0.3mV，时间不超过 0.04s，V_3 中很少有 Q 波，V_1、V_2 的 r 波之前无 Q 波，但 QRS 可呈 QR 型。R 波：V_1 中的 R 波振幅为 0.2～0.3mV，一般不超过 0.7～1.0mV，V_5 不超过 2.0mV。S 波：V_1、V_2 的 S 波幅约为 1.2mV，不超过 1.5mV。②肢导联。如果每个肢导联的 R+S 波的波

幅的算术和小于 0.5mV，称低电压。Q 波：aVL、aVF 呈 qR 型，但其 q 波不超过 R 波的 1/4，时间不超过 0.04s。R 波：aVL 呈 R 或 qR，R 波不超过 1.2mV；aVF 呈 qR，R 波不超过 2.0mV；aVR 呈 Qr 或 rS，主波多向下，R 波不超过 0.5mV。

4.室壁激动时间

在胸导联中，从 QRS 波群起点到 R 波顶峰垂线间的时间为室壁激动时间(ventricular activation time, VAT)。V_1、V_2 主要反映右心室壁激动的时间，正常不超过 0.03s；V_5、V_6 反映左心室壁激动时间，正常不超过 0.05s。

(四)ST 段

QRS 波群终点(J 点)至 T 波起始部的一段，代表心室各部分心肌均已处于动作电位的平台期，各部分之间无电位差异存在。正常人 ST 段压低在任何导联不应超过 0.05mV，肢导联及 $V_4 \sim V_6$ 导联抬高不超过 0.1mV，$V_1 \sim V_2$ 不超过 0.3mV，测量时以 PR 段作为基线。

(五)T 波

心室复极波，其形态平滑、圆润，一般无切迹，上升支稍陡。其是位于 ST 段后的一个较低而占时较长的波。在 aVR 倒置，Ⅰ、Ⅱ、$V_4 \sim V_6$ 直立，Ⅲ、aVL、aVF、$V_1 \sim V_3$ 可倒置。在以 R 波为主的导联，T 波不应低于同一导联 R 波的 1/10，方向与 R 波一致。胸导联中 T 波可高达 1.2~1.5mV，但 V_1 一般不超过 0.4mV。T 波历时 0.05~0.25s。

(六)U 波

在 T 波后 0.02~0.04s 有时会出现一个低而宽的电位波动，时间为 0.1~0.3s，其方向与 T 波一致，形成原因尚不明确。U 波明显增高常见于血钾过低。

(七)Q-T 间期

从 QRS 波开始至 T 波终点的时间，代表心室开始除极至完成复极所需要的时间。Q-T 间期的长短受心率的影响，故常用校正 Q-T 间期，即 QTc，正常 QTc<0.43s。

第三节　心脏的血管解剖、生理和功能

心脏的动脉供应主要来自冠状动脉、心脏的静脉绝大部分经冠状窦回流到右心房，少量直接进入心腔(主要是右心房)。

一、动脉

冠状动脉分为左冠状动脉和右冠状动脉，分别开口于主动脉窦的左窦和右窦内。左冠状动脉起于主动脉左窦，在肺动脉干和左心耳之间左行，随即分为前降支和回旋支。前降支走行弯曲，绕心尖切迹至后室间沟，途中向左侧、右侧和深面发出分支，分布于左心室前壁、部分右心室前壁和室间隔前 2/3 部(其中有右束支和左束支的左前分支通过)。当前室间支闭塞时，可发生左心室前壁和室间隔前部心肌梗死，并可以发生束支传导阻滞；回旋支走行于冠状沟中，绕过心左缘至左心室膈面，沿途发出分支，分布于左心房、左心室侧面和膈面。

右冠状动脉起于主动脉右窦，在右心耳与肺动脉干根部之间进入冠状沟，绕行至房室交点处分为 2 支，即后室间支和左室后支，主要分布于右心房，右心室、室间隔后 1/3 部(其中有左束支后分支通过)及部分左心室膈面。

窦房结和房室结的血液供应大多来自右冠状动脉，少数来自左冠状动脉旋支。窦房结供血不足会引起病态窦房结综合征，房室结供血不足会引起房室传导阻滞。

二、静脉

心脏的静脉之间有丰富的吻合，主要经冠状窦回流，此外还有心前静脉和心最小静脉途径。冠状窦位于心脏膈面的冠状沟内，左心房和左心室之间，其右端开口于右心房。心脏的绝大部分静脉血都回流到静脉窦，其主要属支有心大静脉、心中静脉和心小静脉；心前静脉有2~3支，起于右心室前壁，跨右冠状沟，开口于右心房；心最小静脉是位于心壁内的小静脉，直接开口于各心腔。

三、肺循环血管

肺接受支气管循环及肺循环的双重血液供应。支气管循环属于体循环系统，直接来自主动脉，属于肺组织的营养循环血管；肺循环接受右心室输出的血液，经肺泡进行气体交换，还对静脉血起过滤和储存的作用。

（一）肺动脉干

肺动脉干位于心包内，起自右心室，在主动脉弓下方分为左肺动脉和右肺动脉，供应呼吸性小支气管以下的肺组织。肺动脉壁薄，顺应性较大且周围肺组织疏松，可以随血容量的增加有很大的伸缩范围。肺动脉沿支气管行进，分支为小叶间动脉及肺小动脉，最后分支为肺毛细血管，分布于肺泡。肺小动脉受神经体液调节，肺动脉压升高可引起肺小动脉的痉挛以保护肺毛细血管防止水肿的形成，但长此以往将引起肺小动脉的血管壁中层平滑肌肥厚，从而形成慢性肺动脉高压。肺毛细血管主要分布于肺泡壁及肺泡间隔，通过肺泡毛细血管屏障完成气体交换。肺毛细血管网的容量储备极大，正常安静状态下只有1/15~1/10的肺毛细血管网开放；在剧烈体力活动情况下，静脉回流血量增加，肺毛细血管网可以大量开放，甚至全部开放以保证大量静脉回流血液的气体交换。

（二）肺静脉

肺静脉起自肺门，由各级小静脉汇集成小叶间静脉，再沿支气管分支汇入左上、左下肺静脉和右上、右下肺静脉，向内行注入左心房后部，从而将含氧量高的动脉血注入左心。心包脏层的血液向肺静脉系统引流，心包壁层的血液向体静脉引流，所以左心衰竭、右心衰竭都可以引起心包积液。肺静脉的管径比相应的肺动脉分支细，能限制血液的回流及维持肺毛细血管的压力，从而保证肺毛细血管内的血液有充分的时间进行气体交换及液体渗出。此外，当肺静脉有部分阻塞或发生肺静脉高压时，肺静脉的部分血液可以通过支气管静脉及奇静脉系统回流入上腔静脉，起到一定的代偿作用。

肺循环路程较短，肺动脉主干及分支的横截面积较主动脉大，血管顺应性较高，对血流的阻力较小，肺动脉的压力只有体循环压力的1/6左右。而右心的心排血量与左心大致相同，所以肺循环血流量大，流速快，呈高排低阻的特点。

四、体循环血管

血管是血液运输的管道，包括动脉、静脉和毛细血管。动脉血管壁坚厚，富含弹性纤维，具有可扩张性和弹性；静脉数量较多，口径较粗，管壁较薄，容量大；毛细血管在组织中呈网状分布，连接小动、静脉的末梢，在物质交换和体温调节中起重要作用。

（一）动脉

主动脉是体循环的动脉主干，自左心室发出，先斜向右上，称为升主动脉，再向左后弯曲成主动脉弓后，沿脊柱左前下行，称为胸主动脉，穿膈主动脉裂孔进入腹腔移行为腹主动脉，至第4腰椎下缘分为左髂总动脉和右髂总动脉。左、右冠状动脉由升主动脉发出；主动脉弓移行过程中依次发出头臂干、右颈总动脉和右锁骨下动脉等主要分支，提供头颈面部、双下肢和部分胸背部的血液供应；胸主动脉发出分支主要供应肋间、膈上和心包、支气管；腹主动脉主要提供腹部、盆腔脏器和双下肢的血液供应。

（二）静脉

肺静脉分为左上、左下肺静脉和右上、右下肺静脉，起自肺门，向内行注入左心房后部。肺静脉将含氧量较高的动脉血输送到心脏。体循环的静脉较多，分为上腔静脉系、下腔静脉系(含门静脉系)和心静脉系。

1.上腔静脉

主要由颈内静脉、颈外静脉、锁骨下静脉和胸部的奇静脉等重要属支所组成，收集头颈、上肢、胸壁及部分胸腔脏器的回流血液，沿升主动脉右侧下行，至第3胸肋关节下缘处注入右心房。

2.下腔静脉

由左、右髂总静脉汇合而成，沿脊柱右前方，腹主动脉右侧上行，穿膈的腔静脉孔入胸腔后穿心包注入右心房，途中接受腹腔、盆腔脏器回流静脉，如肾静脉、肝静脉、肝门静脉和睾丸/卵巢静脉注入。髂总静脉由髂内静脉、髂外静脉汇合而成，主要收集下肢的深、浅静脉如股静脉、大隐静脉和小隐静脉的汇入。

(三)微循环

1.微循环的构成

微循环是指血液从小动脉流入小静脉的通路。典型的微循环由微动脉、后微动脉、毛细血管前括约肌、真毛细血管、通血毛细血管(或称直捷通路)、动静脉吻合支和微静脉等部分组成。血液循环最基本的物质交换功能，就是通过微循环部分才能得以实现。通过真毛细血管网的通路又称为营养通路，是血液与组织液交换物质的场所。

此外，微动脉和微静脉之间还可以通过直捷通路和动静脉短路发生沟通。其中，直捷通路是血液从微动脉经后微动脉和通血毛细血管进入微静脉的主航道。直捷通路经常处于开放状态，血液速度比较快，其主要功能是使一部分血液迅速通过微循环进入静脉，而不是进行物质交换。在骨骼肌组织的微循环中直捷通路比较常见，而在皮肤及甲皱中较少见。动静脉短路是吻合微动脉和微静脉之间的通道，在人体的某些皮肤及皮下组织有很多，如手指、足趾和耳郭等。动静脉短路大多数时候都处于关闭状态，受交感神经支配，在功能上也不是进行物质交换，而是随环境温度的变化调节体温，以利于保温或散热。

2.微循环的生理特点

(1)血压低：血液从动脉流过小动脉及微动脉后，由于血流不断地克服阻力，故血液进入真毛细血管后血压明显降低。毛细血管动脉端的血压为30～40mmHg(3.99～5.32kPa)，毛细血管静脉端的血压为10～15mmHg(1.33～2.0kPa)，这为组织液的生成与回流提供了动力。

(2)血流慢：毛细血管分支多、数量大，其总的横截面积很大，根据液流连续原理，管内液体的流速与横截面积成反比，则该血管段流速缓慢，这为血液与组织细胞之间进行物质交换提供了充分的时间与宽敞的场所。休克时，毛细血管大量开放，横截面积更大，血流更慢，大量血液淤滞在微循环内，从而影响物质交换。

(3)潜在血容量大：安静状态下，约有20%的真毛细血管处于开放状态，这时毛细血管所容纳的血量约为全身血量的10%，故微循环潜在血容量很大。

(4)灌流量易变：微循环的迂回通路是间断轮流开放的，其开放与关闭受"总闸门"与"分闸门"控制。

(四)血压

血压是指血管内的血液对于单位面积血管壁的侧压力，一般所说的血压是指动脉血压，通常以mmHg为单位(1mmHg＝0.133kPa)。

血压的形成主要有2个因素，其一是心血管系统内有血液充盈，另一基本因素是心脏射血。心室肌收缩时所释放的能量除了一部分转化为动能推动血液流动外，大部分能量用于形成对血管壁的侧压，并使血管壁扩张，这部分就是势能，即压强能；在心脏的舒张期，大动脉会发生弹性回缩，又将一部分压强能转化为动能，推动血液在血管中继续向前流动。

1.动脉血压

是血流对大动脉壁的侧压力，其数值的高低取决于心脏每搏量和外周循环阻力的大小。心室收缩时，主动脉压力急剧升高，在收缩期的中期达到最高，形成收缩压；心室舒张时，主动脉压力下降，在心室舒张末期降至最低，形成舒张压。收缩压和舒张压的差值即为脉压。脉压主要受动脉管壁弹性的影响，管壁弹性纤维多，血管顺应性好，则脉压小；相反，老年人由于大动脉硬化，管壁弹性纤维减少，胶原纤维增多，管壁顺应性降低，对血压的缓冲作用减少，使收缩压增高，舒张压降低，脉压增加。心率也能影响舒张压及脉压，心率增快，舒张压增高；心率减慢则舒张压降低。在一个心动周期中，每一瞬间动脉血压的平均值称为平均动脉压，其数值约等于舒张压加上 1/3 脉压。动脉血压的数值主要取决于心排血量和外周阻力，所以能够影响这两者的各种因素如心排血量、心率、外周阻力等都是能够影响动脉血压的相关因素。其中，收缩压的高低主要反映心脏每搏量的多少，而舒张压的高低则反映出外周阻力的大小。

2.静脉压

静脉在功能上不仅作为血液流入心脏的通道，还起着血液储存库的作用。静脉的舒张或收缩可以有效地调节回心血量和心排血量，从而使血液循环功能更适应机体在各种生理状态时的需要。中心静脉压(ventral venous pressure, CVP)是指右心房和胸腔内大静脉的血压，其数值的高低取决于心射血能力和静脉回心血量之间的相互关系，是反映心血管功能的另一指标。中心静脉压的正常变动范围为 $4\sim12cmH_2O$，如果偏低或有下降趋势，则提示输液量不足；如果高于正常并有进行性增高的趋势，则提示输液过快或有心脏射血功能不全。

(五)临界闭合压

当血管内压力降至某一临界值时，血液将不再流动，血管可完全闭合，此临界压力值称为临界闭合压，它与两个方面的力有关，一是使血管扩张的力，主要为血管内的压力；二是使血管回缩的力，即管壁的张力，主要取决于管壁平滑肌紧张状态。如果血管壁紧张度增加，血压只要轻微下降，就可能引起血管闭合，血流中断，临界闭合压增加，故临界闭合压是血管紧张性的生理指标之一。高血压的临界闭合压明显增加，而休克时，一方面由于血压下降，另一方面由于反射性地引起外周血管收缩，导致临界闭合压也增加，造成某些血管床完全闭合。

五、心血管活动的神经调节

在不同的生理状况下，机体各器官、组织对于血流量的灌注有不同的需求。正是通过神经体液机制调节心血管活动，各器官、组织的血流灌注才能得到重新分配，以适应不同情况下机体的需要。

(一)神经调节

1.心脏和血管的神经支配

机体对心血管活动的调节是通过各种心血管反射实现的。支配心脏的传出神经是心交感神经和迷走神经。心交感神经节后神经元末梢释放的神经递质为去甲肾上腺素，与心肌细胞膜上的 β 型肾上腺素能受体结合，可导致心率加快，房室交界的传导加快，心房、心室肌的收缩力加强，称为正性变时作用、正性变传导作用、正性变力作用，作用于血管使血管收缩；迷走神经节后神经元末梢释放的神经递质为乙酰胆碱，与心肌细胞膜上的 M 型受体结合，可导致心率减慢，房室交界的传导减慢，心房、心室肌的收缩力减弱，称为负性变时作用、负性变传导作用、负性变力作用，作用于血管使血管扩张。

支配血管壁内平滑肌的神经纤维称为血管运动神经纤维，可分为缩血管神经纤维和舒血管神经纤维。缩血管神经纤维都是交感神经纤维，在皮肤血管中分布最密，骨骼肌和内脏的血管次之，冠状动脉和脑血管中分布较少。当支配某器官血管床的交感缩血管纤维兴奋时，可引起该器官血管床的血流阻力增高，血流量减少。舒血管神经、纤维有交感舒血管神经纤维和副交感舒血管神经纤维，舒血管神经纤维兴奋可引起与缩血管神经纤维兴奋相反的效果。

2.心血管反射的外周感受器和中枢

当机体所处的状态或环境发生变化，如改变体位、受到攻击、睡眠或运动时，各器官的血液循环状况和心排血量都会通过心血管发生相应的改变以适应机体的需要。心血管反射的外周感受器有：①颈动脉窦和主动脉弓的压力感受器，感受动脉压力的升降，通过中枢机制调节心、血管交感紧张的程度以改变心率、心排血量和外周血管阻力，最终使血压得到调节。②心脏和肺循环大血管壁内的心肺感受器，又称容量感受器，感受血管壁的机械牵张来调节血压。③颈动脉体和主动脉的化学感受器反射，感受血液内某些化学成分如氢离子的浓度来调节呼吸和心血管活动。

控制心血管活动的神经元分布在从脊髓到大脑皮质的各个水平上，它们具有各不相同的功能，又互相紧密联系，使心血管活动协调一致，并与整个机体的活动相适应。最基本的心血管活动中枢在延髓，因为延髓是心血管正常紧张性活动的起源。保留延髓及其以下中枢部分的完整就可以维持心血管正常的紧张性活动，并完成一定的心血管反射；在延髓以上的脑干部分和大、小脑中，也存在着心血管活动相关的神经元，它们在心血管活动的调节中起到与机体活动协调整合的更高级的作用。

（二）体液调节

局部组织中或血液中的某些化学物质会作用于心肌和血管平滑肌，从而调节心血管活动。如肾素、儿茶酚胺、血管升压素、内皮缩血管因子等可引起血管收缩；而前列环素、激肽、组胺等可引起血管舒张。儿茶酚胺、肾素、钠和钙可引起正性肌力和正性频率作用；而乙酰胆碱可以引起负性肌力和负性频率作用。

在心血管活动的体液调节中，肾素-血管紧张素系统十分重要。肾素是由肾近球细胞合成分泌的蛋白酶，作用于血液循环中的血管紧张素原，使之分解产生血管紧张素 I。后者在血管紧张素转化酶的作用下转变为血管紧张素 II。血管紧张素 II 在血管紧张素酶 A 的作用下生成血管紧张素。在血管紧张素中，最重要的是血管紧张素 II 和 III，它们可以作用于血管平滑肌、肾上腺皮质球状带细胞，以及脑、肾等器官细胞上的血管紧张素逐级体，引起外周血管阻力增加、醛固酮分泌增多、细胞外液量增加等效应，最终导致血压升高。当血浆中的钠离子浓度降低和失血、失水等原因导致肾血流灌注减少时，肾素的分泌都会增多，从而导致血管紧张素生成增多，进而引发上述效应。

第二章　心内科常用监护技术

第一节　血流动力学监护

心功能检查及血流动力学监测，既往主要用于急性心肌梗死所致的泵功能衰竭，近来还用于心肌病、瓣膜性心脏病伴发的心力衰竭。尤其是无创伤性血流动力学监测技术的发展，已广泛地用于各种心脏病变，在心力衰竭诊治、监护中具有重要价值。

一、临床意义

(一)早期诊断，评价心泵功能

临床的床边观察、心电图、X线检查可提供许多诊断信息，但难以正确、及时地反映心脏泵功能改变。不少心脏泵功能的血流动力学变化可出现在上述各种检查之前。及时地进行血流动力学监测，可获得各项血流动力学精确参数，为早期诊断、早期治疗心力衰竭提供客观依据。例如肺毛细血管楔嵌压的升高，往往出现在肺瘀血之前；而经过治疗后，肺毛细血管楔嵌压的降低亦早于临床症状、体征和X线检查结果。又如临床表现并不能完全客观地反映左室功能，有时临床症状并不明显，而心功能测定结果已有改变，这是因为机体发挥代偿效应，可在一段时间内不出现临床症状，表面上患者看起来尚属良好，实际上这是一种假象，掩盖了心功能的真实改变。在患者中常有气急症状，是呼吸功能减退所致或是心脏功能受累的关系，单从临床观察有时甚难判别，通过心功能血流动力学监测，往往可查明气急的原因是属肺源性或属心源性。只有明确气急的性质与病因，才能针对性进行合理治疗。

(二)指导临床分型，选择合理治疗方案

心泵衰竭时，根据血流动力学变化，可分为各种不同类型，例如先天性心脏病中的室间隔缺损伴发肺动脉高压时，如肺小动脉阻力大于 $800dyn \cdot s \cdot cm^{-5}$ 时，不宜手术治疗，如<$800dyn \cdot s \cdot cm^{-5}$ 时，仍可争取手术治疗。在急性心肌梗死并发泵功能不全时，Forrester 等按血流动力学改变进行分型，不同类型需采用不同治疗方案。应用扩血管药物时，常需根据血流动力学特点，选用合理的扩血管药物或方法。在胸外科做冠状动脉搭桥手术时，往往采用射血分数指标，作为能否手术的血流动力学评价指标。有的学者提出，冠脉搭桥时射血分数应大于50%，低于50%时应为手术禁忌证。最近，由于手术技术水平和麻醉技术水平的提高，射血分数低于50%时，亦有手术成功的报告。

(三)评价疗效

在血管扩张剂临床治疗中，常需在血流动力学严密监测下用药，否则剂量不易掌握，有时仅用小剂量即引起心排血量及血压的明显下降。血流动力学监测目的有：①了解心功能状态、选择用药的适应证以及合理的血管扩张剂。②观察治疗效应，预防和早期发现低血压、心动过速、心动过缓等不良反应；③指导治疗，根据血流动力学监测结果，调节用药速度、剂量或调换、停用药物。治疗过程中，还可评价各种药物疗效，选择适宜的药物及组合。近来因计算机介入"药物治疗信息反馈系统"的应用，使血流动力学监测又进入一个崭新时代。例如可应用计算机测定血压和心排血量，再将计算机反馈信息，让计算机发出指令自动调整滴药速度，使血压或心排血量维持在一个最佳水平，这一技术发展无疑大大提高血流动力学监测水平，提高治疗效果。

(四)提示预后

泵衰竭的发生率、严重程度及死亡率均与心功能密切相关。左室功能曲线是指示心脏泵

功能最有价值的指标之一，肺毛细血管楔嵌压、心排血量、动脉压等指标的测定亦可提示预后和指导治疗。在心肌梗死后，心阻抗微分波 0 波增高，往往提示预后不良的警告讯号。右室心肌梗死时的血流动力学监测亦有其特殊重要意义，右室功能损害严重，预后较差。

二、观察指标

血流动力学监测的指标可分为压力、容量、阻力、速率、时间以及综合性指标，现分述于下。

(一)动脉血压

不同部位动脉监测意义各异，常用监测动脉为肘部动脉，采用袖带血压表测量；心导管检查时常测定肺动脉、肺小动脉压力以及主动脉、颈动脉、胸主动脉、腹主动脉压力；重危患者监护或麻醉监护时常采用桡动脉穿刺测压；胸外科手术时，还可测定冠状动脉压力。

监测动脉血压，对泵衰竭患者极为重要，尤其在急性心肌梗死患者更为重要，如血压过高，增加后负荷，使心肌耗氧量增加，扩大心肌梗死面积；亦可因血压过低，影响冠状动脉滥注，心肌缺血，亦可使心肌梗死范围扩大。冠状动脉血流与冠状动脉灌注压(主动脉压)成正比，与冠状动脉阻力成反比。在冠状动脉硬化时其阻力较恒定，因而冠状动脉血流主要靠主动脉压。在急性心肌梗死合并休克时，轻微的血压下降，亦可明显影响冠脉血流和心肌供氧，应精确地直接测压，使平均动脉压不超过 80mmHg(10.64kPa)，亦不应低于 70mmHg(9.31kPa)。在休克状态或用缩血管药物时，外周小动脉剧烈收缩，用一般袖带血压表测不准以至测不到血压，此时动脉插管直接测量血压非常重要，所测数值较袖带血压表高 10～30mmHg(1.33～3.99kPa)。

肺毛细血管楔嵌压(PCWP 或肺小动脉嵌入压，PAWP)对评价肺循环及左室工作状态非常有用，在肺阻力不变时，PCWP 与肺静脉压相似，肺静脉压又能反映左房压，若无二尖瓣狭窄，左室舒张期左房压又与左室舒张末期压相近。因此，可用右心导管测得的 PCWP 来反映左室舒张末期压，对早期监测是否发生心力衰竭有重要意义，目前已为各医院监护病房中常规监测血流动力学方法之一。PCWP 正常值为 6～12mmHg(0.80～1.60kPa)。

在肺血管阻力正常情况下，肺动脉舒张压与 PCWP 有密切相关，如无条件记录 PCWP，可将肺动脉舒张压减去 1.96mmHg(0.26kPa)即相当于 PCWP。

由于 PCWP 测定要用心导管检查，有一定创伤性，近 20 年来，有不少学者用无创伤方法估测 PCWP，可用超声心动图、心阻抗血流图等方法，但精确性不及直接测压法。

(二)房室压

均用心导管直接测得，是监测心力衰竭最可靠的依据。左心衰竭时，左室舒张末期压应高于 18mmHg(2.39kPa)；右心衰竭时，右室舒张末期压应高于 10mmHg(1.33kPa)。右房压力亦是反映右室舒张末期压增高的指标，而左房压力除有房间隔缺损外，较难用右心导管测得(左室导管插管时偶尔亦有可能进入左房)。

(三)静脉压

可用穿刺方法测定颈静脉(中心静脉压)和肘静脉压，主要反映右室及右室舒张期负荷。中心静脉压正常为 6～10cmH₂O(0.50～1.33kPa)，超过 10～12cmH₂O(1.33～1.60kPa)，表明有右心衰竭可能，肘静脉压正常 3.0～14.5cmH₂O(0.40～1.93kPa)，右心衰竭可增加到 15～25cmH₂O(2.00～3.33kPa)。

(四)血流量

常用指标有每搏量(SV)、每搏指数(SVI)、每分钟心排血量(CO)和心脏指数(CI)等，是反映心脏泵血功能的主要依据，是最常用、最有效反映血流动力学状况的手段之一。其变化与机体新陈代谢需求相适应，如不能满足全身新陈代谢需要，便出现心力衰竭或循环功能不全。既往主要采用 Fick 氏法、染料稀释法、热稀释法、同位素法测得，近 20 年来应用超声心动图、心阻抗图等间接测定，具有简单易行、无创伤、多次重复以及连续观察等优点，国内已较普遍应用。此外采用核素技术和磁共振技术对心脏功能检测也有重要价值。

（五）容积指标

容积指标主要指各房室收缩与舒张时的容积，是直接测定房室大小的依据，心力衰竭时各相应腔室大多增大。可用心室 X 线造影连续电影摄片、超声心动图、核心脏病学方法测知，其中以超声心动图最为简便、实用，目前应用最为广泛。用收缩与舒张期容量差值，可求得射血分数。

（六）阻力指标

阻力指标主要反映压力与血流量的关系，常用的指标有外周总阻力(体循环阻力)、肺总阻力(PVR)、肺小动脉阻力。阻力越大，心室的后负荷越重。正常外周总阻力(TPR 或 SVR)应小于 1600dyn·g·cm^{-5}，肺总阻力应小于 450dyn·g·cm^{-5}。既往用心导管测定阻力，目前 TPR 多用非创伤方法(如心阻抗血流图、超声心动图等)，而肺总阻力和肺小动脉阻力仍需用右心导管方法检测。

（七）时间指标

为采用时间间期评价心功能的指标，有等容收缩期、射血前期、射血期、快速射血期、缓慢射血期、等容舒张期、快速充盈期、缓慢充盈期、心房收缩期，或用其相互比值计算收缩时间间期，如舒张时间间期以及左室功能指数(Q-Z 间期)和右室功能指数(Q-C 间期)这些时间间期对判别左、右心室功能均有重要价值。可分别用超声心动图、心尖搏动图、颈动脉图、心阻抗血流图、肺阻抗血流图以及心导管监测等方法测得。

（八）速率指标

速率指标在单位时间内容量、压力、形态变化的程度，例如，可用超声多普勒测定主动脉最大血流速度，测定平均加速度；用超声心动图测定室壁增厚速度；用心阻抗血流图测定 Heather Index，即 C 波振幅/Q-Z 间期，为胸腔内达到血流最大流速所需的时间，是一项客观评价心肌收缩力的有用指标。

（九）综合指标

求出压力、容量、时间、流量各种相互之间关系，以求客观评价心功能有用指标。例如用每搏量做分子，以脉压差做分母，求得主动脉顺应性；用心排血量乘平均动脉压可以估算出心室做功数值等。这些指标用不同方法求得可有一定差异，在临床选用时尚需注意。

三、监测方法

血流动力学监测方法可分为有创伤性和无创伤性两大类。创伤性监测可能对患者带来一定创伤和痛苦，并需特殊设备和熟练的操作技术，但所测结果比较直接、可靠、准确，一般适合于手术中、监护室内使用；非创伤性监测具有可反复监测、连续观察、设备比较简单、受检者无痛苦和损伤等，较受患者欢迎，唯其影响因素较多，判断时应结合各方面临床资料综合分析，可避免一些干扰因素。如能采用创伤与无创伤两种方法联合监测，则更为理想，可取长补短，更全面地反映血流动力学状态。

（一）创伤性技术

创伤性血流动力学监测主要是心导管检查技术，主要设备需要穿刺针头、扩张导管、指引钢丝、三路开关、电测压计、压力心电示波器、压力心电记录器等，目前电脑测压装置亦取得很大发展。

1. 常规右心导管

是一种顺血流方向插入静脉，将心导管送入右房、右室、肺动脉以至肺小动脉，测定各腔、室压力和血氧含量，获得血流动力学的右心信息。与特殊功能导管相配合还可做右侧选择性造影、氢与维生素 C 稀释曲线、心腔内心电图、房室束及房室心电图标测、人工心脏起搏、心腔内心音图以及肺动脉瓣狭窄球囊扩张、经房间隔穿刺二尖瓣球囊扩张、心内膜和心肌活检等等。用心导管检查的死亡率约为 0.1%，可出现室性期前收缩以及严重心律失常、静脉痉挛、空气栓塞、心脏压塞(心包填塞)(导管穿透房或室壁)等并发症，应注意预防。

(1)用途：①根据血氧含量及压力、阻力变化和导管是否进入异常途径，诊断先天性心脏病；②协助肺心病、心包病变、三尖瓣病变、某些心肌病的诊断。③协助二尖瓣病变手术指征的选择和判断手术疗效。④通过血氧含量分析，计算心排血量、心脏指数和分流情况。⑤对急性心肌梗死、心力衰竭进行血流动力学监测。⑥通过心导管内注射造影剂，进行选择性心血管造影。⑦特殊要求的右心系统诊断与治疗措施。

(2)右心压力正常值：①右房正常平均为 0～0.8kPa(0～6mmHg)，a 波顶峰在 0.3～0.9kPa(2.5～7mmHg)，平均压超过 1.3kPa(10mmHg)即表示右房压增高。②右室正常压力为(2.0～4.0)/(0～0.7)kPa(15～30/0～5mmHg)。③肺动脉正常压力为(1.6～4.0)/(0.5～1.7)kPa[(12～30)/(4～13)mmHg]，平均压力为 1.3～2.4kPa(10～18mmHg)。如肺动脉压超过(收缩压)4.0kPa(30mmHg)或平均压超过 2.67kPa(20mmHg)，应视为肺动脉压力增高。肺动脉总阻力应低于 4.5dyn • g • cm^{-5}。④上腔静脉平均压为 0.4～0.8kPa(3～6mmHg)，下腔静脉平均压为 0.7～0.9kPa(5～7mmHg)。

2. 常规左心导管检查

是一种逆血流方向，从动脉内插入心导管的方法，将心导管经股动脉、颈动脉或肘、桡动脉送入主动脉、左室以及冠状动脉或左房。测定压力、压力阶差、压力波形及有无进入异常途径，选择性造影或特种目的检查与治疗。左心导管死亡率为 0.3%～0.5%，比右心导管危险性大；凡能用右心导管检查解决的，严禁改为左心导管。

本检查常可能出现严重室性心律失常以及心脏压塞(心包填塞)等并发症，应严密注意预防。

(1)用途：①测定左室及主动脉压力及压力微分波，判断左室功能。②通过左室造影，计算射血分数，了解室壁活动状态，协助心肌病及室壁瘤等病变的诊断。③诊断二尖瓣及主动脉瓣病变。④协助对先天性心血管病的诊断。⑤施行冠状动脉造影、冠脉扩张成形术、冠脉溶栓治疗、主动脉内囊反搏，配合右心导管做动脉导管未闭栓塞术以及二尖瓣、主动脉瓣狭窄扩张术等。

(2)左心正常压力：①主动脉压力为(12.0～18.7)/(8.0～12.0)kPa[(90～140)/(60～90)mmHg]。②左心室收缩压与主动脉收缩压相似，舒张压为 - 0.5～ + 1.3kPa(- 4～ + 10mmHg)。③左房平均压在 0.5～1.1kPa(4～8mmHg)。④肺静脉压力与左房压非常近似。不同压力曲线对诊断颇有帮助，尤其左房→左室或左室→主动脉连续压力曲线，根据压力阶差及压力曲线形态可诊断有关疾病。

3. 气囊漂浮导管

一般称为 Swan-Ganz 导管，于 1970 年由 Swan-Ganz 首先用于床旁的血流动力学监测。这种心脏导管的顶端有一个可以充气的薄壁球囊，并有双腔，一腔可测定压力，另一腔通向球囊可以充气或放气。

气囊有两项作用：

(1)起漂浮导向作用，一般该漂浮导管经股静脉穿刺，根据插入深度和监测压力曲线，可以了解导管达到在右心系统的位置。在导管进入右房后，出现典型的右房压力曲线，为便于通过三尖瓣口和进入肺动脉，可向球囊内注入 1.0～1.5mL 的气体(最好是二氧化碳，即使球囊破裂，对人体健康无明显影响)。

此时该气囊漂浮于血流中，随血流漂浮起到导向作用，使导管能随血流漂浮，顺利通过三尖瓣口进入右心室，再漂浮通过肺动脉瓣口，进入肺动脉，经肺动脉压力监测曲线证实，气囊漂浮导管顶端确实已进入肺动脉，将气囊导管的气囊中的气体全部放掉，可将导管再轻轻地向肺动脉分支前进数厘米，使导管顶端进入肺动脉分支或肺小动脉，再向气囊内注入气体 0.5～0.8mL，使气囊膨胀并阻断该支肺动脉的血流和传递的压力，此时导管尖端内压力传感器接受的压力信息是来自肺毛细血管的压力，肺毛细血管压力与肺静脉压力相似，左房压力与肺静脉压力相近，在左室的舒张末期的压力与左房压力也接近。因此可以用肺毛细血管压力来推算左心室舒张末期压力，用右心导管测量左室的舒张末期压力，这是气囊导管的最重要的临床价值。

(2)如果在导管内增加一条热敏电阻导线，使具有温度测量功能和相应的配套设备，还可以通过气囊导管内注射冰水(一般注射 5 次冰水，去除最大和最小数，用中间三个数值的平均数作为心脏排出血量的数值)，用热稀释法测定心排出量。

气囊漂浮导管技术，可得到比较完整的右房、右室、肺动脉和肺毛细血管压力(PCWP 或肺小动脉楔嵌压，PAWP)及心排出量信息，是分析和判断临床血流动力学有客观意义的技术，并广泛应用于临床血流动力学监护，也是 CCU 监护的重要指标。

4.微型心导管检测技术

1962 年正式研制微型心导管，将轻质硅塑料管(内径为 0.9mm，外径为 1.3mm)通过上肢静脉穿刺，将导管通过血流漂浮，经上腔静脉、右房、右室可能漂浮进入肺动脉，可以测获肺动脉压力曲线，如果没有明显肺动脉阻力因素，用肺动脉舒张压力减去 1.96mmHg(0.26kPa)，即相当于左室舒张末期压力。

上述两种心导管的血流动力学检测技术，由于创伤小，可以在监护室的床旁施行，不需要放射科设备，没有 X 射线影响，所以受到临床医师和监护的患者欢迎。

5.动脉穿刺测动脉压方法

常选用桡动脉测压(尤其适合手术麻醉时的血压连续监测，在一般病房较少采用)，有时结合股动脉抽血也可选用股动脉测压。

在休克或使用缩血管药物时，由于外周小动脉剧烈收缩，用一般袖带式血压表，有时测不到或测不准血压，此时采用桡动脉穿刺测血压有重要价值，实际上不一定血压非常低，可能会高于常规测血压值 10～30mmHg(1.33～3.99kPa)，有时患者脉搏不能扪及，而直接插入动脉测压，其结果显示血压并不很低；然而，也有一些患者，用常规方法测获的血压在 90/60mmHg(11.97/7.98kPa)，因外周血管处于强烈收缩状态，实际的心排量已明显降低，组织灌注严重不足，如盲目加大血管收缩剂用量，可能进一步加剧休克状态；相反，若根据动脉直接穿刺测压结果，合理应用血管扩张剂，减轻心脏负荷，增加心排血量，并配合其他治疗措施，可使病情迅速改善。

6.中心静脉压(CVP)

可用静脉插管直接插到右心房或右心房的腔静脉处，正常值为 6～10cmH$_2$O(0.5～0.98kPa)，主要反映右室泵功能状态、血容量与血管张力之间的协调关系，如无三尖瓣狭窄，则 CVP 与右心室舒张压相一致；如 CVP 超过 12cmH$_2$O(1.18kPa)，提示补液过快或过多，或可能有右心衰竭存在；如超过 15cmH$_2$O(1.47kPa)应停止补液。并适当应用利尿剂；如低于 4cmH$_2$O(0.39kPa)，提示回心血量不足，应予快速补液，增加循环容量需要强调指出：CVP 主要反映右房负荷，而 PCWP(肺小动脉楔嵌压)主要反映左房负荷，两者并无一定的相连关系，也不能用 CVP 来评价左心功能。

(二)无创伤技术

心脏超声、核素技术、磁共振技术以及心阻抗技术和心机械图等无创伤技术，均有较重要发展。

四、血流动力学监测的临床评估

根据表 2-1、表 2-2、表 2-3 的资料，可为临床分型治疗及评价预后提供参考。

表 2-1　左心衰竭血流动力学分型及临床联系

类型	血流动力学变化		临床表现
	PCWP(kPa)	CI(L/min·m²)	
Ⅰ 代偿期	15~17(2.00~2.26kPa)	2.6~4.0	无心力衰竭表现
Ⅱ 后向性左心衰竭(肺充血)	18~19(2.39~2.53kPa)	>2.6	轻度肺充血
	20~24(2.66~3.19kPa)	>2.6	中度肺充血
	25~29(3.33~3.86kPa)	>2.6	重度肺充血
	>30(3.99kPa)	>2.6	肺水肿
Ⅲ 前向性左心衰竭	<17(2.26kPa)	2.2~2.7	亚临床抑制
	<17(2.26kPa)	1.8~2.1	出现灌注不足
	<17(2.26kPa)	<17	休克
Ⅳ 双向性左心衰竭	>30(3.99kPa)	<1.7	肺充血、肺水肿、休克(肺充血及灌注不足)

表 2-2　各种血流动力学状态的治疗原则

类型	CI(心脏指数)	肺毛细血管压(PCWP)	治疗原则
Ⅰ	正常	正常	不需要特殊治疗
Ⅱ	正常	升高	降低前负荷(利尿,扩张静脉药)
Ⅲ	降低	降低	补充血容量,正性肌力药物
Ⅳ	降低	正常	降低后负荷(扩动脉药)和正性肌力药
Ⅴ	降低	升高	综合Ⅱ和Ⅳ

表 2-3　心力衰竭临床和血流动力学分型及其预后观察

分型	肺充血 PCWP 大于等于 20mmHg(2.66kPa)	周围灌注不足 CI≤2.2L/min·m²	死亡率(%)	
			临床	血流动力学
Ⅰ	(-)	(-)	1	3
Ⅱ	(+)	(-)	11	9
Ⅲ	(-)	(+)	18	23
Ⅳ	(+)	(+)	60	21

第二节　心音图监护技术

在 19 世纪早期,Laennec 将听诊器应用于临床实践,心脏听诊一直到现在仍是对心脏病患者诊断最常用和最基本的手段。20 世纪初,Lewis 应用弦线电流计创始了临床心音图的记录,并于 1909 年 Weiss 写下了第一部心音图学著作。以后随着电子技术的发展,心音图仪器设备有了极大的改进,临床应用心音图也日益广泛,其论文著作浩瀚如海,极大地丰富了心血管生理学和临床学,对各种心脏病变和诊断、病情演变、预后,提供了丰富的临床信息。

(一)心音图和心脏听诊比较

心音图(phonocardiogram,简称 PCG)在临床使用中有一定优越性及局限性。现将心音图与听诊器的听诊各自特点做一比较。

1. 心音图可以长期保存、随访比较，如治疗前后、手术前后的比较。听诊器很难达到此目的。

2. 心音图与心电图心尖搏动图、颈动脉图、颈静脉图、超声心动图、放射学心脏造影、同步记录可准确判断杂音出现的时相，并为收缩时间间期等心功能时相分析，提供心音的病理生理学准确相位关系。有时听诊器结合脉搏亦可初步判断，但不够精确。

3. 心音图可记录听诊不易辨别的第三心音、第四心音、收缩期及舒张期的额外音。

4. 心音图可分析心音分裂的存在和分裂的性质，而听诊则可能有一定困难。

5. 心音图可能发现被响亮杂音所掩盖或出现在响亮杂音之后的，而听诊时不易听出的心脏杂音。

6. 心音图检查可分析杂音的形态、频率、相对响度和时限，有助于判别杂音性质。心脏听诊器往往难以判别。

7. 心音听诊最为敏感的声音频率范围是 1000～5000 赫兹(周/s)，如超过范围的可借于心音图来判别。听诊器听诊，可能因听诊医生的听力频率曲线而有所影响，有些有经验的老医师，也可能因年龄大而听力减退，影响了听诊的结果，而心音图可予以弥补。

8. 两个听诊较相似的杂音，可用心音图的药物或运动负荷试验加以鉴别，提高听诊的效果。

9. 心音图检查可作为疾病严重性及病程演变指标，如测定 Q-S$_1$(从 ECG 波群起点到心音图上第一心音第二部分之时距)和 A$_2$-OS(第二心音的主动脉关闭成分至二尖瓣开瓣音的时距)，可初步估计二尖瓣狭窄程度。

10. 心音图有助于某些先天性心脏病的分型，如心音图结合心导管检查资料，可对法洛四联症按杂音形态、时间来确定肺动脉口狭窄的部位。

11. 心音图在教学上也有广泛应用价值，有助于学生正确掌握心脏听诊技术。

但是，心音图亦有一定局限性，其设备较昂贵，尚不能使所有医疗单位都具备；国产的心音图仪有些频率响应还不够；对运动或活动状态的心音变化记录亦有困难；轻度的肺动脉和主动脉关闭不全的杂音往往不能记录到，而听诊器听诊有时尚能闻及；心音图常常有伪迹混入造成分析困难；心音图一般亦难确定杂音响度和判别杂音来自心内或心外。因此，在诊断时必须听诊器、心音图相互配合，两者不能偏废。心脏听诊是内科和心血管科的重要基本功，是诊断心血管病最常用的手段之一。心音图是将心脏听诊的结果图像化，有其更为广泛的临床应用价值。

(二)心音图测定方法

1.仪器．

由心音换能器、频率滤波、放大器、显示和记录器四部分组成。

①心音换能器：一般有动圈式及加速度式两大类。加速度式较灵敏，体积小，较适用。动圈式体积大，灵敏度略逊，但波型较清晰，尤其用低频心音较适合。还有放入心导管内的微型心音换能器。②频率滤波：通常有 L(低频，50Hz)，M$_1$、M$_2$(中频，100、200Hz)，H(高频，400Hz)四种。L 主要用于分析心音与心动周期关系；M 适用于记录正常心音与频率较低的杂音(如二尖瓣狭窄的舒张期滚筒样杂音)；H 适用于核对听诊的发现以及记录高频杂音，如主动脉或肺动脉瓣关闭不全的舒张期杂音。③记录器：常用描笔式、热笔式、喷笔式及位置反馈式、电脑打印等。描笔式与热笔式的笔杆或笔尖易与记录纸产生一定摩擦阻力，可能影响"频响"，引起一定程度的失真，尤其对高频成分影响较明显。喷射式是将"墨水射流"喷于记录纸上，无摩擦阻力，心音失真小，使用较理想。亦有用光线示波器扫描于感光纸的，但价格较昂贵。用电脑记录而在用激光打印机打印出的心音图已在临床应用。

2.记录方法

一般受检者取仰卧位，解开胸部衣服。检查者结合听诊及临床需要，将心音换能器放置胸部适当部位，并根据心音的性质选择适当频率。记录速度一般用50或100mm/s，必要时可用200mm/s或更多。记录时受检者一般宜暂停呼吸，以减少呼吸对心音的影响（如需要研究呼吸与心音关系者，另作别论）。心音图振幅宜调节至15～20mm。

(三)正常心音图

一般成年人多数仅能扫描记录到第一、第二心音，而第三心音往往仅于少年儿童或较瘦的青年人描记到，第四心音正常人较少描记到。

1.第一心音

表示心室收缩期开始，由四个成分组成。①有1～2个低频低振幅振动，为心室肌收缩音。②有1～2个高频率、高振幅振动，是第一心音主要成分，一般认为由二尖瓣关闭引起。③频率亦较高，振幅亦较大，有人认为由三尖瓣关闭所致。既往不少文献曾认为是由半月瓣开放而产生，现在有人对此提出异议。④低频率、低振幅振动，血液喷入大血管所造成。第一心音标志心室肌收缩开始，起始于QRS波群起点后0.02～0.05s，历时0.10～0.15s。

2.第二心音

标志心室收缩期结束，舒张期开始，亦由四个成分组成，但一般仅能看到第二成分，第一、第三、第四成分往往不太清楚。①振幅小、频率低，是等容舒张期室肌松弛所致。②有两个或更多高频、高振幅组成，由半月瓣关闭、血流在大血管内的加速度和管壁振动所引起。一般前者为主动脉瓣所引起，后者为肺动脉瓣所致。在心尖区只有主动脉瓣成分，没有肺动脉瓣成分，肺动脉瓣成分在肺动脉瓣区最清楚。主动脉瓣成分应出现在颈动脉波降支切凹前0.011～0.035s。③为低频、低振幅振动，为大血管壁及血柱振动所致，如果第2成分中有肺动脉瓣成分，则第3成分往往被重叠看不清。④有1～3个低频、低振幅振动，是房室瓣开放后又暂时关闭造成。第二心音历时0.08～0.148，起始于心电图T波结束或稍后0.03～0.05s。

3.第三心音

在第二心音起点后0.12～0.18s，持续0.03～0.08s（平均为0.05s），与心尖搏动图F点相对应，为心室舒张早期血液急速充盈引起心室壁、乳头肌、腱索振动所造成。卧位时以心尖区及左胸第4肋间最清楚，由1～3个低频、低振幅振动组成，其振幅应小于第二心音振幅的1/3。生理性第三心音，约在50%的儿童及青少年中看到，尤其是胸部扁平者更易见到；而在40岁以上者见到第三心音，应考虑有心脏功能损伤。

4.第四心音

为低频、低振幅1～3次振动，振幅应小于第一心音的1/4，历时平均0.05s，应出现在第一心音起始点前0.07s以内，是心房收缩后血液迅速进入心室，使心室肌突然振动产生，右房引起者在三尖瓣区记录最明显。如果振幅大于第一心音1/3，距第一心音时间超过0.08s，几乎均为病理性第四心音。最近认为P波起点到第四心音越短，心室功能损伤越明显，预后越差。正常P-S_4间期在右房为0.09～0.16s，在左房为0.12～0.20s。

(四)异常心音图

1.收缩期杂音

分为喷射性（由通过狭窄通道产生）和反流性（血液反流引起）杂音两种。

(1)喷射性杂音：①房间隔缺损：杂音呈不典型的菱形，持续时间较短，约占收缩期的2/3。并伴有第二心音亢进和分裂。②肺动脉瓣狭窄：杂音呈菱形，菱峰在收缩中期，持续时间较长，可超过第二心音主动脉瓣成分。狭窄严重者，菱峰后移，第二心音肺动脉瓣成分有明显降低。重度狭窄者在三尖瓣区可记录到收缩早期的相对性三尖瓣关闭不全的反流性杂音。③主动脉瓣狭窄：杂音多终止于第二心音主动脉瓣成分之前。杂音呈菱形，狭窄越严重，杂音持续时间越长，振幅越大，菱峰越后移，第二心音主动脉瓣成分的出现相应延迟。④法洛四联症：右室漏斗部或者肺动脉瓣狭窄较轻，则杂音的幅度常较高。菱峰多出现于收缩中期，第二心音肺动脉瓣成分振幅降低。狭窄严重者，杂音菱峰在早期，振幅低，历时较短，第二心音肺动脉瓣成分几乎消失。狭窄极严重时，杂音振幅极低甚至消失，P_2与A_2相重，并有主动脉瓣区收缩期喷射音。

(2)反流性杂音：杂音紧接连于第一心音后，一般为一贯型，亦可呈递减型或递增型，出现于全收缩期。

1)室间隔缺损：如缺损较小，杂音呈一贯型或递增型；缺损大伴肺动脉高压者，杂音呈平顶型，P_2亢进伴分裂；伴重度肺动脉高压时，杂音变短，振幅降低，常有肺动脉喷射音。肌部缺损者杂音多呈菱形或递增型。

2)二尖瓣关闭不全：递减型：杂音频率高，见于轻度二尖瓣关闭不全、乳头肌功能失调和腱索断裂。后两者常伴收缩中晚期喀喇音，且杂音多变。当心律快、负荷加重时，杂音增强，反之减弱；递增型：多见于单纯性二尖瓣关闭不全，杂音在第二心音前达到最高峰；一贯型：频率高，常见于严重二尖瓣关闭不全。

3)三尖瓣关闭不全：杂音频率高，占据全收缩期，到P_2处结束，多为递减型，吸气时振幅增大。

4)特发性肥厚性主动脉瓣瓣下狭窄(IHSS)：杂音的频率、振幅和形态变异较大，有时酷似室间隔缺损，但可记录到S_4及S_2逆分裂。第一心音亢进有助于诊断。

2.舒张期杂音

(1)舒张期反流性杂音：此种杂音频率高、响度低，听诊器常易听到，但在心音图中反而难于记录到，这点必须注意。心音图中为高频递减型。

①主动脉瓣关闭不全：第二心音主动脉瓣成分后即出现杂音，先有极短的递增，然后长时间递减，可占舒张期的前1/2或3/4甚至全部过程，持续时间越长，关闭不全程度越严重。但在极严重的关闭不全或心力衰竭时，杂音可变短以至消失。②肺动脉瓣关闭不全：肺动脉瓣关闭不全在器质性病变较少见，杂音见于舒张早期、中期，频率低，历时长，先递增后递减，第二心音肺动脉瓣成分振幅减轻或消失。功能性肺动脉瓣关闭不全比较多见，杂音出现在舒张早期，频率高，历时短，呈递减型，第二心音肺动脉瓣成分振幅高大，常有收缩期喷射音及喷射性收缩期杂音。

(2)舒张期充盈性杂音：常见于二尖瓣狭窄。轻度狭窄呈递减型，持续时间短；中度狭窄杂音持续时间较长，虽递减型，而于收缩前期出现增强；严重狭窄时，杂音振幅降低，持续时间亦缩短，甚至舒张期杂音可消失。"功能性"二尖瓣狭窄杂音出现略迟，历时短，多局限于舒张中期。

3.连续性杂音

杂音起始于第一心音之后，逐渐增强，至第二心音时最响，以后又逐渐减弱。杂音连续于收缩期和舒张期，其间无中断。

(1)动脉导管未闭：杂音始于第一心音后0.03～0.06s，中频，递增型。高峰在S_2处或其前，常掩盖S_2，继之为舒张早期、中期渐减型杂音，从而形成持续于收缩和舒张期的大菱形杂音。菱峰于第二心音处，呈连续性杂音。

(2)主动脉窦(乏氏窦)动脉瘤：动脉瘤破裂血流常进入右心。本病杂音性质与动脉导管未闭相似，但位置较低，常于胸左第3～5肋间处，舒张期杂音振幅增高，有助于鉴别。

此外，冠状动脉瘘、主-肺动脉间隔缺损、肺动静脉瘘、支气管动脉侧支循环、主动脉或肺动脉缩窄亦可出现连续性杂音。

4.额外音

是在正常心音之外出现的额外音，与心脏杂音不同，额外音所占的时间为0.01～0.08s，接近一般正常心音所占时间。

(1)收缩期额外音(喀喇音)：振幅较高，在第一心音第二成分开始后0.05～0.14s(平均

0.07s)在心电图 QRS 波群后 0.14s 处。听诊时往往与第一心音分裂难以鉴别,而心音图可帮助鉴别。

①收缩早期额外音(肺动脉收缩喷射音):见于原发性或继发性肺动脉高压、原发性肺动脉扩张、轻中度肺动脉瓣狭窄、房间隔缺损和异位肺静脉引流。主动脉收缩喷射音,见于主动脉瓣狭窄、主动脉缩窄、主动脉瓣关闭不全、高血压、法洛四联症、永存动脉干、马方综合征、肺动脉闭锁、主动脉硬化等。②收缩中期额外音:出现于第一心音以后 0.08s,可由心脏以外的邻近器官随心跳振动而引起,如心包膜粘连、胸膜心包粘连、气胸等。体位变化时可能变异或消失。③收缩中晚期额外音:发生在第二心音之前,振幅较高,如伴有收缩晚期杂音,则主要见于二尖瓣脱垂综合征(Barlow 综合征)。这种杂音有重要的诊断价值。

此外,缺血性乳头肌功能失调、室壁瘤、心肌病亦可能有收缩晚期喀喇音。

(2)舒张期额外音:有舒张期三音律(舒张期奔马律、收缩期前奔马律、重叠型奔马律)、舒张期四音律、二尖瓣拍击音、心包叩击音、肿瘤扑落音等,常需与其他三音律鉴别。

(3)其他额外音:在人工机械瓣膜换置术后常有额外音,尤其球笼瓣和碟瓣,由球或碟撞击金属瓣环、支架或再弹回所引起。在安装人工心脏起搏器后,由于脉冲电流刺激,引起局部胸壁肌肉收缩而出现额外音。这几种额外音与机械活动的时期相对应。

5.心音的强弱与分裂

(1)第一、第二心音同时强弱变化:听诊比心音图更易观察到这个现象。

①胸部传导心音组织情况:瘦长者及儿童胸壁薄,第一、第二心音均增强;肥胖者胸壁厚,第一、第二心音均减弱;肺气肿、左侧胸膜炎、心包积液时,阻碍心音传向体表,故第一、第二心音亦减弱。②心室收缩力及心排血量:甲状腺功能亢进、发热、高血压、活动后、情绪紧张等情况下心室收缩增强,心排量增加,两个心音均增强;反之,甲状腺功能减退、心肌梗死、心肌炎、休克、心力衰竭时,心室收缩则减弱。

(2)第一心音的强弱变化:与房室瓣关闭时的速度及幅度、瓣膜病变程度、心室收缩时房室瓣的位置、心房收缩起始至心室收缩起始之间的时距和心肌收缩力均密切有关。第一心音亢进多见于二尖瓣狭窄、伴有大量左向右分流的先天性心脏病、二尖瓣脱垂综合征、左房黏液瘤及心肌收缩力增强(运动、发热、甲状腺功能亢进)等;第一心音减弱者见于二尖瓣关闭不全、P-R 间期延长等。

(3)第二心音的强弱变化:肺动脉瓣区第二心音亢进见于肺动脉高压、肺循环阻力增高、肺动脉瓣关闭有力;主动脉瓣区第二心音亢进见于高血压、体循环阻力增高、主动脉瓣关闭有力。反之,主动脉或肺动脉瓣狭窄时,第二心音减弱。

(4)第一心音分裂:是指该心音第二与第三成分间距增大(大于 0.04s)。多见于完全性右束支阻滞,偶见于严重二尖瓣狭窄、室性期前收缩、三尖瓣下移畸形、肺动脉高压、左室人工心脏起搏及完全性左束支阻滞。

(5)第二心音分裂:系该心音第二成分中的主动脉瓣成分与肺动脉瓣成分间距增大(达到 0.04～0.08s)。产生原因是肺动脉瓣关闭时间落后于主动脉瓣关闭时间(正常落后时间应在 0.026～0.030s)。主要见于完全性右束支阻滞,有大量左向右分流的一些先天性心脏病、左心室排血时间缩短(主动脉瓣提前关闭)、右心室排血受阻(肺动脉瓣口狭窄或肺动脉高压)以及原发性肺动脉扩张(肺动脉缺乏弹性)。

此外,亦可出现第二心音逆分裂(反常分裂),即肺动脉瓣成分出现在主动脉瓣成分之前,用心音图与颈动脉搏动图同步记录即可诊断。正常情况下第二心音第二成分的主动脉瓣关闭在颈动脉图切凹前 0.02s,肺动脉瓣关闭成分与切凹相对应或稍后 0.01～0.05s,如果两个成分均在切凹前,提示有逆分裂存在。主要见于左束支传导阻滞、人工右室起搏、左室排血受阻(主动脉瓣口狭窄或重度高血压)等。

第二心音分裂在听诊时需要与二尖瓣拍击音和第三心音相鉴别,并有一定难度,而用心音图则较易做出鉴别。

心音图经过近百年来的发展，仍是心脏内外科医师常用手段。但随着心导管介入技术的应用，有部分医师有时出现忽视心脏听诊和心音图倾向，应引起注意。能用简便无创的方法解决的，就不要用创伤的技术监测。听诊和心音图仍是内科医师的基本功。

一种随身携带式微型心音图设备已有研究，可放在医师口袋中随身携带，可大部分代替听诊器功能，又有主要心音图机的功能，随时放在患者胸前皮肤上，显示患者实时心音图，并可储存一定心动周期，如 60～300s 心音图或(和)同步记录心电图的功能，必要时可输入专用电脑、加以储存、上网络传送和远程会诊等，并在临床开始使用。这将给临床医师的听诊技术给以莫大的帮助。心脏创伤与非创伤技术相结合是一个重要发展方向，使心音图和多种非创伤检测技术特别是和影像技术相结合，是心音图有发展前途的重要领域，例如可为心脏超声图观察时的时相标志以及结合临床的心脏瓣膜病变的形态学变化和心音信号同步分析，可为临床提供更多诊断信息。

第三章 心内科疾病常见症状

第一节 胸痛

胸痛是心血管疾病常见症状之一。对于胸痛症状应了解以下有关的内容：起始情况、疼痛部位、放射区域、疼痛性质、严重程度、持续时间、诱发因素（如体力负荷、精神紧张、进食等）、缓解因素（如休息、体位改变等）及是否伴有呼吸困难、出汗、眩晕或心悸等。有些患者对胸痛的感觉描述为压迫感、窒息感或胸部不适等。可有严重胸痛症状的心血管疾病主要有4种：缺血性心脏病、急性心包炎、肺栓塞及主动脉夹层。

一、缺血性心脏病

缺血性心脏病的胸痛包括稳定型心绞痛和急性冠脉综合征，其发生是由冠状动脉粥样硬化使冠脉狭窄或痉挛，或冠脉阻塞、斑块破裂和出血所致。心血管专科医师对患者的胸痛症状应认真耐心地询问，以判明是稳定型心绞痛或急性冠脉综合征。

(一)心绞痛

典型稳定型心绞痛的特点可归纳如下：疼痛的部位为胸骨下段后（患者在描述其症状时常以手握拳置于胸骨区），疼痛可放射，主要向左肩及左臂尺侧放射；疼痛性质多为压榨感、紧缩感，有时为烧灼感；疼痛持续1~10min，大多为3~5min；疼痛常因劳力负荷所诱发，特别是在寒冷时或进餐后；休息和含服硝酸甘油可使疼痛缓解。心绞痛除上述典型表现外，临床上尚有较多不典型的表现，有时甚至十分离奇，如心绞痛的部位在骶部、大腿或身体的某一处瘢痕。疼痛性质不典型及发作无规律的现象更为多见。

(二)急性冠脉综合征

包括不稳定型心绞痛、ST段抬高型心肌梗死和非ST段抬高型心肌梗死。不稳定型心绞痛可由稳定型心绞痛发展而来，也可直接出现或在急性心肌梗死之前发生。除疼痛性质与典型心绞痛相似外，一般程度更严重，与劳力负荷可无关系，静息状态下也可发生，持续时间较长但一般短于20min。ST段抬高型心肌梗死表现为突然发生的、持久而剧烈的胸痛，诱因多不明显，且常发生于安静时，持续时间可长达30min或更长，休息或含服硝酸甘油不能使疼痛缓解。

患者常有濒死感伴呼吸困难、大汗、乏力、恶心和呕吐，同时心电图示ST段明显抬高，血清心肌坏死标志物浓度升高并有动态变化。非ST段抬高型心肌梗死是指具有典型的缺血性胸痛症状，持续时间超过20min，血清心肌坏死标志物浓度升高并有动态演变，但心电图无典型的ST段抬高而是表现为ST段压低、T波异常或ST-T正常等非特征性改变的一类心肌梗死，其胸痛症状与ST段抬高型心肌梗死不尽相同。当患者具有冠心病的危险因素，且主诉为典型的劳力性胸骨后疼痛时，诊断为心绞痛的准确率是较高的。

如果没有明显的冠心病危险因素，胸痛也不典型，则心绞痛的可能性不大。具有明显冠心病危险因素者，即使胸痛不典型也不能轻易否定心绞痛的诊断。冠心病的危险因素如高龄、男性、高血压及冠心病的家族史以及本人有高血压、血脂异常、糖尿病、吸烟史等均与冠心病发病有一定关系，在病史中均应注意询问。

还有一点也不能忘记，既往没有冠心病的年轻人有时也可以出现心肌缺血性胸痛，这种情况多见于严重贫血、阵发性心动过速心率极快时、主动脉瓣病变，肥厚型心肌病等，如有怀疑，应对相关的病史进行仔细询问。

二、急性心包炎

急性心包炎的胸痛主要是由于壁层心包受炎症侵犯所致，或炎症侵及邻近的胸膜之故。疼痛部位较局限，通常位于胸骨及胸骨旁区，可放射至颈、背或上腹部，由于左侧横隔胸膜受侵犯，疼痛可放射至左肩部，但很少波及左上臂。疼痛性质多为锐痛，但其程度差异甚大，一般持续数小时至数天，可在吞咽、深呼吸及仰卧位时加剧。当前倾坐位时疼痛可缓解；应用止痛消炎药物也可使疼痛减轻。发病前有上呼吸道感染病史，有助于诊断。若体检听到心包摩擦音，可以诊断。

三、肺栓塞

大面积的肺栓塞其疼痛性质、部位与不稳定型心绞痛或急性心肌梗死十分类似，但一般更为剧烈，放射更为广泛，可在呼吸时加剧。含服硝酸甘油不能使疼痛缓解。常伴有呼吸困难、咳嗽、咯血、心动过速及低血压，严重者出现休克及猝死。其疼痛可能是由于右心室压力突然增高，使冠脉血流量减少，而氧耗量反而增高，导致心肌缺氧所致。也有人认为肺动脉的扩张也可能是引起疼痛的因素之一，这一机制也常用以解释肺动脉高压时的胸痛。巨大肺栓塞时，患者常有胸膜性胸痛和少量咯血等症状。

四、急性主动脉夹层

主动脉夹层疼痛常突然暴发，持续而异常剧烈。其疼痛部位依主动脉壁内层断裂的部位不同而异。主动脉夹层最常发生于主动脉弓或降主动脉，此时疼痛多局限于前胸，并放射至背部，有时以背部疼痛为主而放射至颈部或手臂。

如果主动脉夹层在数小时或数日内继续扩展，则疼痛将扩展至腹部、腰部和下肢。对于慢性高血压患者、妊娠妇女及马方综合征的患者应多考虑这种可能性，少数患者疼痛不十分剧烈而以突发呼吸困难及昏厥为主要表现。

以上几种心源性胸痛的鉴别见表3-1。

表3-1 几种心源性胸痛的鉴别

	稳定型心绞痛	不稳定型心绞痛	心肌梗死	急性心包炎	肺栓塞	急性主动脉夹层
部位	胸骨后可波及心前区	胸骨后可波及心前区	胸骨后可波及心前区	心前区及胸骨后	胸骨下端	前胸部或背部
放射	左肩、左臂尺侧或达下颌、咽及颈部	左肩、左背上方、左臂尺侧或达下颌、咽及颈部	左肩、左背上方、左臂尺侧或达下颌、咽及颈部	颈、背、上腹、左肩	广泛	颈、背部、腹部、腰部和下肢
性质	压榨感、紧缩感	胸痛阈值降低、程度加重、次数增加	胸痛的程度较心绞痛更剧烈	锐痛	剧烈痛	胸痛突然暴发、剧烈，呈撕裂样
时间	3～5min	通常＜20min	数小时或更长	持续性	持续性	持续性
诱因	劳力、情绪激动、寒冷、进餐	轻体力活动或休息时发作	不常有	吸气、吞咽、咳嗽加剧	右心室压力增高所致	常患高血压或马方综合征

	稳定型心绞痛	不稳定型心绞痛	心肌梗死	急性心包炎	肺栓塞	急性主动脉夹层
缓解方式	休息、硝酸酯缓解	硝酸酯缓解作用减弱	休息和硝酸酯不能缓解	前倾坐位可缓解	硝酸酯不能缓解	硝酸酶不能缓解
伴随临床表现	有时可出现第4心音和乳头肌功能不全的表现	第4心音和乳头肌功能不全的表现明显，可出现一过性心功能不全的表现	呼吸短促、出汗、烦躁不安和濒死感；恶心、呕吐和上腹胀	心包摩擦音	呼吸困难、咯血、低血压，急性右心衰竭和肺动脉高压的表现	下肢暂时性瘫痪、偏瘫和主动脉关闭不全的表现，双上肢血压和脉搏不对称

五、其他原因引起的胸痛

除了上述引起胸痛的疾病外，还有一些心源性和非心源性疾病可引起胸痛。在鉴别诊断时应予以考虑。

1.扩张型心肌病和二尖瓣脱垂患者常诉胸痛，其机制不明。疼痛性质可类似典型心绞痛，也可类似功能性胸痛。

2.肋软骨炎或肌炎引起的胸壁疼痛，这类胸痛常伴有肋软骨或肌肉的局部压痛。身体活动或咳嗽时可使疼痛加重。

3.左侧胸部带状疱疹，在出疹前其胸痛有时可误诊为心肌梗死，但随之出现的疱疹可使诊断当即明确。

4.功能性或精神性胸痛，忧郁症的患者也可有胸痛，常同时伴有叹息样呼吸、过度换气、手足发麻，称之为心血管神经症。这种胸痛常局限于心尖部，持续性钝痛，长达数小时或十数小时，伴有心悸，兼有针刺样短暂锐痛。心前区常有压痛。胸痛发作间期常有神经衰弱、疲倦无力等症状。情绪不稳定，止痛药不能使疼痛完全缓解，但休息或活动或镇静剂，甚至安慰剂可使疼痛部分缓解。

胸腔内其他脏器或组织的疾病，上腹部脏器的疾病有不少也有胸痛症状。值得一提的是食管痉挛及反流性食管炎其胸痛症状常易与心绞痛混淆。尽管有不少检查手段有助于鉴别多种不同原因的胸痛，但毫无疑问询问病史是最重要、最有价值的方法。特别是对胸痛性质及其伴随症状的综合分析常可得到重要的鉴别线索。

第二节　心悸

心悸是心血管病的主要症状之一，是患者感觉到自身心跳增强或加速的不舒服感觉，也是患者就诊的常见原因。患者描述心悸的感觉各有不同，如心慌、心脏下沉感、心脏振动感、撞击感、停顿感及心跳不规则等。心悸的轻重很大程度上取决于患者的敏感性。对这一主诉应进一步询问其诱发或加重因素，诸如运动、进食、情绪激动、饮酒及服用药物的影响等。

一、不伴有心律失常的心悸

这种心悸十分常见。有些只是对正常心搏的感知，特别当左侧卧位时更明显，多见于紧张和敏感的正常人。情绪易激动者常有窦性心动过速使之感到心慌，并多伴有焦虑、呼吸深大、手足发麻、颤抖等。与阵发性心动过速不同，窦性心动过速起始和终止都是逐渐而隐袭的。心率一般为100～140次/分。

正常人在剧烈运动时出现的心悸是由于窦性心动过速及高动力循环状态所致。

二、心律失常所致的心悸

心悸是心律失常患者的常见症状，心悸时心率可快可慢，心律亦可不规则。各种类型的期前收缩、快速性心律失常、缓慢性心律失常或心律不规则均可引起心悸；但有心律失常不一定都有心悸症状。

根据长程心电图的监测，心脏正常的人群，大多有偶发的房性期前收缩或室性期前收缩，但不一定都有心悸症状。因室性期前收缩而有心悸者随年龄增高而增加。各种类型的器质性心脏病均可伴发期前收缩，但临床上功能性期前收缩更为多见。有期前收缩者常主诉有心搏脱漏或停顿感，有时描写为心脏冲向喉部或下沉的感觉，少数患者感到有连跳。

阵发性室上性心动过速时，其心慌的症状呈突发突止的特点，心率一般超过160次/分；心律规则，持续时间可长达数小时，也可能仅数分钟。颈动脉窦按摩、Valsalva动作、作呕或呕吐等刺激迷走神经的动作一般可使心慌症状终止。

阵发性心房颤动发作时心慌更为严重，心跳快而极不规则，伴有脉搏短绌是其特点。心房扑动在临床上较为少见，心率常为150次/分左右，可以规则也可以不规则，心率成倍地增加或突然减半是其特征。

室性心动过速发作时，心室率增快可引起心悸，且常伴有晕厥或晕厥前症状，可能还会发生猝死。

心率缓慢时，也可出现心悸，多由房室传导阻滞或窦房结病变引起。

由于伴随于心律失常的心悸症状大多数情况下不是持久性的，所以当患者就诊时往往不是正值心律失常发作之际。请患者描述心悸的感觉，发作心悸时心跳的节律和速率，有时有助于判断心律失常的性质。常规心电图及长程心电图对心律失常的诊断价值最高。心脏电生理检查对阵发性心动过速的诱发复制率极高，确诊率可达90%左右。

三、血流动力学改变所致的心悸

由于每搏血量增加，心肌收缩力增强，可使患者经常存在心悸感，特别在二尖瓣或主动脉瓣关闭不全时，心内、心外有分流时，或心动过缓时心悸感常较明显。此外，高动力循环状态，如妊娠、甲状腺功能亢进及嗜铬细胞瘤时均可有此症状。

由于心功能不全，每搏血量减少，心率代偿性增快，常表现为轻度活动后即出现心悸。

第三节　发绀

发绀是指皮肤和黏膜呈现蓝色的异常外观，其主要是由于血液中还原血红蛋白含量的增多，少数情况下异常血红蛋白的增多也可引起发绀。发绀既是一种症状，也是一种体征，除非发绀已十分明显，一般体格检查时容易被忽视。

毛细血管血液中还原血红蛋白含量的多少取决于两个因素：其一是动脉血内氧的浓度，其二是组织从毛细血管中摄取氧量的多少。因此，毛细血管血液中还原血红蛋白增加，可能是由于动脉血氧不饱和，此型发绀称之为中心性发绀；也可能是由于组织从血中摄取过多的氧，此型发绀称之为周围性发绀。正常情况下，动脉血氧饱和度为100%，还原血红蛋白仅为0.75g/dL，血液流经毛细血管，组织摄取了部分氧气，在静脉血液中的还原血红蛋白即升高至4.75g/dL。由此看来，发绀与静脉内氧含量的关系更大。当临床上判断有发绀时，其毛细血管内血液的还原血红蛋白含量至少达到了4g/d。

一、中心性发绀

中心性发绀主要见于右向左分流的先天性心脏病患者。一般当分流量大约相当于30%的左心搏出量时即可出现发绀，这部分分流的血液不经过肺部的气体交换，致使动脉和毛细血管内的血液氧饱和度不足。换句话说，即循环血流中还原血红蛋白的含量增加。

在先天性心脏病中，以下三种情况可导致右向左分流而引起发绀：①当右心流出道有狭窄而同时有一大的间隔缺损时，血流倾向于经过缺损口从右向左分流（如法洛四联征、肺动脉口闭锁等）；②较大的间隔缺损，原有左向右分流（如室间隔缺损），随着时间的推移，逐渐形成肺血管的阻塞性改变，而使分流倒向，出现发绀；③有一个左、右共用的心腔，在血流进入动脉系统以前，氧饱和与氧未饱和的血液混合在一起（如单心室），可出现发绀，但如无肺动脉阻塞性改变，同时肺血流量较大时，动脉血氧饱和度可达82%～88%，可以没有或仅轻度发绀。

除了右向左分流的先天性心脏病以外，中心性发绀也可见于严重的呼吸系统疾病，如呼吸道阻塞、肺部疾患（肺炎、阻塞性肺气肿、弥漫性肺间质性纤维化、肺淤血、肺水肿）、胸膜疾患（大量胸腔积液、气胸、严重胸膜肥厚）及肺血管病变（原发性肺动脉高压、肺动静脉瘘）等，其发病机制是由于呼吸衰竭，肺通气或换气功能障碍，经过肺的血液不能得到充分氧合，导致体循环毛细血管中还原性血红蛋白增多，从而发生发绀。

确定为中心性发绀后，应进一步判断其为心源性还是肺源性。单纯的心源性中心性发绀，一般没有严重的呼吸困难，除非有急性肺动脉栓塞或急性肺水肿。而肺源性发绀毫无例外均有严重的呼吸困难。此外，如为肺源性发绀给予纯氧吸入5～10min后，发绀可明显减轻，甚至消失。心源性者则无此反应。对心源性发绀只有采取降低肺血管阻力的措施或输入含有溶解性氧的液体时，方可使发绀略有减轻。

二、周围性发绀

周围性发绀系因通过皮肤的血流减少或缓慢所致，常出现在肢体末梢及身体下垂部位，如肢端、耳垂及鼻尖。以下几种情况可导致周围性发绀：当体循环淤血、周围血流缓慢、氧在组织中被过多地摄取时，如右心衰竭、缩窄性心包炎。局部静脉病变（血栓性静脉炎、下肢静脉曲张）等；当肢体或末梢动脉收缩或阻塞时，如雷诺现象是典型的周围性局限性发绀；由于心输出量减少、循环血容量减少、周围组织血流灌注不足及缺氧所致，如严重的休克；当血红细胞数与血红蛋白含量显著增高时，如真性红细胞增多症。周围性发绀以肢端及暴露部位更为明显。在温度保持较高的部位如结膜、唇内面、颊内面和舌头常无发绀。而中心性发绀在这些部位也无例外。此外，周围性发绀常伴皮肤苍白发凉，当搓揉和加温后，局部发绀可消失。中心性与周围性发绀的鉴别见表3-2。

表3-2　中心性与周围性发绀的鉴别

	中心性发绀	周围性发绀
动脉氧饱和度	低于75%～85%	基本正常
发绀的分布	全身性（包括口腔内黏膜），发绀部位暖和，周围血管扩张	局限于四肢末期，鼻尖、外耳、口唇等；发绀部分较凉，周围血管收缩
对吸入100%氧的反应	肺源性发绀减轻	无反应
对体力活动的反应	发绀可加重	发绀可减轻
同时存在的情况	右至左分流的先天性心脏病，肺动静脉瘘，弥漫性肺脏疾病，如严重肺气肿等	休克，充血性心力衰竭（后者发绀主要为周围性，中心性因素也参与）

三、混合性发绀

肺心病的发绀是中心性和周围性混合性发绀。中心性发绀是因肺部疾患所致，周围性发绀则因晚期心输出量不足所致。

有些少见的血红蛋白异常疾病也可引起类似发绀的皮肤色泽改变，应注意鉴别，如硫化血红蛋白血症（因食入乙酰苯胺、乙酰氧乙苯胺、苯胺、磺胺等引起）、中毒性高血红蛋白血症（如大量食用含亚硝酸盐的蔬菜，或少数情况下由于长期应用硝普钠或亚硝酸盐类药物）、先天性高血红蛋白血症（患儿自幼即有发绀，有家族史而无心肺疾病）。此外尚需与色素沉着病如银质沉着病或血色沉着病等鉴别。

第四节　水肿

水肿是由于体内液体过量积聚在细胞外组织间隙中的表现，患者外观水肿，如在骨表面用指压皮肤，可见压痕持续数秒不消失，水肿既是一症状，也是一体征。

严重的心力衰竭、肾病综合征和肝硬化患者均可出现水肿，根据病史、物理检查和简单的实验室检查可对其进行鉴别。水肿是右心衰竭较晚期的症状，但在右心衰竭导致体循环静脉压力增高以前，往往已可因水、钠潴留而使体重增加，一般在细胞间隙内积聚的液体超过5L时方可见到显性水肿。故在心性水肿出现以前，患者常先有少尿及体重增加（3～5kg）。

无论病因如何，引起心性水肿的因素主要有二，一是静脉压升高，二是水、钠潴留，后者是由于肾脏排钠减少。而影响水钠潴留的因素很多，目前尚未能一一阐明。醛固酮增加可能是引起水、钠潴留的因素之一，而醛固酮增加又是心输出量减少导致肾血流量减少的代偿反应。有些研究表明，当心力衰竭进入慢性期时，醛固酮的分泌逐渐恢复至正常水平，此时应用血管紧张素转化酶抑制剂阻断血管紧张素Ⅰ转换为血管紧张素Ⅱ，其有利的作用主要是减少心脏的后负荷（扩张血管），而并不在于消除刺激醛固酮分泌的因素。大多数晚期心力衰竭患者有效血循环量减少（尽管整个血容量是增加的），促使抗利尿激素增加，这对水的潴留和稀释性低钠（尽管体内总钠量增加）起一定的作用。

临床上心力衰竭患者白天水肿明显而夜间可减轻，其水肿部位与重力有关。门诊患者水肿主要见于双下肢（脚和踝部），卧床患者则主要表现在腰骶部。当水潴留进一步增加时，可发展为全身性水肿，面部水肿常较晚出现，可能提示伴有肾功能不全或上腔静脉阻塞。

一、心性水肿的特点

1.心性水肿总是伴有静脉压升高，后者的主要体征是颈静脉搏动增强及怒张，肝脏充血肿大并有压痛，肝颈静脉回流征阳性。

2.心性水肿部位与重力有关，好发于身体下垂处，且为双侧对称性，如双下肢，除非患者长时间保持侧卧体位。

3.大多数右心衰竭的病因为二尖瓣病变及肺心病，所以在心性水肿出现以前，一般均先有呼吸困难。少数情况下，全心疾病首先影响右心者，如心肌病、缩窄性心包炎等则出现水肿前可无呼吸困难症状，但大多数全心疾病常同时波及左、右心，所以呼吸困难和水肿常同时出现。

二、水肿的特殊形式

（一）腹腔积液

腹膜腔内积液是晚期右心衰竭的另一种表现，常先有或同时有腹壁水肿。心源性腹腔积液几乎毫无例外地先有下肢水肿，仅仅在缩窄性心包炎或三尖瓣疾患时可以先有腹腔积液或腹腔积液比下肢水肿更突出。此时应高度重视与肝性腹腔积液相鉴别，观察颈静脉，判断有无体循环静脉压升高，将对鉴别诊断有重要帮助。

（二）胸腔积液

胸膜腔内积水主要来自壁胸膜的渗漏。由于胸膜上的静脉同时引流至体循环及肺循环，所以只有当体循环和肺循环静脉压力均升高时，方有胸腔积液形成。所以，胸腔积液常见于同时有左、右心衰竭时。心力衰竭时出现的胸腔积液常为双侧性，而以右侧为多。少数单侧胸腔积液也均在右侧，如果出现左侧的单侧胸腔积液，心力衰竭所致的可能性极小。

如果胸腔积液是由于心力衰竭所致者，在 X 线上常同时有上叶肺静脉影增粗，以及出现 Kerley 水平线。表明有慢性肺静脉压增高。

第四章　高血压

第一节　原发性高血压

一、概述

(一)定义

原发性高血压或高血压病是指成年人(≥18岁)凡在未服用降血压药物情况下和在安静状态下,非同日血压至少测量3次,当体循环动脉收缩压≥140mmHg和(或)舒张压≥90mmHg,称为血压增高。与此同时,常伴有脂肪和糖代谢紊乱以及心、脑、肾和视网膜等器官功能性或器质性改变为特征的全身性疾病。如果仅收缩压≥140mmHg,而舒张压不高者称为单纯收缩性高血压。同理,若舒张压≥90mmHg,而收缩压<140mmHg,则称为舒张性高血压。

(二)流行病学

高血压患病率和发病率在不同国家、地区或种族之间有差别,工业化国家较发展中国家发病率高,美国黑种人约为白种人的2倍。高血压患病率、发病率及血压水平随年龄增长而升高,高血压在老年人中较为常见,尤其是收缩期高血压。我国自20世纪50年代以来进行了4次(1959年、1979年、1991年、2002年)成年人血压普查,高血压患病率分别为5.11%、7.73%、11.88%、18.8%,总体上呈明显上升趋势。据估计,我国现有高血压患者2亿以上。但高血压的知晓率、治疗率及控制率均很低,2002年的普查资料显示:知晓率为30.2%,治疗率为24.7%,控制率为6.1%,较1991年略有提高。根据2007年我国卫生部心血管病防治研究中心,中国心血管病报道的一项调查报告,城市高血压知晓率、治疗率、控制率和治疗控制率分别为41.1%、35.1%、9.7%和28.2%;而农村分别为22.5%、17.4%、3.5%和20.4%。如此低的知晓率、治疗率、控制率和治疗控制率,促使我国高血压病致死、致残率居高不下。因此,高血压的防治任重道远。

(三)病因

本病病因未完全阐明,目前认为是在一定的遗传基础上由于多种后天因素的作用,正常血压调节机制失代偿所致,以下因素可能与发病有关。

1.遗传

高血压的发病有较明显的家族集聚性,双亲均有高血压的正常血压子女(儿童或少年)血浆去甲肾上腺素、多巴胺浓度明显较无高血压家族史的对照组高,以后发生高血压的比例亦高。国内调查发现,与无高血压家族史者比较,双亲一方有高血压者的高血压患病率高1.5倍,双亲均有高血压病者则高2~3倍,高血压病患者的亲生子女和收养子女虽然生活环境相同,但前者更易患高血压。动物实验已筛选出遗传性高血压大鼠株(SHR),分子遗传学研究已实验成功基因转移的高血压动物,上述资料均提示遗传因素的作用。

2.饮食

(1)盐类:与高血压最密切相关的是Na^+,人群平均血压水平与食盐摄入量有关,在摄盐较高的人群,减少每日摄入食盐量可使血压下降。高钠促使高血压可能是通过提高交感张力,增加外周血管阻力所致。饮食中K^+、Ca^{2+}摄入不足、Na^+/K^+比例升高时易患高血压,高K^+高Ca^{2+}饮食可能降低高血压的发病率,动物实验也有类似的发现。我国不同年龄段人群食盐摄入量均较高,居民平均每日食盐摄入量为12.1g,远远超过WHO应将一般人群每日食盐限制在6g以下。全国居民营养与健康状况调查(2002年)中指出,我国城乡居民平均每日每人盐摄入量为12g，其中农村12.4g，城市10.9g，北方地区高于南方地区。高盐饮食是高血压的重要危险因素。高盐饮食地区人群的高血压患病率往往较高。

中国人群高血压流行特点：钠盐摄入量高，钾盐摄入不足，盐敏感性高血压居多。盐敏感的实质是个体对于盐负荷而导致血压升高的一种遗传易感体质。盐敏感被认为是由于肾小球的过滤能力减低和(或)肾小管钠再吸收的比率增加所导致。

盐敏感性：盐敏感性是高血压早期损害标志。盐敏感性(salt-sestivity)已被美国ASH"2005高血压新定义"确立为高血压早期损害标志之一。

我国一般人群中盐敏感者占15%～42%，而高血压人群中50%～60%为盐敏感者。有高血压家族史的成年人中盐敏感者为65%，青少年中为45%。黑种人、老年人、停经女性、糖尿病、肥胖和代谢综合征患者中盐敏感者比例较高。盐敏感性高血压是高血压的一种特殊类型，常见于老年人、黑种人，有糖尿病、肾疾病史者，交感激活状态以及高盐摄入地区的高血压患者，同时也是难治性高血压的重要原因之一。

(2)脂肪酸与氨基酸：降低脂肪摄入总量，增加不饱和脂肪酸成分，降低饱和脂肪酸比例可使人群平均血压下降。动物实验发现摄入含硫氨基酸的鱼类蛋白质可预防血压升高。

(3)饮酒：长期饮酒者高血压的患病率升高，而且与饮酒量成正比。可能与饮酒促使皮质激素、儿茶酚胺水平升高有关。

3.职业、环境和气候

流行病学资料提示，从事高度集中注意力工作、长期精神紧张、长期受环境噪声及不良视觉刺激者易患高血压病。此外，气候寒冷地区冬季较长，人的血管容易收缩而导致血压升高，这也是我国北方地区高血压发病率比南方地区高的原因之一。

4.其他

吸烟、肥胖和糖尿病患者高血压病患病率高。

(四)临床表现

高血压是多基因遗传因素与环境因素长期相互作用的结果，无论是男性还是女性，平均血压随年龄增长而增高，尤其是收缩压。流行病学研究已经证实，高血压本身不仅会造成心血管损害，而且当高血压患者合并有其他危险因素时更易引起或加重心血管损害，这些危险因素包括糖尿病、吸烟、高脂血症等。血压在同一水平上的高血压患者，合并危险因素越多，心血管系统并发症发生率也越高，说明危险因素之间存在着对心血管系统损害的协同作用。

高血压病根据起病和病情进展的缓急及病程的长短可分为两型，缓进型(chronic type)和急进型(accellenated type)高血压，前者又称良性高血压，绝大部分患者属此型，后者又称恶性高血压，仅占高血压病患者的1%～5%。

1.缓进型高血压病

多为中年后起病，有家族史者发病年龄可较轻。起病多数隐匿，病情发展慢，病程长。早期患者血压波动，血压时高时正常，为脆性高血压阶段，在劳累、精神紧张、情绪波动时易有血压升高，休息、去除上述因素后，血压常可降至正常。随着病情的发展，血压可逐渐升高并趋向持续性或波动幅度变小。患者的主观症状和血压升高的程度可不一致，约50%患者无明显症状，只是在体格检查或因其他疾病就医时才发现有高血压，少数患者则在发生心、脑、肾等器官的并发症时才明确高血压病的诊断。

患者可有头痛，多发在枕部，尤易发生在睡醒时，尚可有头晕、头胀、颈部板紧感、耳鸣、眼花、健忘、注意力不集中、失眠、烦闷、乏力、四肢麻木、心悸等。这些症状并非都是由高血压直接引起，部分是机体功能失调所致，无临床特异性。此外，尚可出现身体不同部位的反复出血，如眼结膜出血、鼻出血、月经过多，少数有咯血等。

(1)脑部表现：头痛、头晕和头胀是高血压病常见的神经系统症状，也可有头部沉重或颈项板紧感。高血压直接引起的头痛多发生在早晨，位于前额、枕部或颞部，可能是颅外颈动脉系统血管扩张，其脉搏振幅增高所致。这些患者舒张压多很高，经降压药物治疗后头痛可减轻。

高血压病脑血管并发症主要表现为脑血管意外，即脑卒中，可分为两大类。①缺血性脑卒中，其中有动脉粥样硬化血栓形成、腔隙梗死、栓塞、短暂性脑缺血和未定型等各种类型。②出血性脑卒中，有脑实质和蛛网膜下腔出血。

(2)心脏表现：血压长期升高增加了左心室的负担，左心室因代偿而逐渐肥厚，早期常呈向心性对称性肥厚，继之可出现心腔扩张，最终导致高血压性心脏病。近年来研究发现，高血压时心脏最先受影响的是左心室舒张期功能。左心室肥厚时舒张期顺应性下降，松弛和充盈功能受影响，若左心室舒张末压升高，左心房可有不同程度扩大，甚至可出现在临界高血压和左心室无肥厚时，与此同时，左心室的心肌间质已有胶原组织沉积和纤维组织形成，但此时患者可无明显临床症状。

出现临床症状的高血压性心脏病多发生在高血压病起病数年至10余年之后。在心功能代偿期，除有时感心悸外，其他心脏方面的症状可不明显。代偿功能失调时，则可出现左心衰竭症状，开始时在体力劳累、饱食和说话过多时发生气喘、心悸、咳嗽，以后呈阵发性的发作，常在夜间发生，并可有痰中带血等，严重时或血压骤然升高时可发生急性肺水肿，出现端坐呼吸，咳粉红色泡沫样痰，若不及时降压可危及生命。反复发作或持续的左心衰竭，可影响右心室功能而发展为全心衰竭，出现尿少、水肿等临床症状。在心脏未增大前，体检可无特殊发现，或仅有脉搏或心尖搏动较强有力，主动脉瓣区第二心音因主动脉舒张压升高而亢进。心脏增大后，体检可发现心界向左、向下扩大；心尖搏动强而有力，呈抬举样；心尖区和(或)主动脉瓣区可听到Ⅱ～Ⅲ级收缩期吹风样杂音。心尖区杂音是左心室扩大导致相对性二尖瓣关闭不全或二尖瓣乳头肌功能失调所致；主动脉瓣区杂音是主动脉扩张，导致相对性主动脉瓣狭窄所致。主动脉瓣区第二心音可因主动脉及瓣膜病变而呈金属音调，可有第四心音。心力衰竭时心率增快，出现发绀，心尖区可闻奔马律，肺动脉瓣区第二心音增强，肺底出现湿啰音，并可有交替脉；后期出现颈静脉怒张、肝大、下肢水肿、腹水和发绀等全心衰竭征象。

(3)肾脏表现：肾血管病变的程度和血压升高的程度及病程密切相关。实际上，无控制的高血压病患者均有肾脏的病变，但在早期可无任何临床表现。随病程的进展可先出现蛋白尿，如无合并其他情况(如心力衰竭和糖尿病等)，24h尿蛋白总量很少超过1g，控制高血压可减少尿蛋白。血尿多为显微镜血尿，少见有透明和颗粒管型。肾功能失代偿时，肾浓缩功能受损可出现多尿、夜尿、口渴、多饮等，尿比重逐渐降低，最后固定在1.010左右，称等渗尿。当肾功能进一步减退时，尿量可减少，血中非蛋白氮、肌酐、尿素氮常增高，酚红排泄试验示排泄量明显减低，肌酐廓清率可明显低于正常，上述改变随肾脏病变的加重而加重，最终出现尿毒症。但是，在缓进型高血压病，患者在出现尿毒症前多数已死于心、脑血管并发症。此外，当高血压导致肾功能损害的同时，肾损害又可反过来加重血压升高，从而形成恶性循环。

2.急进型高血压

在未经治疗的原发性高血压病患者中，约1%可发展成急进型高血压，发病较急骤，在发病前可有病程不一的缓进型高血压病史。男女比例约为3：1，多在青中年发病，近年来此型高血压已少见，可能与早期发现轻、中度高血压患者并得到及时有效的治疗有关。其表现基本上与缓进型高血压病相似，但与后者相比，临床症状如头痛等更为明显，具有病情严重、发展迅速、视网膜病变和肾功能很快衰竭等特点。血压显著升高，舒张压多持续在130～140mmHg或更高。各种症状明显，小动脉纤维样坏死性病变进展迅速，常于数月至1～2年内出现严重的脑、心、肾损害，发生脑血管意外、心力衰竭和尿毒症。并常有视物模糊或失明，视网膜可发生出血、渗出及视盘水肿。血浆肾素活性增高，以肾脏损害最为显著，常出现持续蛋白尿，24h尿蛋白可达3g，伴有血尿和管型尿，最后多因尿毒症而死亡，但也可死于脑血管意外或心力衰竭。

3. 高血压危重症

(1) 高血压危象 (hypertensive crisis)：高血压病的进程中，如果全身小动脉发生暂时性强烈痉挛，周围血管阻力明显上升，致使血压急骤上升而出现一系列临床症状，称之为高血压危象。这是高血压病的急重症，可见于缓进型高血压各期和急进型高血压，血压改变以收缩压突然明显升高为主，舒张压也可升高，常在诱发因素作用下出现，如强烈的情绪变化、精神创伤、心身过劳、寒冷刺激和内分泌失调(如经期和绝经期)等。患者出现剧烈头痛、头晕、眩晕，亦可有恶心、呕吐、胸闷、心悸、气急、视物模糊、腹痛、尿频、尿少、排尿困难等症状。有的患者可伴随自主神经紊乱症状，如发热、口干、出汗、兴奋、皮肤潮红或面色苍白、手足发抖等；严重者，尤其在伴有靶器官病变时，可出现心绞痛、肺水肿、肾衰竭、高血压脑病等。发作时尿中出现少量蛋白和红细胞；血尿素氮、肌酐、肾上腺素、去甲肾上腺素可增加，血糖也可升高、眼底检查有小动脉痉挛、可伴有出血、渗出或视盘水肿。发作一般历时短暂，控制血压后，病情可迅速好转，但易复发。在有效降压药普遍应用的人群，此危象已很少发生。

(2) 高血压脑病 (hypertensive encephalopathy)：急进型或严重的缓进型高血压病患者，尤其是伴有明显脑动脉硬化时，可出现脑部小动脉持久而明显的痉挛，继之发生被动性或强制性扩张，急性脑循环障碍导致脑水肿和颅内压增高而出现的一系列临床表现，称为高血压脑病。发病时常先有血压突然升高，收缩压、舒张压均可增高，以舒张压升高为主，患者出现剧烈头痛、头晕、恶心、呕吐、烦躁不安、脉搏多慢而有力，可有呼吸困难或减慢、视力障碍、黑矇、抽搐、意识模糊甚至昏迷，也可出现暂时性偏瘫、失语、偏身感觉障碍等。检查可见视盘水肿，脑脊液压力增高、蛋白含量增高。发作短暂者历时数分钟，长者可数小时甚至数天。妊娠高血压综合征、肾小球肾炎、肾血管性高血压和嗜铬细胞瘤的患者，也可能发生高血压脑病。

4. 并发症

在我国，高血压病最常见的并发症是脑血管意外，其次是高血压性心脏病、心力衰竭，再次是肾衰竭。较少见但严重的并发症为主动脉夹层血肿。其起病常突然，迅速发生剧烈胸痛，向背或腹部放射，伴有主动脉分支堵塞现象时，使两上肢血压及脉搏有明显差别，严重者堵塞一侧，从颈动脉到股动脉的脉搏均消失，或下肢暂时性瘫痪或偏瘫。当累及主动脉根部时，患者可发生主动脉关闭不全。未受堵塞的动脉血压升高。主动脉夹层血肿可破裂入心包或胸膜腔，因心脏压塞而迅速死亡。胸部X线检查可见主动脉明显增宽。超声心动图、CT或磁共振断层显像检查(MRI)可直接显示主动脉夹层及范围，甚至可发现破口。主动脉造影也可确立诊断。高血压合并下肢动脉粥样硬化时，可造成下肢疼痛、间歇性跛行。

二、诊断要点

(一)确定是否高血压

1. 诊所血压

诊所偶测血压是目前诊断高血压和分级的标准方法和主要手段，要求在未服用降压药物情况下、非同日3次安静状态下，测血压达到诊断水平，体循环动脉收缩压≥140mmHg及(或)舒张压≥90mmHg者为高血压。由于测量次数少、观察误差较大和"白大衣效应"，不能可靠地反映血压的波动和活动状态下的情况。动态血压及家庭自测血压可弥补诊所偶测血压的不足，具有重要的临床价值。

2. 自测血压

对于评估血压水平及严重程度，评价降压效应，改善治疗依从性，增强治疗的主动参与，自测血压具有独特优点。且无白大衣效应，可重复性较好。目前，患者家庭自测血压在评价血压水平和指导降压治疗上已经成为诊所血压的重要补充。然而，对于精神焦虑或根据血压读数常自行改变治疗方案的患者，不建议自测血压。推荐使用符合国际标准(BHS 和 AAMI)的上臂式全自动或半自动电子血压计，正常上限参考值：135/85mmHg。应注意患者向医师报告自测血压数据时可能有主观选择性，即报告偏差，患者有意或无意选择较高或较低的血压读数向医师报告，影响医师判断病情和修改治疗。有记忆存储数据功能的电子血压计可克服报告偏差。血压读数的报告方式可采用每周或每月的平均值。家庭自测血压低于诊所血压，家庭自测血压 135/85mmHg 相当于诊所血压 140/90mmHg。对血压正常的人建议定期测量血压(20～29 岁，每 2 年 1 次；30 岁以上每年至少 1 次)。

3.动态血压

动态血压测量应使用符合国际标准(BHS 和 AAMI)的监测仪。动态血压的正常值推荐以下国内参考标准：24h 平均值＜130/80mmHg，白昼平均值＜135/85mmHg，夜间平均值＜125/75mmHg。正常情况下，夜间血压均值比白昼血压值低 10%～15%。动态血压监测在临床上可用于诊断白大衣性高血压、隐蔽性高血压、顽固难治性高血压、发作性高血压或低血压，评估血压升高严重程度，但是目前主要仍用于临床研究，例如评估心血管调节机制、预后意义、新药或治疗方案疗效考核等，不能取代诊所血压测量。动态血压测量时应注意以下问题：测量时间间隔应设定一般为每 30min 一次。可根据需要而设定所需的时间间隔。指导患者日常活动，避免剧烈运动。测血压时患者上臂要保持伸展和静止状态。若首次检查由于伪迹较多而使读数＜80%的预期值，应再次测量。可根据 24h 平均血压，日间血压或夜间血压进行临床决策参考，但倾向于应用 24h 平均血压。

4.中心动脉压

近年来提出了中心动脉压的概念，中心动脉压，是指升主动脉根部血管所承受的侧压力。中心动脉压也分为收缩压(SBP)，舒张压(DBP)及脉压(PP)。主动脉的 SBP 由两部分组成：前向压力波(左心室搏动性射血产生)，回传的外周动脉反射波。前向压力波形成收缩期第 1 个峰值(PI)，反射波与前向压力波重合形成收缩期第 2 个峰值(即 SBP)。反射波压力又称增强压(AP)，增强压的大小可用增压指数(Alx)表示，Alx＝AP/PP(AP＝SBP−P1)。通常情况下，AP 在舒张期回传到主动脉根部与前向压力波重合，在收缩期回传到外周动脉。

中心动脉压直接影响心、脑、肾等重要脏器的灌注压，因而可能比肱动脉血压更能够预测心脑血管病的发生。反射波是左心室后负荷的组分，是心脏后负荷的指标之一，也是收缩期高血压的发病基础。中心动脉压增高将诱发冠脉硬化，进而容易引起冠状动脉狭窄及冠状动脉事件。因此，降低中心动脉压将有助于预防心血管事件。已证明中心动脉血流动力学与高血压靶器官损害、心血管疾病独立相关。在预测、决定终点事件方面中心动脉血流动力学的意义优于外周血流动力学。ASCOT 试验的亚组研究 CAFE 中心动脉压可作为评价及优化抗高血压治疗方案的一个新的指标。

5.白大衣高血压与隐匿性高血压

"白大衣高血压"也称"诊所高血压"。指患者去医院就诊时，在医师诊室测量血压时血压升高，但回到自己家中自测血压或 24h 动态血压监测时血压正常。

隐匿性高血压与之相反，系指患者在医院测量血压正常，而动态血压监测或家庭自测血压水平增高。隐匿性高血压在一般人群中患病率为 8%～23%，其发生靶器官损害和心血管疾病的危险性较一般人明显增高。目前对于是否应该采用药物手段干预隐匿性高血压与诊室高血压尚存争议，但加强对这些患者的血压监测、及时发现持续性高血压仍具有重要意义。同时，对于这些患者还应加强生活方式干预，例如控制饮食、增加体力运动、控制体重、限制食盐摄入量等，努力延缓或避免持久性高血压的发生。由此可见临床上应大力提倡并推广非诊室血压监测措施(包括动态血压监测与家庭自测血压)。动态血压监测与家庭自测血压能够提供更为详尽且真实的血压参数，有助于全面了解血压波动情况，鉴别与判定一过性血压升高(诊室高血压与隐匿性高血压)的人群。

(二)判断高血压的病因，明确有无继发高血压

对怀疑继发性高血压者，通过临床病史、体格检查和常规实验室检查可对继发性高血压进行简单筛查。

1.临床病史提示继发性高血压的指征

(1)肾脏疾病家族史(多囊肾)。

(2)肾脏疾病、尿路感染、血尿、滥用镇痛药(肾实质性疾病)。

(3)药物：口服避孕药、甘草、生胃酮(甘珀酸)、滴鼻药、可卡因、安非他明、类固醇、非甾体类抗炎药、促红细胞生长素、环孢素。

(4)阵发性出汗、头痛、焦虑、心悸(嗜铬细胞瘤)。

(5)阵发性肌无力和痉挛(醛固酮增多症)。

2.提示继发性高血压的体征

(1)库欣(Cushing)综合征面容。

(2)神经纤维瘤性皮肤斑(嗜铬细胞瘤)。

(3)触诊有肾增大(多囊肾)。

(4)听诊有腹部杂音(肾血管性高血压)。

(5)听诊有心前区或胸部杂音(主动脉缩窄或主动脉病)。

(6)股动脉搏动消失或胸部杂音(主动脉缩窄或主动脉病)。

(7)股动脉搏动消失或延迟、股动脉压降低(主动脉缩窄或主动脉病)。

3.继发高血压常规实验室及辅助检查

测定肾素、醛固酮、皮质激素和儿茶酚胺水平，动脉造影，肾和肾上腺超声、计算机辅助成像(CT)、头部磁共振成像(MRI)等。

三、治疗

(一)目的

治疗高血压的主要目的是最大限度地降低心血管发病和死亡的总危险。当然，血压也并非降得越低越好，近年来研究表明，在降压治疗中存在明显的降压"J"点曲线问题。"J"点曲线现象即血压下降达到特定水平时，主要心血管疾病的发生率会下降；但持续降低血压，心血管事件发生率反而会回升。但究竟血压J点值在哪里，目前没有定论。可以肯定的是不同高血压人群其J点值不同，血压在J点值之上，降压治疗越低、越早越好。

(二)高血压的非药物治疗

非药物治疗包括提倡健康生活方式，消除不利于心理和身体健康的行为和习惯，达到减少高血压以及其他心血管病的发病危险，适用于所有高血压患者。具体内容如下。

1.减重

建议体重指数(kg/m²)应控制在 24 以下。减重对健康的利益是巨大的，如人群中平均体重下降 5～10kg，收缩压可下降 5～20mmHg。高血压患者体重减少 10%，则可使胰岛素抵抗、糖尿病、高脂血症和左心室肥厚改善。减重的方法一方面是减少总热量的摄入，强调少脂肪并限制过多糖类的摄入，另一方面则需增加体育锻炼，如跑步、太极拳、健美操等。在减重过程中还需积极控制其他危险因素，老年高血压则需严格限盐等。减重的速度可因人而异，但首次减重最好达到减重 5kg 以增强减重信心，减肥可提高整体健康水平，减少包括癌症在内的许多慢性病，关键是"吃饭适量，活动适度"。

2.采用合理膳食

根据我国情况对改善膳食结构预防高血压提出以下建议：①减少钠盐，WHO 建议每人每

日食盐量不超过 6g。我国膳食中约 80%的钠来自烹调或含盐高的腌制品，因此，限盐首先要减少烹调用盐及含盐高的调料，少食各种咸菜及盐腌食品。如果北方居民减少日常用盐的一半，南方居民减少 1/3，则基本接近 WHO 建议。②减少脂肪摄入，补充适量优质蛋白质。建议改善饮食结构，减少含脂肪高的猪肉，增加含蛋白质较高而脂肪较少的禽类及鱼类。蛋白质占总热量 15%左右，动物蛋白占总蛋白质 20%。蛋白质质量依次为：奶、蛋、鱼、虾；鸡、鸭；猪、牛、羊肉；植物蛋白，其中豆类最好。③注意补充钾和钙。④多吃蔬菜和水果，研究证明增加蔬菜或水果摄入，减少脂肪摄入可使 SBP 和 DBP 有所下降。素食者比肉食者有较低的血压，其降压的作用可能基于水果、蔬菜、食物纤维和低脂肪的综合作用。⑤限制饮酒，尽管有研究表明非常少量饮酒可能减少冠心病发病的危险，但是饮酒和血压水平及高血压患病率之间却呈线性相关，大量饮酒可诱发心脑血管事件发作。因此不提倡用少量饮酒预防冠心病，提倡高血压患者应戒酒，因饮酒可增加服用降压药物的抗性。如饮酒，建议每日饮酒量应为少量。男性饮酒量：葡萄酒<100～150mL（相当于 2～3 两），或啤酒<250～500mL（250～500g），或白酒<25～50mL（0.5～1 两）；女性则减半量，孕妇不饮酒。不提倡饮高度烈性酒。

3.增加体力活动

每个参加运动的人特别是中老年人和高血压患者在运动前最好了解一下自己的身体状况，以决定自己的运动种类、强度、频度和持续运动时间。对中老年人应包括有氧、伸展及增强肌力练习三类，具体项目可选择步行、慢跑、太极拳、门球、气功等。运动强度必须因人而异，按科学锻炼的要求。运动频率一般要求每周 3～5 次，每次持续 20～60min 即可，可根据运动者身体状况和所选择的运动种类以及气候条件等而定。

4.减轻精神压力保持平衡心态

长期精神压力和心情抑郁是引起高血压和其他一些慢性病的重要原因之一，对于高血压患者，这种精神状态常使他们较少采用健康的生活方式，如酗酒、吸烟等，并降低对抗高血压治疗的依从性。对有精神压力和心理不平衡的人，应减轻精神压力和改变心态，要正确对待自己、他人和社会，积极参加社会和集体活动。

5.戒烟

对高血压患者来说戒烟也是重要的，虽然尼古丁只使血压一过性升高，但它降低服药的依从性并增加降压药物的剂量。吸烟可造成血管内皮损伤，它是导致心血管事件的最重要独立危险因素之一，因此必须提倡全民戒烟。

(三)高血压的药物治疗

1.降压药物治疗原则

(1)小剂量：初始治疗时通常应采用较小的有效剂量以获得可能有的疗效而使不良反应最小，如有效而不满意，可逐步增加剂量以获得最佳疗效。

(2)尽量应用长效制剂：为了有效地防止靶器官损害，要求每天 24h 内血压稳定于目标范围内，如此可以防止从夜间较低血压到清晨血压突然升高而致猝死、脑卒中或心脏病发作。要达到此目的，最好使用持续 24h 作用的药物，一天一次给药。其标志之一是降压谷峰比值应>50%，此类药物还可增加治疗的依从性。

(3)联合用药：为使降压效果增大而不增加不良反应，用低剂量单药治疗疗效不满意的可以采用两种或多种降压药物联合治疗。事实上 2 级以上高血压为达到目标血压常需降压药联合治疗。两种药物的低剂量联合使用，疗效优于大剂量单一用药。

(4)个体化：根据患者具体情况和耐受性及个人意愿或长期承受能力，选择适合患者的降压药物。

在用药过程中，同时考虑：①患者其他危险因素的情况。②患者有无其他合并疾病，包括糖尿病、心脏病、脑血管病、肾脏疾病等。③患者靶器官的损害情况。④长期药物服用应简便，以利于患者坚持治疗。

　　2.降压药物的选择

　　(1)降压药物选择的原则：目前，治疗高血压病的药物主要有6大类，即利尿药、β受体阻滞药、钙拮抗药、血管紧张素转化酶抑制药(ACEI)、血管紧张素Ⅱ受体拮抗药(ARB)及α肾上腺素能阻滞药。另外，我国也使用一些复方制剂及中药制剂。目前指南推荐的一线降压药物有5类：利尿药、β受体阻滞药、钙拮抗药、血管紧张素转化酶抑制药(ACEI)、血管紧张素Ⅱ受体拮抗药(ARB)。近年来大型荟萃分析显示：常用的5种降压药物总体降压作用无显著性差异。任何降压治疗的心血管保护作用主要源自降压本身。5大类降压药物都可以用于高血压患者的起始和维持治疗。当然每种药物都有其临床适应证和禁忌证，不同类降压药在某些方面可能有相对的优势。一些研究提示，预防脑卒中，ARB优于β阻滞药，钙拮抗药优于利尿药；预防心力衰竭，利尿药优于其他类；延缓糖尿病和非糖尿病肾病的肾功能不全，ACEI或ARB优于其他类；改善左心室肥厚，ARB优于β受体阻滞药；延缓颈动脉粥样硬化，钙拮抗药优于利尿药或β受体阻滞药。不同类降压药在某些方面的可能的相对优势仍有争议，尚需进一步的研究。因此2009年欧洲高血压指南更新中指出，应依据循证医学证据来选择降压药物，传统的一线、二线、三线用药的分类方法缺乏科学性和实用性，应避免采用。

　　选择哪种降压药物作为开始治疗及维持降压治疗的原则是：对每个患者应该采取在指南指导下的个体化治疗，因为需要长期甚至终身的治疗。要考虑的主要因素有：①患者存在的心血管危险因素。②有无靶器官损害、临床有无合并心血管病、肾脏疾病及糖尿病等。③有无其他伴随疾病影响某种降压药物的使用。④对患者存在的其他情况，所用药物有无相互作用。⑤降压药降低心血管危险的证据有多少。⑥患者长期治疗的经济承受能力。

　　(2)常用抗高血压药

　　1)利尿药：最常用的一线类降压药，噻嗪类利尿药不论单用或联用，都有明确的疗效。有利于肾脏排出体内的钠盐和水分，达到降低血压的目的。主要不良反应为低钾血症、胰岛素抵抗和脂代谢异常。目前较少单独使用并尽量小剂量应用，在使用利尿药的同时，应该使用补钾和保钾制剂。新型利尿药吲达帕胺在常用剂量上仅表现有轻微的利尿作用，主要表现为血管扩张作用，降压有效率在70%左右，且不具有传统利尿药易造成代谢异常的特点。

　　适应证：主要用于轻、中度高血压，尤其是老年人高血压或并发心力衰竭时、肥胖者、有肾衰竭或心力衰竭的高血压患者。痛风患者禁用，糖尿病和高脂血症患者慎用。小剂量可以避免低血钾、糖耐量降低和心律失常等不良反应。可选择使用氢氯噻嗪(HCT)12.5～25mg、吲达帕胺(indapamide)1.25～2.5mg，每天1次。呋塞米(furosemide)仅用于并发肾衰竭时。

　　2)β受体阻滞药：β受体阻滞药降压安全、有效，通过阻断交感神经系统起作用。单用一般能使收缩压下降15～20mmHg。目前第一代的β受体阻滞药普萘洛尔已较少使用，临床常用的有美托洛尔、阿替洛尔(因临床研究获益不大，目前不建议使用)和比索洛尔。其中比索洛尔为每天1次的新型高度选择性的β受体阻滞药，服用方便，不良反应小，几乎不影响糖脂代谢。β受体阻滞药主要用于轻、中度高血压，尤其是静息心率较快(>80/min)的中青年患者或合并心绞痛者。不良反应是心动过缓、房室传导阻滞、心肌收缩抑制、糖脂代谢异常。特别适用于年轻人、发生过心肌梗死、快速型心律失常、心绞痛的患者。

　　适应证：主要用于轻、中度高血压，尤其在静息时心率较快(>80/min)的中青年患者或合并心绞痛时。心脏传导阻滞、哮喘、慢性阻塞性肺病与周围血管病患者禁用。胰岛素依赖型糖尿病患者慎用。可选择使用美托洛尔(metoprolol)25～50mg，每天1～2次；比索洛尔(bisoprolol)2.5～5mg，每天1次；倍他洛尔(betaxolol)5～10mg，每天1次。β受体阻滞药也可用于治疗心力衰竭，但用法与降压完全不同，应加注意。

　　3)钙拮抗药(CCB)：钙拮抗药通过血管扩张以达到降压目的。用于高血压的钙拮抗药可分为 3 类，即二氢吡啶类，以硝苯地平为代表，目前第一代的短效制剂硝苯地平已较少应用，临床多使用缓释和控释制剂或二、三代制剂，如尼群地平、非洛地平、氨氯地平等。苯噻氮唑类，以地尔硫䓬为代表；苯烷胺类，以维拉帕米为代表。后两类钙拮抗药亦称非二氢吡啶类，多用于高血压合并冠心病和室上性心律失常的患者，不良反应主要有降低心率和抑制心肌收缩力。钙拮抗药的降压特点为：在具有良好降压效果的同时，能明显降低心、脑血管并发症的发生率和病死率，延缓动脉硬化进程，对电解质、糖脂代谢、尿酸无不良影响。第一代的短效制剂硝苯地平服用不方便、依从性差、对血压控制不稳、有反射性心率加速、交感神经激活、头痛、面红、踝部水肿等不良反应，研究显示，使用短效钙拮抗药有可能增；加死于心肌梗死的危险性，但有证据显示，使用长效制剂则没有类似危险，故已较少应用短效钙拮抗药，建议尽量使用长效制剂。

长效钙拮抗药和缓释制剂能产生相对平稳和持久的降压效果，不良反应少。心脏传导阻滞和心力衰竭患者禁用非二氢吡啶类钙拮抗药。不稳定型心绞痛和急性心肌梗死时禁用速效二氢吡啶类钙拮抗药。优先选择使用长效制剂，例如非洛地平(felodipine)缓释片 5～10mg，每天 1 次；硝苯地平(nifedipine)控释片 30mg，每天 1 次；氨氯地平(amlodipine)5～10mg，每天 1 次；拉西地平(lacidipine)4～6mg，每天 1 次；维拉帕米(verapamil)缓释片 120～240mg，每天 1 次。对于经济承受能力较低的患者，也可使用硝苯地平缓释片或尼群地平普通片 10mg，每天 2～3 次，虽然疗效可能没有长效制剂好，但降压总比不降好。慎用硝苯地平速效胶囊。常见不良反应为头痛、面红、踝部水肿等。

适应证：可用于各种程度的高血压，尤其在老年人高血压或合并稳定型心绞痛时。

CCB 是非常好的抗高血压药物，无论是用于起始治疗，还是作为联合治疗的用药之一。ALLHAT 试验证实 CCB 是很好的降压选择。ACCOMPLISH 试验显示，CCB 与 ACEI 联用优于利尿药＋ACEI。ASCOT 试验也是如此。这些大型临床试验给治疗提供了依据。特别是对于中国人群，发生脑卒中的风险很高，CCB 是非常理想的药物，中国的高血压患者应当尽量早应用 CCB。

4）血管紧张素转化酶抑制药(ACEI)：通过扩张动脉降低血压。这些药物口服大多 1h 内出现降压效应，但可能需要几天甚至几周才能达到最大降压效应。其中卡托普利作用时间最短，需每天 2～3 次服药，其他大多是新型的 ACEI，如苯那普利(贝那普利)、赖诺普利、雷米普利、福辛普利等，均可每天 1 次服药。对降低高血压患者心力衰竭发生率及病死率、延缓胰岛素依赖型糖尿病患者肾损害的进展，尤其是伴有蛋白尿时特别有效。ACEI 不影响心率和糖、脂代谢，更重要的功能是能保护和逆转靶器官的损害。

主要不良反应为干咳、高钾血症、血管神经性水肿。主要用于高血压合并糖尿病，或者并发心脏功能不全、肾脏损害有蛋白尿的患者。妊娠和肾动脉狭窄、肾衰竭(血肌酐＞265μmol/L 或 3mg/dL)患者禁用。可以选择使用以下制剂：卡托普利(captopril)12.5～25mg，每天 2～3 次；依那普利(enalapril)10～20ng，每天 1～2 次；培哚普利(perindopril)4～8mg，每天 1 次；西拉普利(cilazapril)2.5～5mg，每天 1 次；苯那普利(benazepril)(贝那普利)10～20mg，每天 1 次；雷米普利(ramipril)2.5～5mg，每天 1 次；赖诺普利(lisinopril)20～40ng，每天 1 次。

适应证：ACEI 能安全有效地降低血压，可用于治疗各级高血压。特别适用于年轻人、心力衰竭患者、服用其他药物出现较多不良反应的患者。

5）血管紧张素 II 受体拮抗药(ARB)：ARB 是继 ACEI 之后的对高血压、动脉硬化、心肌肥厚、心力衰竭、糖尿病肾病等具有良好作用的新一类作用于肾素-血管紧张素系统(RAS)的抗高血压药物。作用机制与 ACEI 相似，但更加直接。与 ACEI 比较，它更充分、更具选择性地阻断 RAS，且很少有干咳、血管神经性水肿等不良反应，氯沙坦还可促进血尿酸排出。适用于 ACEI 不能耐受的患者。对糖尿病患者、心力衰竭患者、肾损害患者靶器官有良好的保护作用，可降低心脑突发事件的发生，减低心力衰竭患者的病死率。目前国内应用较多的是氯沙坦、缬沙坦，其次是伊贝沙坦和替米沙坦。例如氯沙坦(losartan)50～100mg，每日1次，缬沙坦(valsartan)80～160mg，每日1次。

适应证：与ACEI相同，目前主要用于ACEI治疗后发生干咳的患者。特别适用于使用其他降压药物有不良反应的患者，可提高患者的治疗顺应性。

(3)新型的降压药物

1)肾素抑制药(DRI)：肾素抑制剂能有效、高度选择性地作用于RAS系统，抑制肾素以减少血管紧张素原转化为血管紧张素Ⅰ；具有抗交感作用，因而避免了血管扩张后反射性的心动过速；能改善心力衰竭患者的血流动力学；对肾脏的保护作用强于ACEI和血管紧张素受体(AT$_1$)拮抗药；预期不良反应小。肽类肾素拮抗药如雷米克林、依那克林属第一代肾素抑制药，但由于其生物利用度低，口服有首剂效应，易为蛋白酶水解等缺点，临床应用价值低。非肽类肾素拮抗药如A-72517、RO-42-5892、阿利吉仑等为第二代肾素抑制药，能克服上述缺点，有望成为新型的抗高血压药。

2)其他新型降压药：目前报道有内皮素受体拮抗药、神经肽Y抑制药、心钠素及内肽酶抑制药、咪唑林受体兴奋药(如莫索尼定、雷美尼定)、5-羟色胺受体拮抗药(酮色林、乌拉地尔)、K$^+$通道开放剂、降钙素基因相关肽(CGRP)等。这些新药研究进展迅速，有些已应用于临床，使高血压病防治出现更为广阔的前景，但目前在国内应用这些新药的临床报道还不多。

(四)采取综合防治措施，治疗相关危险因素

1.调脂治疗

高血压伴有血脂异常可增加心血管病发生危险。血压或非高血压者调脂治疗对预防冠状动脉事件的效果是相似的。一级预防和二级预防分别使脑卒中危险下降15%和30%。我国完成的CCSPS研究表明，调脂治疗对中国冠心病的二级预防是有益的。调脂治疗参见新的中国血脂异常防治指南。

2.抗血小板治疗

对于有心脏事件既往史或心血管高危患者，抗血小板治疗可降低脑卒中和心肌梗死的危险。

对高血压伴缺血性血管病或心血管高危因素者血压控制后可给予小剂量阿司匹林。

3.血糖控制

高于正常的空腹血糖值或糖化血红蛋白(HbA1c)与心血管危险增高具有相关性。UKPDS研究提示强化血糖控制与常规血糖控制比较，虽对预防大血管事件不明显，但却明显减低微血管并发症。治疗糖尿病的理想目标是空腹血糖≤6.1mmol/L或HbA1c≤6.5%。

4.微量白蛋白尿

近年来随着对微量白蛋白尿(microalbuminuaia，MAU)的不断认识，其临床意义越来越受到重视。肾脏的病变，如微量白蛋白尿的出现，是肾脏血管内皮功能障碍的标志，同时也是全身其他部位(心脏、脑)血管病变的一个反映窗口。神经体液因素不断作用于心血管疾病高危患者的大、小血管，引发高血压、动脉硬化、冠心病，内皮损伤及炎症反应导致随后发生靶器官损害，产生蛋白尿、心力衰竭等。MAU已明确作为包括糖尿病(DM)、高血压及其他慢性肾脏疾病(CKD)患者甚至普通人群心血管并发症、肾脏疾病预后及死亡的独立预测因子，K/DOQI指南已将尿白蛋白的检测列为CKD高危人群的筛查指标。RAS抑制药通过抑制异常激活的神经体液因子、保护内皮来干预危险因素，明显改善了高危患者的预后，体现在肾脏保护作用、减少微量蛋白尿、改善代谢综合征、降低新发糖尿病，以及保护心脏功能、治疗心肌梗死和心力衰竭等方面。

(五)高血压治疗中存在的问题

高血压治疗尽管取得了较快发展，但在治疗效果、治疗策略、治疗药物与方案，以及临

床实践方面仍面临许多问题和挑战。

1.血压水平对高血压患者来说是否代表一切

血压水平对于相关并发症来说，既是一种危险性标志，又是致病危险因素，然而在临床实践中发现，单纯血压水平本身并不是一个敏感和特异的判断预后的指标。心脑血管病从绝对数上更多的常发生在所谓的正常血压者中，血压升高者仅占人群的一部分；更为重要的是血压升高通常不是孤立存在，常伴随一些其他危险因素(如血糖升高、血脂异常等)，血压升高增强了其他危险因素的有害作用。不应当孤立地看待高血压。高血压是一个危险因素，而不是一种疾病。危险因素就是一种特征，血压也是一种特征。

2.血压是否降得越低越好

中国高血压指南明确指出：血压降低阈值应以个体化治疗为原则，依据总体心血管危险水平而定，以患者可耐受，不出现心、脑、肾等脏器灌注不足表现作为降压的底线。

3.血压是否降得越快越好

快速降压时，无力、疲惫和头晕等不良反应及缺血事件的发生率显著升高，患者的依从性和顺应性也会下降。除非高血压急症患者伴有严重的临床症状，需要在严密监测下采用静脉用药的手段，在可控的条件下把血压比较快地降下来，一般48h内SBP降低不超过20mmHg。在绝大多数情况下，平稳和缓慢降压是管理血压的最佳方式。

临床上应采取平稳和缓的高质量降压治疗策略，1～3个月内达标。合理选择降压药物，强效而平稳地降压会给患者带来更多获益。良好地控制服药后20～24h血压，可能带来显著临床获益。

(六)降压治疗中的常见错误概念

1.很多人认为高血压不治疗不要紧

应该认识到高血压是当前最常见的心血管病。若不进行治疗，任其自然发展，则会明显加快动脉粥样硬化进程。研究表明，收缩压降低10mmHg，脑卒中的危险就降低56%，冠心病的危险性下降37%。因此，必须及时、有效地把血压控制在正常水平。

2.没有症状就不需要治疗

血压的高度与并发症相关，而与患者自身症状不一定相关。即使没有症状，高血压对患者脏器的损害也是持续存在的。因此，必须及时治疗，且要早期治疗。

3.很多患者认为可以随意选用降压药物

用药应根据患者病情、血压严重程度、并发症等进行个体化治疗。高血压急症应选用快速降压药；控制血压应选用长效且效果平稳的降压药，一种药物效果不满意则需就诊，增加剂量或联合用药，有并发症时应选用对相应靶器官有保护作用的药物。

4.血压降至一定范围就停药，认为不需要再服用药物

应该认识到所有降压药都只在服用期间才有效。如果血压正常就停药，那么血压或早或晚都会恢复到服药前水平。降压药需长期服用。必须选择合适的药物，将血压控制在合适的范围内，才能减少对身体的危害。

5.血压降得越快越好

高血压是一个长期的缓慢过程，人体对此具有一定的调节能力，可以逐渐适应，所以相当部分患者没有不适的感觉。所以除了高血压急症之外，降压治疗应缓慢进行，不能操之过急。如果超出了调节范围，重要的脏器血流量不能保证，反而会造成头晕、心悸等不适。高血压患者在确诊前有很长时间已经处于高血压状态而患者并不知晓，因此，我们一般希望比较和缓地把他们的血压降至达标，以免发生直立性低血压、血压波动大或者跌倒等其他不良反应。我们认为1～3个月内使患者血压达标比较理想。

第二节 继发性高血压

继发性高血压亦称症状性高血压，此种高血压存在明确的病因，高血压为其临床表现之一。继发性高血压在所有高血压患者中约占5%～10%。继发性高血压本身的临床表现和危害性，与原发性高血压甚相似。因此当原发病的其他症状不多或不太明显时，容易被误认为原发性高血压。由于继发性高血压和原发性高血压的治疗方法不尽相同，且有些继发性高血压的病因是可以去除的，因此在临床工作中，两者的鉴别关系到是否能及时正确地进行治疗，很为重要。

一、病因

引起继发性高血压的原因，可有以下各种。

(一)肾脏疾病

肾脏疾病引起的高血压，是继发性高血压中最常见的一种，称为肾性高血压。包括：①肾实质性病变，如急性和慢性肾小球肾炎、慢性肾盂肾炎、妊娠高血压疾病、先天性肾脏病变(多囊肾、马蹄肾、肾发育不全)、肾结核、肾结石、肾肿瘤、继发性肾脏病变(各种结缔组织疾病、糖尿病性肾脏病变、肾淀粉样变、放射性肾炎、创伤和泌尿道阻塞所致的肾脏病变)等。②肾血管病变，如肾动脉和肾静脉狭窄阻塞(先天性畸形、动脉粥样硬化、炎症、血栓、肾蒂扭转)。③肾周围病变，如炎症、脓肿、肿瘤、创伤、出血等。

(二)内分泌疾病

肾上腺皮质疾病，包括皮质醇增多症(库欣综合征)、原发性醛固酮增多症、伴有高血压的肾上腺性变态综合征和肾上腺髓质的嗜铬细胞瘤、肾上腺外的嗜铬细胞肿瘤都能引起继发性高血压。其他内分泌性的继发性高血压包括垂体前叶功能亢进(肢端肥大症)、甲状腺功能亢进或低下、甲状旁腺功能亢进(高血钙)、类癌和绝经期综合征等。内分泌疾病伴有高血压的并不少见。继发性高血压也可由外源性激素所致：雌激素(女性长期口服避孕药)、糖皮质激素、盐皮质激素、拟交感胺和含酪胺的食物和单胺氧化酶抑制剂等。

(三)血管病变

如主动脉缩窄、多发性大动脉炎等。主要引起上肢血压升高。

(四)其他

睡眠呼吸暂停综合征和各种药物引起的高血压等。

二、发病机制和病理

肾性高血压主要发生于肾实质病变和肾动脉病变。前一类肾脏病理解剖的共同特点是肾小球玻璃样变性、间质组织和结缔组织增生、肾小管萎缩和肾细小动脉狭窄：说明肾脏既有实质性损害也有血液供应不足这两种情况同时存在，后者为肾内血管病变所引起。后一类则病变在肾动脉，主要引起肾脏血流灌注的固定性减少。在以上病变造成肾缺血缺氧的情况下，肾脏可以分泌多种增高血压的因子，主要是肾小球旁细胞分泌大量肾素。过多的血管紧张素Ⅱ通过直接收缩血管作用、刺激醛固酮分泌导致水钠潴留和兴奋交感神经系统使血压增高。高血压反过来又可引起肾细小动脉病变，加重肾脏缺血。这样互相影响，使血压持续增高。

皮质醇增多症时的高血压，是下丘脑-垂体分泌ACTH样物质刺激肾上腺皮质增生或肾上腺皮质自身发生肿瘤，使调节糖类和盐类的肾上腺皮质激素分泌增多，导致水钠潴留所致。嗜铬细胞瘤通过释放过量儿茶酚胺引起患者血压阵发性或持续性增高。原发性醛固酮增多症为肾上腺皮质增生或肿瘤所致的醛固酮自主性分泌过多，可导致体内钠和水潴留，进而使有效血容量增加和高血压。

肾上腺性变态综合征的高血压，是 $C_{11\beta}$ 羟化酶失常致 11 去氧皮质醇及 11 去氧皮质酮增多的结果。也可由于 $C_{17\alpha}$ 羟化酶不足而皮质醇及性激素减少，11 去氧皮质酮、皮质酮及醛固酮分泌增多所致。

甲状旁腺功能亢进患者约 1/3 有高血压，此与该病血钙增高引起肾结石、肾钙质沉积、间质性肾炎、慢性肾盂肾炎等肾脏病变有关。血钙增高对血管也有直接的收缩作用。有些患者的高血压在血钙纠正后消失。垂体前叶功能亢进症和糖尿病中，高血压较无此种疾病的人群中多数倍。绝经期综合征的高血压可能与卵巢功能减退，雌激素对大脑皮质、自主神经中枢的调节和对垂体的抑制减弱有关。

先天性主动脉缩窄和多发性大动脉炎，可在主动脉各段造成狭窄，如狭窄发生于主动脉弓的末部至腹主动脉分叉之间，其所引起的体循环血流变化可使下肢血液供应减少而血压降低，大量血液主要进入狭窄部位以上的主动脉弓的分支，因而头部及上肢的血液供应增加而血压升高。由于狭窄部位以下的降主动脉与腹主动脉供血不足，且肾动脉的血液供应也不足，遂使肾脏缺血的因素亦参与了这类疾病高血压的形成。

睡眠呼吸暂停综合征表现为睡眠中上呼吸道反复发生的机械性阻塞，其中至少一半人血压增高，经手术或鼻持续气道正压治疗血压可下降。

许多药物可以引起或加重高血压。免疫抑制剂如环孢素和糖皮质激素可使高达 80% 的接受器官移植者血压升高。非甾体类抗炎药和 COX-2 抑制剂通过其抗肾脏前列腺素的作用使血压增高。高原病伴有的高血压，主要与高原气压及氧分压低致组织缺氧有关。

三、临床表现

继发性高血压的临床表现主要是有关原发病的症状和体征，高血压仅是其中的表现之一。但有时也可由于其他症状和体征不甚显著而使高血压成为主要表现。继发性高血压患者的血压特点可与原发性高血压甚相类似，但又各有自身的特点。如嗜铬细胞瘤患者的血压增高常为阵发性，伴有交感神经兴奋的症状，在发作间期血压可以正常；而主动脉缩窄患者的高血压可仅限于上肢。

四、诊断和鉴别诊断

对下列高血压患者应考虑继发性高血压的可能：①常规病史、体检和实验室检查提示患者有引起高血压的系统性疾病存在。②20 岁之前开始有高血压。③高血压起病突然，或高血压患者原来控制良好的血压突然恶化，难以找到其他原因。④重度或难治性高血压。⑤靶器官损害严重，与高血压不相称，宜进行深入仔细的病史询问，体格检查和必要的实验室检查。

在病史询问中，应特别注意询问各种肾脏病、泌尿道感染和血尿史、肾脏病家族史（多囊肾），有无发作性出汗、头痛与焦虑不安（嗜铬细胞瘤）、肌肉无力和抽搐发作（原发性醛固酮增多症）等。体检中注意有无皮质醇增多症的外表体征、有无扪及增大的肾脏（多囊肾），腹部杂音的听诊（肾血管性高血压），心前区或胸部杂音的听诊（主动脉缩窄或主动脉病），以及股动脉搏动减弱、延迟或胸部杂音，下肢动脉血压降低（主动脉缩窄或主动脉病），神经纤维瘤性皮肤斑（嗜铬细胞瘤）等。靶器官损害的体征包括有无颈动脉杂音，运动或感觉缺失，眼底异常，心尖搏动异常，心律失常，肺部啰音，重力性水肿和外周血管病变的体征。除常规实验室检查外，根据不同的病因选作下列实验室检查项目：血浆肾素、血管紧张素、醛固酮、皮质醇、儿茶酚胺，主动脉和肾血管造影、肾上腺 B 型超声波或 CT、核素检查等。

（一）肾实质性疾病

肾实质性高血压是最常见的继发性高血压，以慢性肾小球肾炎最为常见，其他包括结构性肾病和梗阻性肾病等。应对所有高血压患者初诊时进行尿常规检查以筛查除外肾实质性高血压。体检时双侧上腹部如触及块状物，应疑为多囊肾，并作腹部超声检查。目前超声检查在肾脏的解剖诊断方面几乎已经完全取代了静脉肾盂造影，可以提供有关肾脏大小和形态、皮质厚度，有无泌尿道梗阻和肾脏肿块的所有必要的解剖学资料。功能方面的筛选试验包括尿蛋白、红细胞、白细胞和血肌酐浓度。应当对所有高血压患者进行这些检查。如多次复查结果正常，可以排除肾实质疾病；如有异常，应进一步作详细检查。

(二)肾血管性高血压

肾血管性高血压是继发性高血压的第二位原因，系由一处或多处的肾外动脉狭窄所致。老年人肾动脉狭窄多由动脉粥样硬化所致。在我国，大动脉炎是年轻人肾动脉狭窄的重要原因之一。纤维肌性发育不良症状较少见。突然发生或加重、难治的高血压提示肾动脉狭窄的存在。肾动脉狭窄的表现包括腹部血管杂音、低血钾和肾功能进行性减退。彩色多普勒超声可以发现肾动脉狭窄，尤其是接近血管开口处的病变。并能确定有助于预测介入治疗效果的阻力指数。三维增强磁共振血管造影也有助于肾血管性高血压的诊断。螺旋CT诊断肾血管性高血压的敏感性也相似。肾动脉狭窄的确诊性检查是动脉内血管造影。肾静脉肾素比值需要多次侵入性导管检查，操作复杂，敏感性和特异性不高，目前不作为筛选试验推荐。

(三)嗜铬细胞瘤

嗜铬细胞瘤是一种少见的继发性高血压(占所有高血压患者的0.2%～0.4%)，可为遗传性或获得性。嗜铬细胞瘤患者约70%有高血压，为稳定性或阵发性(伴有头痛、出汗、心悸和苍白等症状)。诊断根据血浆或尿中儿茶酚胺或其代谢产物增多。在进行旨在定位肿瘤的功能显像检查之前，应当进行药物试验以获得支持诊断的依据。敏感性最高(97%～98%)的试验是血浆游离甲氧基肾上腺素的测定加上尿甲氧基肾上腺素片段的测定。但由于目前血浆游离甲氧基肾上腺素的测定尚未常规用于诊断，因此尿甲氧基肾上腺素片段和尿儿茶酚胺仍然是首选的诊断试验。很高的测定值则无需进一步检查即可做出诊断；如测定值为中等升高，尽管临床高度怀疑嗜铬细胞瘤，仍有必要用胰高糖素或可乐定作激发或抑制试验；当试验结果为边缘时，许多临床医师愿意直接进入影像学检查。胰高糖素试验必须在患者已经有效地接受α受体阻滞剂治疗之后实施，以防注射胰高糖素后发生显著的血压下降。给予可乐定后血浆儿茶酚胺水平显著下降被视为可乐定抑制试验阴性。做出定性诊断后，还需要进行定位诊断。95%位于肾上腺附近，因为常常是体积较大的肿瘤，因此有时可通过超声检查而被发现。CT和磁共振是最敏感的检查手段(敏感性为98%～100%)，但后者的特异性较低(50%)。

(四)皮质醇增多症

高血压在本病十分常见，约占80%。患者典型的体形常提示本病。可靠指标是测定24h尿氢化可的松水平，>10nmol(40ng)高度提示本病。确诊可通过2d小剂量地塞米松抑制试验(每6h给予0.5mg，共8次)或夜间(夜11时给予1mg)地塞米松抑制试验。2d试验中第二天尿氢化可的松排泄超过27nmol(10ng)或夜间地塞米松抑制试验中次日8时血浆氢化可的松水平超过140nmol(50ng)提示本病，而结果正常可排除本病。最近也有采用后半夜血清或唾液氢化可的松作为诊断的更简单指标。本症的分型可采用进一步实验室和影像学检查。

(五)原发性醛固酮增多症

血清钾水平的检测是原发性醛固酮增多症的重要筛查试验，但只有少数患者会在本症的早期有低血钾。病因方面，30%为肾上腺腺瘤(多见于女性)，70%为肾上腺皮质增生，罕见的是肾上腺癌。血压可轻度增高，亦可为显著增高而难以用药物控制。对难治性高血压和不能激发的低血钾患者要考虑原发性醛固酮增多症。进一步证实可通过氟可的松抑制试验(给予激素4天不能使血浆醛固酮水平降至阈值以下)以及标准状况下测定的醛固酮和肾素。也可测定醛固酮/肾素比值。但老年人也可有醛固酮增高和肾素降低。而且慢性肾病患者醛固酮/肾素比值也可增高，系因高血钾刺激醛固酮释放所致。一项荟萃分析的结果显示，本症患者醛固酮/肾素比值增高者在不同研究中所占比例的变化很大，从5.5%到39%，因此其临床使用价值尚有争议。肾上腺显影(目前常用 CT、磁共振或放射性核素胆固醇标记技术)也有一定的使用价值。

(六)主动脉缩窄

先天性主动脉缩窄或多发性大动脉炎引起的降主动脉和腹主动脉狭窄,都可引起上肢血压增高,多见于青少年。本病的特点常是上肢血压高而下肢血压不高或降低,且上肢血压高于下肢,形成反常的上下肢血压差别(正常平卧位用常规血压计测定时下肢收缩压读数较上肢高 20～40mmHg)。下肢动脉搏动减弱或消失,有冷感和乏力感。在胸背和腰部可听到收缩期血管杂音,在肩胛间区、胸骨旁、腋部和中上腹部,可能有侧支循环动脉的搏动、震颤和杂音。多发性大动脉炎在引起降主动脉或腹主动脉狭窄的同时,还可以引起主动脉弓在头臂动脉分支间的狭窄或一侧上肢动脉的狭窄,这时一侧上肢血压增高,而另一侧血压则降低或测不到,应予注意。影像学检查(超声和放射学检查)可确立诊断。

(七)睡眠呼吸暂停综合征

又称阻塞性睡眠呼吸暂停综合征(OSA),特点是睡眠中上呼吸道吸气相陷闭引起呼吸气流停顿的反复发生,氧饱和度下降。对肥胖者,特别是伴有难治性高血压者应疑及本症的存在。对动态血压监测显示为"非杓型"者,应作呼吸监测。患者的体征包括白天嗜睡、注意力难以集中、睡眠不安、睡眠中呼吸发作性暂停、夜尿、易激惹和性格变化、性功能减退等。一旦怀疑本病,应作进一步检查。呼吸监测是诊断的主要工具。本症可通过兴奋交感神经、氧化应激、炎症和内皮功能障碍等机制对心血管功能和结构产生有害影响。本症可在相当一部分患者中引起血压增高,机制可能是心血管反射性调节机制的损伤和血管内皮功能障碍。

(八)药物诱发的高血压

升高血压的药物有甘草、口服避孕药、类固醇、非甾体抗炎药、可卡因、安非他明、促红细胞生成素和环孢素等。

五、治疗

继发性高血压的治疗,主要是针对其原发病。对原发病不能根治手术或术后血压仍高者,除采用其他针对病因的治疗外,对高血压可按治疗原发性高血压的方法进行降压治疗。

有关肾血管性高血压的治疗,目前认为:①顽固性高血压和肾功能进行性下降是血管重建的指征。②介入治疗已较手术血管重建更多选用。③对肌纤维发育不良者,选用单纯血管成形术成功率高、血压控制好,而对动脉粥样硬化性病变,再狭窄发生率较高,需加放置支架。④介入治疗的效果优于药物治疗,但药物治疗仍然十分重要。如果肾功能正常、血压得到控制、肾动脉狭窄不严重,或高血压病程较长,则首选药物治疗。由于动脉粥样硬化病变有进展的高度危险,仍然需要强化生活方式的改变、小剂量阿司匹林、他汀类药物和多种降压药治疗。降压药宜选用噻嗪类利尿剂和钙拮抗剂,如无双侧肾动脉狭窄,尚可加用肾素-血管紧张素抑制剂。主要危险是狭窄后部位血流灌注显著减少导致的肾功能急性恶化和血清肌酐增高,常见于给予肾素-血管紧张素抑制剂后,但血清肌酐的变化可在撤药后恢复正常。

嗜铬细胞瘤的治疗是切除肿瘤。手术前,患者必须充分准备,包括给予 α 受体阻滞剂和 β 受体阻滞剂(前者足量给药后),然后给予手术切除,常用腹腔镜指导,此前给予足量补液,以免容量不足。

对原发性醛固酮增多症,通过腹腔镜切除腺瘤,术前给予醛固酮拮抗剂(如螺内酯或依普利酮)。对肾上腺增生,给予醛固酮拮抗剂治疗。

主动脉缩窄患者在手术修复或安置支架后,高血压可仍然存在,患者可能需要继续服用降压药。

睡眠呼吸暂停综合征合并高血压的治疗,包括肥胖者减轻体重,以及使用正压呼吸装置。

第五章 冠心病

第一节 动脉粥样硬化

动脉粥样硬化是西方发达国家的流行性疾病,随着我国人民生活水平提高和饮食习惯的改变,该病亦成为我国的主要死亡原因。动脉粥样硬化始发于儿童时代而持续进展,通常在中年或中老年出现临床症状。由于动脉粥样硬化斑块表现为脂质和坏死组织的聚集,因此以往被认为是一种退行性病变。目前认为本病变是多因素共同作用的结果,首先是局部平滑肌细胞、巨噬细胞及T淋巴细胞的聚集;其次是包括胶原,弹力纤维及蛋白多糖等结缔组织基质和平滑肌细胞的增生;再者是脂质积聚,其中主要含胆固醇结晶及游离胆固醇和结缔组织。粥样硬化斑块中脂质及结缔组织的含量决定斑块的稳定性以及是否易导致急性缺血事件的发生。

一、病因与发病机制

本病的病因尚不完全清楚,大量的研究表明本病是多因素作用所致,这些因素称为危险因素。

（一）病因

1. 血脂异常

血脂在血液循环中以脂蛋白形式转运,脂蛋白分为乳糜微粒、极低密度脂蛋白(VLDL)、低密度脂蛋白(LDL)、中等密度脂蛋白(IDL)及高密度脂蛋白(HDL)。各种脂蛋白导致粥样硬化的危险程度不同:富含甘油三酯(TG)的脂蛋白如乳糜微粒和VLDL被认为不具有致粥样硬化的作用,但它们脂解后的残粒如乳糜微粒残粒和IDL能导致粥样硬化。现已明确VLDL代谢终末产物LDL以及脂蛋白(a)[Lp(a)]能导致粥样硬化,而HDL则有心脏保护作用。

血脂异常是指循环血液中的脂质或脂蛋白的组成成分浓度异常,可由遗传基因和(或)环境条件引起,使循环血浆中脂蛋白的形成、分解和清除发生改变,血液中的脂质主要包括总胆固醇(TC)和TG。采用3-羟甲基戊二酰辅酶A(HMG-CoA)还原酶抑制剂(他汀类)降低血脂,可以使各种心血管事件(包括非致命性MI、全因死亡、脑血管意外等)的危险性降低30%,其中MI危险性下降60%左右。调整血脂治疗后还可能使部分粥样硬化病灶减轻或消退。

2. 高血压

无论地区或人种,血压和心脑血管事件危险性之间的关系连续一致,持续存在并独立于其他危险因素。年龄在40～70岁之间,血压在15.3/10.0kPa～24.7/15.3kPa(115/75mmHg～185/115mmHg)的个体,收缩压每增加2.7kPa(20mmHg),舒张压每增加1.3kPa(10mmHg),其心血管事件的危险性增加一倍,临床研究发现,降压治疗能减少35%～45%的脑卒中、20%～25%的MI。

血压增高常伴有其他危险因素,如胰岛素抵抗综合征(或称代谢性X综合征),其表现有肥胖、糖耐量减退、高胰岛素血症、高血压、高TG、HDL-C降低;患者对胰岛素介导的葡萄糖摄取有抵抗性,可能还有微血管性心绞痛、高尿酸血症和纤溶酶原激活剂抑制物一1(PAI-1)浓度增高。

3. 糖尿病

胰岛素依赖型和非胰岛素依赖型糖尿病是冠心病的重要危险因素,在随访观察14年的Rancho Bemardo研究中,与无糖尿病者相比,非胰岛素依赖型糖尿病患者的冠心病死亡相对危险度在男性是 1.9，在女性是 3.3。糖尿病患者中粥样硬化发生较早并更为常见，大血管疾病也是糖尿病患者的主要死亡原因，冠心病、脑血管疾病和周围血管疾病在成年糖尿病患者的死亡原因中占 75%~80%。

4.吸烟

Framingham 心脏研究结果显示，平均每天吸烟 10 支，能使男性心血管死亡率增加 18%，女性心血管死亡率增加 31%。此外，对有其他易患因素的人来说，吸烟对冠心病的死亡率和致残率有协同作用。

5.遗传因素

动脉粥样硬化有在家族中聚集发生的倾向，家族史是较强的独立危险因素。冠心病患者的亲属比对照组的亲属患冠心病的危险增大 2.0~3.9 倍，双亲中有 70 岁前患 MI 的男性发生 MI 的相对危险性是 2.2。阳性家族史伴随的危险性增加，可能是基因对其他易患因素介导而起作用，如肥胖、高血压、血脂异常和糖尿病等。

6.体力活动减少

定期体育活动可减少冠心病事件的危险。不同职业的发病率回顾性研究表明，与积极活动的职业相比，久坐的职业人员冠心病的相对危险增加 1.9，从事中等度体育活动者中，冠心病死亡率比活动少的人降低 1/3。

7.年龄和性别

病理研究显示，动脉粥样硬化是从婴儿期开始的缓慢发展的过程；出现临床症状多见于 40 岁以上的中、老年人，49 岁以后进展较快；致死性 MI 患者中约 4/5 是 65 岁以上的老年人；高胆固醇血症引起的冠心病死亡率随年龄增加而增高。

本病多见于男性，男性的冠心病死亡率为女性的 2 倍，男性较女性发病年龄平均早 10 岁，但绝经期后女性的发病率迅速增加。糖尿病对女性产生的危险较大，HDL-C 降低和 TG 增高对女性的危险也较大。

8.酒精

大量观察表明，适量饮酒可以降低冠心病的死亡率。这种保护作用被认为与酒精对血脂及凝血因子的作用有关，适量饮酒可以升高 HDL 及载脂蛋白(Apo)A[1] 并降低纤维蛋白原浓度，另外还可抑制血小板聚集。以上都与延缓动脉粥样硬化发展、降低心脑血管死亡率有关。但是大量酒精摄入可导致高血压及出血性脑卒中的发生。

9.其他因素

其他的一些危险因素包括：①肥胖，以腹部脂肪过多为特征的腹型肥胖；不良饮食方式，含高热量、较多动物性脂肪和胆固醇、糖等；②A 型性格(性情急躁、进取心和竞争性强、强迫自己为成就而奋斗)；③微量元素铬、锰、锌、钒、硒等的摄取减少、铅、镉、钴的摄取增加；④存在缺氧、抗原—抗体复合物沉积、维生素 C 缺乏、动脉壁内酶的活性降低等能增加血管通透性的因素；⑤一些凝血因子增高，如凝血因子Ⅷ的增加与总胆固醇浓度直接相关；⑥血液中同型半胱氨酸增高，PAI-1、尿酸升高；⑦血管紧张素转换酶基因过度表达；⑧高纤维蛋白原血症；⑨血液中抗氧化物浓度低。

(二)发病机制

曾有多种学说从不同角度来阐述该病的发病机制。最早提出的是脂肪浸润学说，认为血中增高的脂质(包括 LDL、VLDL 或其残粒)侵入动脉壁，堆积在平滑肌细胞、胶原和弹性纤维之间，引起平滑肌细胞增生。后者与来自血液的单核细胞一样可吞噬大量脂质成为泡沫细胞。脂蛋白降解而释出胆固醇、胆固醇酯、TG 和其他脂质，LDL-C 还和动脉壁的蛋白多糖结合产生不溶性沉淀，都能刺激纤维组织增生，所有这些成分共同组成粥样斑块。其后又提出血小板聚集和血栓形成学说以及平滑肌细胞克隆学说。前者强调血小板活化因子(PAF)增多，使血小板黏附和聚集在内膜上，释出血栓素 A_2(TXA$_2$)、血小板源生长因子(PDGF)，成纤维细胞生长因子(FGF)、第Ⅷ因子、血小板第 4 因子(PF4)、PAI-1 等，促使内皮细胞损伤、LDL 侵入、单核细胞聚集、平滑肌细胞增生和迁移，成纤维细胞增生、血管收缩、纤溶受抑制等，都有利于粥样硬化形成。后者强调平滑肌细胞的单克隆性增殖，使之不断增生并吞噬脂质，形成动脉粥样硬化。

1973 年提出动脉粥样硬化形成的损伤-反应学说，由于近些年新资料的不断出现，该学说也不断得到修改。此学说的内容涵盖了上述 3 种学说的一些论点，目前多数学者支持这种学说。该学说的关键是认为内皮细胞的损伤是发生动脉粥样硬化的始动因素，而粥样斑块的形成是动脉对内膜损伤作出反应的结果。可导致本病的各种危险因素最终都损伤动脉内膜，除修饰的脂蛋白外，能损伤内膜的因素还包括病毒(如疱疹病毒)以及其他可能的微生物(如在斑块中已见到的衣原体)，但微生物存在的因果关系还未确立。

内皮损伤后可表现为多种的内皮功能紊乱。如内膜的渗透屏障作用发生改变而渗透性增加；内皮表面抗血栓形成的特性发生改变，促凝血特性增加；内皮来源的血管收缩因子或扩张因子的释放发生改变，血管易发生痉挛。正常情况下内皮细胞维持内膜表面的连贯性和低转换率，对维持内皮自身稳定状态非常重要，一旦内皮转换加快，就可能导致内皮功能发生一系列改变，包括由内皮细胞合成和分泌的物质如血管活性物质，脂解酶和生长因子等的变化。因此，内皮损伤可引起内皮细胞功能的改变，进而引起严重的细胞间相互作用并逐渐形成动脉粥样硬化病变。

在长期高脂血症情况下，增高的脂蛋白中主要是氧化低密度脂蛋白(ox-LDL)和胆固醇，对动脉内膜产生功能性损伤，使内皮细胞和白细胞表面特性发生改变。高胆固醇血症增加单核细胞对动脉内皮的黏附力，单核细胞黏附在内皮细胞的数量增多，通过趋化吸引，在内皮细胞间迁移，进入内膜后单核细胞转化成有清道夫样作用的巨噬细胞，通过清道夫受体吞噬脂质，主要为内皮下大量沉积的 ox-LDL，巨噬细胞吞噬大量脂质后成为泡沫细胞并形成脂质条纹，巨噬细胞在内膜下的积聚，导致内膜进一步发生改变。ox-LDL 对内皮细胞及微环境中的其他细胞也有毒性作用。

正常情况下，巨噬细胞合成和分泌的大量物质能杀灭吞入的微生物和灭活毒性物质。而异常情况下，巨噬细胞能分泌大量氧化代谢物，如 ox-LDL 和超氧化离子，这些物质能进一步损伤覆盖在其上方的内皮细胞。巨噬细胞的另一重要作用是分泌生长调节因子已证实，活化的巨噬细胞至少能合成和分泌 4 种重要的生长因子：PDGF、FGF、内皮细胞生长因子样因子和 TGF-β。PDGF 是一种强有力的促平滑肌细胞有丝分裂的物质，在某些情况下，FGF 有类似的作用。这些生长因子协同作用，强烈刺激成纤维细胞的迁移和增生，也可能刺激平滑肌细胞的迁移和增生，并刺激这些细胞形成新的结缔组织。

TGF-β 不仅是结缔组织合成的强刺激剂，并且还是迄今所发现的最强的平滑肌增殖抑制剂。大多数细胞能合成 TGF-β，但其最丰富的来源为血小板和活化的巨噬细胞，细胞分泌的 TGF-β 大多数呈无活性状态，在 pH 值降低或蛋白质水解分裂后才有活性。增生抑制剂如 TGF-β 和增生刺激剂如 PDGF 之间的平衡决定了平滑肌的增生情况及随之而引起的粥样病变。因此当巨噬细胞衍生的泡沫细胞在内皮下间隙被激活，能分泌生长因子，从而趋化吸引平滑肌细胞从中膜向内膜迁移，引起一系列改变并能导致内膜下纤维肌性增生病变，进入内膜下的平滑肌细胞也能吞噬 ox-LDL，从而成为泡沫细胞的另一重要来源。巨噬细胞在粥样硬化形成过程中对诱发和维持平滑肌细胞增生起关键作用，约 20%的巨噬细胞中存在含有 PDGF-β 链的蛋白，PDGF-β 是最强的生长因子，能刺激平滑肌细胞的迁移、趋化和增生。另外病变中富含淋巴细胞提示炎症和免疫应答在动脉粥样硬化的发生发展过程中起重要作用。如反复出现内皮细胞损伤与巨噬细胞积聚和刺激的循环，至少有两种能在内膜下释放生长因子的细胞(活化的内皮细胞和活化的巨噬细胞)，可持续导致病变进展。

损伤反应学说还提供了第三种细胞——血小板作用的机会。内皮损伤后内皮细胞与细胞的连接受到影响，引起细胞之间的分离，内皮下泡沫细胞或(和)结缔组织的暴露，血小板发生黏附、聚集并形成附壁血栓。此时，血小板成为生长因子的第三种来源，可分泌与活化巨噬细胞所能分泌的相同的4种生长因子，从而在平滑肌细胞的增生和纤维组织的形成中起非常重要的作用。

内膜的损伤并不一定需要引起内皮细胞的剥脱，而可仅表现为内皮细胞的功能紊乱，如内皮渗透性的改变、白细胞在内皮上黏附的增加和血管活性物质与生长因子的释放等。另外，从粥样硬化病变中分离出的人平滑肌细胞能表达PDGF基因中的一种，在体外培养时能分泌PDGF，若体内进展病变中的平滑肌细胞也能分泌PDGF，则它们自身分泌的PDGF进一步参与病变进展，形成恶性循环。

二、病理解剖

动脉粥样硬化是累及体循环系统从大型弹力型(如主动脉)到中型肌弹力型(如冠状动脉)动脉内膜的疾病。其特征是动脉内膜散在的斑块形成，严重时这些斑块也可以融合。每个斑块的组成成分不同，脂质是基本成分。内膜增厚严格地说不属于粥样硬化斑块而是血管内膜对机械损伤的一种适应性反应。

正常动脉壁由内膜、中膜和外膜3层构成，动脉粥样硬化斑块大体解剖上有的呈扁平的黄斑或线(脂质条纹)，有的呈高起内膜表面的白色或黄色椭圆形丘(纤维脂质性斑块)。前者(脂质条纹)见于5～10岁的儿童，后者(纤维脂质性斑块)始见于20岁以后，在脂质条纹基础上形成。

根据病理解剖，可将粥样硬化斑块进程分为6期。

(一)第Ⅰ期(初始病变)

单核细胞黏附在内皮细胞表面，并从血管腔面迁移到内皮下。

(二)第Ⅱ期(脂质条纹期)

主要由含脂质的巨噬细胞(泡沫细胞)在内皮细胞下聚集而成。

(三)第Ⅲ期(粥样斑块前期)

Ⅱ期病变基础上出现细胞外脂质池。

(四)第Ⅳ期(粥样斑块期)

两个特征是病变处内皮细胞下出现平滑肌细胞以及细胞外脂质池融合成脂核。

(五)第Ⅴ期(纤维斑块期)

在病变处脂核表面有明显结缔组织沉着形成斑块的纤维帽。有明显脂核和纤维帽的斑块为Ⅴa型病变；有明显钙盐沉着的斑块为Ⅴb型病变；主要由胶原和平滑肌细胞组成的病变为Ⅴc型病变。

(六)第Ⅵ期(复杂病变期)

此期又分为3个亚型：Ⅵa型病变为斑块破裂或溃疡，主要由Ⅳ期和Ⅴa型病变破溃而形成；Ⅵb型病变为壁内血肿，是由于斑块内出血所致；Ⅵc型病变指伴血栓形成的病变，多由于在Ⅵa型病变的基础上并发血栓形成，可导致管腔完全或不完全堵塞。

三、临床表现

根据粥样硬化斑块的进程可将其临床过程分为4期。

(一)无症状期或隐匿期

其过程长短不一，对应于Ⅰ～Ⅲ期病变及大部分Ⅳ期和Ⅴa型病变，粥样硬化斑块已形成，但尚无管腔明显狭窄，因此无组织或器官受累的临床表现。

(二)缺血期

由于动脉粥样硬化斑块导致管腔狭窄、器官缺血所产生。对应于Ⅴb和Ⅴc及部分Ⅴa

型病变。根据管腔狭窄的程度及所累及的靶器官不同，所产生的临床表现也有所不同。冠状动脉狭窄导致心肌缺血可表现为心绞痛，长期缺血可导致心肌冬眠及纤维化。肾动脉狭窄可引起顽固性高血压和肾功能不全。在四肢动脉粥样硬化中以下肢较为多见，尤其是腿部动脉。由于血供障碍，引起下肢发凉、麻木和间歇性跛行，即行走时发生腓肠肌麻木、疼痛以至痉挛，休息后消失，再走时又出现，严重时可持续性疼痛，下肢动脉尤其是足背动脉搏动减弱或消失。其他内脏器官血管狭窄可产生靶器官缺血的相应症状。

(三)坏死期

由于动脉管腔堵塞或血管腔内血栓形成而产生靶器官组织坏死的一系列症状。冠状动脉闭塞表现为 AMI。下肢动脉闭塞可表现为肢体的坏疽。

(四)纤维化期

组织坏死后可经纤维化愈合，但不少患者可不经坏死期而因长期缺血而进入纤维化期，而在纤维化期的患者也可发生缺血期的表现。靶器官组织纤维化、萎缩而引起症状。心脏长期缺血纤维化，可导致心脏扩大、心功能不全、心律失常等表现。长期肾脏缺血可导致肾萎缩并发展为肾衰竭。

主动脉粥样硬化大多数无特异症状，叩诊时可发现胸骨柄后主动脉浊音区增宽，主动脉瓣区第二心音亢进而带金属音调，并有收缩期杂音。收缩期血压升高，脉压增宽，桡动脉触诊可类似促脉。X 线检查可见主动脉结向左上方凸出，主动脉影增宽和扭曲，有时可见片状或弧状钙质沉着阴影。

主动脉粥样硬化还可形成主动脉瘤，以发生在肾动脉开口以下的腹主动脉处最为多见，其次在主动脉弓和降主动脉。腹主动脉瘤多在体检时因查见腹部有搏动性肿块而发现，腹壁上相应部位可听到杂音，股动脉搏动可减弱。胸主动脉瘤可引起胸痛、气急、吞咽困难、咯血、声带因喉返神经受压导致声音嘶哑、气管移位或受压、上腔静脉或肺动脉受压等表现。X 线检查可见相应部位血管影增大，二维超声、多排螺旋 CT 或磁共振成像可显示瘤样主动脉扩张，主动脉瘤一旦破裂，可因急性大量内出血，迅速致命。动脉粥样硬化也可形成动脉夹层分离，但较少见。

四、实验室检查

(一)实验室检查

本病尚缺乏敏感而又特异的早期实验室诊断方法。血液检查有助于危险因素如脂质或糖代谢异常的检出，其中的脂质代谢异常主要表现为 TC 增高、LDL-C 增高、HDL-C 降低、TG 增高、Apo-A 降低、Apo-B 和 Lp(a) 增高。部分动脉的病变(如颈动脉、下肢动脉、肾动脉等)可经体表超声检测到。X 线平片检查可发现主动脉粥样硬化所导致的血管影增宽和钙化等表现。

(二)特殊检查

CT 或磁共振成像有助于判断脑动脉的功能情况以及脑组织的病变情况。电子束 CT 根据钙化的检出来评价冠状动脉病变，而随着技术的进步，多排螺旋 CT 血管造影技术已被广泛用于无创性地评价动脉的病变，包括冠状动脉。静息和负荷状态下的放射性核素心脏检查，超声心动图检查，ECG 检查以及磁共振技术，有助于诊断冠状动脉粥样硬化所导致的心肌缺血。数字减影血管造影(DSA)可显示动脉粥样硬化病变所累及的血管如冠状动脉、脑动脉。肾动脉、肠系膜动脉和四肢动脉的管腔狭窄或动脉瘤样病变以及病变的所在部位、范围和程度，有助于确定介入治疗或外科治疗的适应证和选择施行手术的方式。

血管内超声显像(IVUS)和光学相干断层扫描(OCT)是侵入性检查方法，可直接观察粥样硬化病变，了解病变的性质和组成，因而对病变的检出更敏感和准确。血管镜检查在识别粥样病变基础上的血栓形成方面有独特的应用。

五、诊断和鉴别诊断

本病的早期诊断相当困难。当粥样硬化病变发展引起管腔狭窄甚至闭塞或血栓形成，从而导致靶器官出现明显病变时，诊断并不困难。年长患者有血脂异常，动脉造影发现血管狭窄性病变，应首先考虑诊断本病。

主动脉粥样硬化引起的主动脉变化和主动脉瘤，需与梅毒性主动脉炎和主动脉瘤鉴别，胸片发现主动一脉影增宽还应与纵隔肿瘤相鉴别。其他靶器官的缺血或坏死表现需与其他原因的动脉病变所引起者相鉴别。冠状动脉粥样硬化引起的心绞痛和心肌梗死，需与其他原因引起的冠状动脉病变如冠状动脉炎、冠状动脉畸形、冠状动脉栓塞等相鉴别。心肌纤维化需与其他心脏病特别是原发性扩张型心肌病相鉴别。肾动脉粥样硬化所引起的高血压，需与其他原因的高血压相鉴别，肾动脉血栓形成需与肾结石相鉴别。四肢动脉粥样硬化所产生的症状，需与多发性动脉炎等其他可能导致动脉病变的原因鉴别。

六、防治和预后

首先应积极预防其发生，如已发生应积极治疗，防止病变发展并争取逆转。已发生器官功能障碍者，应及时治疗，防止其恶化，延长患者寿命。血运重建治疗可恢复器官的血供，其效果取决于可逆性缺血的范围和残存的器官功能。

(一)一般预防措施

1.发挥患者的主观能动性配合治疗

经过防治，本病病情可得到控制，病变可能部分消退，患者可维持一定的生活和工作能力。此外，病变本身又可以促使动脉侧支循环的形成，使病情得到改善。因此说服患者耐心接受长期的防治措施至关重要。

2.合理的膳食

(1)膳食总热量不能过高，以维持正常体重为度，40岁以上者尤应预防发胖。正常体重的简单计算方法为：身高(cm)－105＝体重(kg)；或 BMI<24 为正常，可供参考。

(2)超过正常标准体重者，应减少每天饮食的总热量，食用低脂(脂肪摄入量不超过总热量的30%，其中动物性脂肪不超过10%、低胆固醇每天不超过300mg)膳食，并限制摄入蔗糖及含糖食物。

(3)年过40岁者即使血脂无异常，也应避免经常食用过多的动物性脂肪和含胆固醇较高的食物，如：肥肉、肝、脑、肾、肺等内脏，鱿鱼、墨鱼、鳗鱼、骨髓、猪油、蛋黄、蟹黄、鱼子、奶油及其制品、椰子油、可可油等。如血 TC、TG 等增高，应食用低胆固醇、低动物性脂肪食物，如鱼肉、鸡肉、各种瘦肉、蛋白、豆制品等。

(4)已确诊有冠状动脉粥样硬化者，严禁暴饮暴食，以免诱发心绞痛或心肌梗死。合并有高血压或心衰者，应同时限制盐的摄入。

(5)提倡饮食清淡，多食富含维生素 C(如新鲜蔬菜、瓜果)和植物蛋白(如豆类及其制品)的食物，在可能条件下，尽量以豆油、菜籽油、麻油、玉米油、茶油、米糠油、红花油等为食用油。

3.适当的体力劳动和体育锻炼

一定的体力劳动和体育活动对预防肥胖、锻炼循环系统的功能和调整血脂代谢均有益，是预防本病的积极措施。体力活动量根据个体的身体情况，体力活动习惯和心脏功能状态来规定，以不过多增加心脏负担和不引起不适感觉为原则。体育活动要循序渐进，不宜勉强做剧烈活动；对老年人提倡散步(每天 1h，分次进行)、做保健体操、打太极拳等。

4.合理安排工作和生活

生活要有规律，保持乐观，愉快的情绪，避免过度劳累和情绪激动，注意劳逸结合，保证充分睡眠。

5.提倡不吸烟，不饮烈性酒。

6.积极治疗与本病有关的一些疾病

包括高血压、肥胖症、高脂血症、痛风、糖尿病、肝病、肾病综合征和有关的内分泌病等。不少学者认为，本病的预防措施应从儿童期开始，即儿童也应避免摄食过量高胆固醇、高动物性脂肪的饮食，防止肥胖。

(二)药物治疗

1.降血脂药

降血脂药又称调脂药物，血脂异常的患者，经上述饮食调节和进行体力活动后仍未正常者，可按血脂的具体情况选用下列调血脂药物。

(1)HMG-CoA 还原酶抑制剂(他汀类药物)：HMG-CoA 还原酶是胆固醇合成过程中的限速酶。他汀类药物部分结构与 HMG-CoA 结构相似，可和 HMG-CoA 竞争与酶的活性部位相结合从而阻碍 HMG-CoA 还原酶的作用，因而抑制胆固醇的合成、血胆固醇水平降低。细胞内胆固醇含量减少又可刺激细胞表面 LDL 受体合成增加，从而促进 LDL、VLDL 通过受体途径代谢降低血清 LDL 含量。常见的不良反应有乏力、胃肠道症状、头痛和皮疹等，少数病例出现肝功能损害和肌病的不良反应，也有横纹肌溶解症致死的个别报道，长期用药要注意监测肝、肾功能和肌酸激酶。常用制剂有洛伐他汀 20～40mg，普伐他汀 20～40mg，辛伐他汀 10～40mg，氟伐他汀 40～80mg，阿托伐他汀 10～40mg，瑞舒伐他汀 5～20mg，均为每天 1 次。一般他汀类药物的安全性高和耐受性好，其疗效远远大于产生不良反应的风险，但对高龄。低体重，基础肾功能不全及严重心功能不全者应密切监测。

(2)氯贝丁酯类：又称贝丁酸或纤维酸类。其降血 TG 的作用强于降总胆固醇，并使 HDL-C 增高，且可减少组织胆固醇沉积。可选用以下药物：非诺贝特 100mg，3 次/天，其微粒型制剂 200mg，1 次/天；吉非贝齐(吉非罗齐)600mg，2 次/天；苯扎贝特 200mg，2～3 次/天；环丙贝特 50～100mg，1 次/天等。这类药物有降低血小板黏附性，增加纤维蛋白溶解活性和减低纤维蛋白原浓度，削弱凝血的作用。与抗凝药合用时，要注意抗凝药的用量。少数患者有胃肠道反应、皮肤发痒和荨麻疹以及一过性血清转氨酶增高和肾功能改变。宜定期检查肝、肾功能。

(3)烟酸类：烟酸口服 3 次/天，每次剂量从 0.1g 逐渐增加到最大量 1.0g，有降低血甘油三酯和总胆固醇、增高 HDL-C 以及扩张周围血管的作用。可引起皮肤潮红和发痒、胃部不适等不良反应，故不易耐受；长期应用还要注意检查肝功能。同类药物有阿昔莫司(吡莫酸)，口服 250mg，3 次/天，不良反应较烟酸少，适用于血 TG 水平明显升高、HDL-C 水平明显低者。

(4)胆酸整合树脂类：为阴离子交换树脂，服后吸附肠内胆酸，阻断胆酸的肠肝循环，加速肝中胆固醇分解为胆酸，与肠内胆酸一起排出体外而使血 TC 下降。有考来烯胺(消胆胺)4～5g，3 次/天；考来替泊 4～5g，3～4 次/天等。可引起便秘等肠道反应，近年采用微粒型制剂，不良反应减少，患者较易耐受。

(5)其他调节血脂药：①普罗布考 0.5g，2 次/天，有抗氧化作用并可降低胆固醇，但 HDLC 也降低，主要的不良反应包括胃肠道反应和 Q-T 间期延长；②不饱和脂肪酸类。包括从植物油提取的亚油酸、亚油酸乙酯等和从鱼油中提取的多价 4 不饱和脂肪酸如 20 碳 5 烯酸(EPA)和 22 碳 6 烯酸(DHA)，后两者用量为 3～4g/d；③维生素类，包括维生素 C(口服至少 1g/d)，维生素 B_6(口服 50mg，3 次/天)，泛酸的衍生物泛硫乙胺(口服 200mg，3 次/天)，维生素 E(口服 100mg，3 次/天)等，其降脂作用较弱以上调节血脂药多需长期服用，但应注意掌握好用药剂量和不良反应。

2.抗血小板药物

抗血小板黏附和聚集的药物，可防止血栓形成，有助于防止血管阻塞性病变病情发展。

可选用：①阿司匹林：主要抑制 TXA_2 的生成，较少影响前列环素的产生，建议剂量 $50\sim300mg/d$；②氯吡格雷或噻氯匹定：通过 ADP 受体抑制血小板内 Ca^{2+} 活性，并抑制血小板之间纤维蛋白原桥的形成，氯吡格雷 75mg/d，噻氯匹定 250mg，$1\sim2$ 次/天，噻氯匹定有骨髓抑制的不良反应，应随访血常规，已较少使用：③血小板糖蛋白 IIb/IIIa(GPIIb/IIIa) 受体阻滞剂，能通过抑制血小板 GPIIb/IIIa 受体与纤维蛋白原的结合而抑制血小板聚集和功能，静脉注射制剂有阿昔单抗(或称 ReoPro)，替罗非班等，主要用于 ACS 患者，口服制剂的疗效不肯定；④双嘧达莫(潘生丁)50mg，3 次/天，可使血小板内环磷酸腺苷增高，抑制 Ca^{2+} 活性，可与阿司匹林合用：⑤西洛他唑是磷酸二酯酶抑制剂，$50\sim100mg$，2 次/天。

（三）预后

本病的预后随病变部位、程度、血管狭窄发展速度、受累器官受损情况和有无并发症而不同。重要器官如脑、心、肾动脉病变导致脑卒中心肌梗死或肾衰竭者，预后不佳。

第二节　冠心病猝死

一、概述

（一）猝死的定义

1959 年世界高血压和冠心病专家委员会定为"从临床症状发作数分钟内发生的死亡为即刻死亡"。1969 年和 1970 年国际心脏病学会的动脉粥样硬化和缺血性心脏病科学会议，美国心脏学会的动脉粥样硬化和流行病学会议，及世界卫生组织提出猝死的定义："突然未能预期(自然发生)的死亡，定义为即刻死亡，或从急性症状及体征发生后估计在 24 小时内的死亡。"

1976 年，世界卫生组织负责病理研究的专家定义为"看着健康的人，或是一个病情平稳或正在好转的患者在 6 小时内意想不到地发生非暴力性死亡"。

1979 年，世界卫生组织在冠心病诊断的命名与标率中把"突然发生的并设想系由于心脏电不稳定所致的，而缺少做出别的诊断依据的死亡，定义为原发性心脏骤停，若未进行复苏或复苏失败，则原发性心脏骤停归类于猝死"。

1982 年，Goldstein 建议，在病状起始后 1h 内死亡称为猝死。

由此可知，近 30 年来造成猝死定义的混乱，主要是判定由起病到死亡的时间的标准不一。此外，对那些症状视为发病开始时间的看法亦不尽一致，因此，硬性的规定是不妥的。我国 1979 年郑州会议采用世界卫生组织的规定为 6h 内，而近年来多数心脏病专家主张以 1h 作为猝死的时间标准。

（二）流行病学资料

在工业发达国家，猝死在 $20\sim60$ 岁男子的死因中名列首位，其中冠心病猝死占半数以上。据估计美国每天约 1200 人猝死。

据报道，猝死发生率男性为多，1/(1000·年)，而女性仅为 0.2/(1000·年)；$55\sim64$ 岁男性增至 2.7/(1000·年)，女性增至 0.4/(1000·年)。

据美国一组前瞻性研究资料证明，女性 45 岁以下罕见发病，我国猝死平均年龄在男性 $55\sim60$ 岁，女性 $65\sim73$ 岁。北京个别资料报道，男与女猝死之比为 4:1，从年龄组分析女性较男性晚 10 年左右，与冠心病的发病率一致。北京地区年猝死率为 1.5%。

（三）心性猝死的病因

1. 冠心病

冠心病是心性猝死中最常见的病因。据报道，在起病 1 小时内死亡者 90%是由于冠心病，约半数死于急性心肌梗死，死因大都为心室颤动所致。

冠心病猝死发生率与其冠脉病变的范围和程度密切相关，血管受累越重，范围广，或冠脉主干受累，猝死的发生率越高。冠脉的急性病变，如斑块破裂，血小板聚集，急性血栓形成是发生猝死的重要病理基础。

有多支冠状动脉严重受累，小冠状动脉有弥漫性的增生性病变，冠状动脉内有新鲜血栓形成，急性心肌梗死的最早1h内，或有精神诱发因素，如过度紧张、悲伤、恐惧等情况时均有较高的猝死发病率。男性多于女性，30～39岁，40～49岁年龄组发病率也较高。

研究证明，多数缺血性死亡患者均有广泛的冠脉狭窄，而85%狭窄是一个有意义的临界水平。但是，冠脉正常或有轻度硬化者，也有发生猝死。经研究证实，冠脉痉挛在冠心病的临床表现和猝死中起重要作用，冠脉的正常舒缩反应依赖于血管内皮细胞的完整性，在内皮细胞损伤后，内皮细胞舒张因子和前列环素合成减少，而内皮素释放增多，易引起冠脉持久性痉挛，中断心肌血供，心肌缺血后心肌乳酸堆积，钾(K^+)外流，膜电位降低。与正常心肌间产生电位差，易致折返引起心室颤动，此外，应激引起儿茶酚胺大量释放，心肌细胞内钙（Ca^{2+}）增加，也易诱发心室颤动。

2. 累及冠脉的其他疾病

如马方综合征，梅毒性主动脉炎，主动脉夹层动脉瘤，冠状动脉炎等。

3. 心肌炎

病变除有心肌细胞水肿、坏死外，侵犯传导系统可引起严重心律失常，侵犯冠状动脉引起管腔狭窄和缺血，重症心肌炎时可有心肌弥漫性病变，导致心源性休克和猝死。

4. 原发性心肌病

原发性心肌病有心肌肥大、心肌纤维增生、瘢痕形成，病变以侵犯心室为主，也可累及心脏传导系统，室性心律失常发生率高，且本病易发生心衰，洋地黄应用较多。由于心肌变性、瘢痕等改变，对洋地黄耐受性减低，易发生洋地黄中毒性心律失常，至多源性室性期前收缩、室性心动过速、心室颤动致猝死。肥厚型心肌病常发生猝死，约半数发生在20岁以前，但亦可发生于任何年龄，室间隔肥厚≥25mm者猝死的危险性增加。既往人们强调的引起左室流出道狭窄，对判断猝死的危险性并无显著意义，手术解除流出道狭窄后，猝死率并未见显著降低。较肯定者是有阳性家庭史的患者及泵衰竭伴有心律失常者猝死率高。确切的机制仍有争论。

5. 风湿性心脏病

风湿性心脏病伴主动脉瓣狭窄患者约25%可致猝死，可能与冠状动脉供血不足致心室颤动，心脏传导阻滞、心脑缺血综合征有关。另外，严重心衰或合并亚急性感染性心内膜炎时易猝死。

6. Q-T间期延长综合征

先天性Q-T间期延长综合征为常染色体显性遗传性疾病，有家庭史，伴先天性耳聋，Q-T间期延长，有报道一家庭三代人14名成员中6例Q-T间期延长，其中3例猝死。晕厥的发作多由于扭转性室性心动过速引起，平均发生在交感神经活动突然增强的情况，运动是猝死的重要诱因，包括先天性耳聋、Q-T间期延长、晕厥发作，易发生猝死。继发性者常见原因为低血钾、奎尼丁、胺碘酮药物影响、Q-T间期延长，致易损期延长，室性期前收缩落在易损期易折返形成扭转性室性心动过速。

7. 二尖瓣脱垂综合征

二尖瓣脱垂综合征多指病因不明的原发性二尖瓣脱垂，可能为常染色体显性遗传性疾病。是由于二尖瓣本身或（和）腱索、乳头肌病变造成二尖瓣的一叶或两叶脱垂，形成二尖瓣关闭不全，并产生相应的收缩期杂音——喀喇音所构成的临床综合征。因心肌应激性增加，常引起快速心律失常，如短阵心房颤动或室性心动过速，约1%发生猝死，猝死前常有以下预兆，出现室性期前收缩、T波异常、收缩晚期或全收缩期杂音，晕厥发作，多数情况死于室性心动过速或心室颤动。

8.先天性心脏病——冠状动脉畸形

如左冠状动脉起源于右侧冠状窦或与右冠状动脉相连。法洛四联症状术前严重肺动脉瓣狭窄时可猝死。

9.预激综合征合并心房颤动

心房颤动发生时，旁道不应期的时限与心室率密切相关。房室旁道不应期越短，发生心房颤动时经旁道快速下传至心室就越有可能转变为恶性心律失常——心室颤动而猝死。Klein 报道 25 例心房颤动时发生心室颤动者，其旁道不应期<250ms。

10.病态窦房结综合征

多因冠状动脉疾病、心肌炎、心肌病，引起窦房结动脉缺血、退行性变、致窦房结缺血、坏死、纤维化。严重缓慢心律失常可导致心室颤动。

二、发病机制

（一）自主神经系统与心性猝死

自主神经系统不仅控制心肌的收缩和冠脉血流，而且也控制心脏电生理功能的每个部分，如传导速度、不应期、复极等，动物试验早已证明刺激交感神经可使心室颤动阈下降，刺激为迷走神经或切除星状神经节则可使心室颤动阈提高，当交感神经与迷走神经同时被刺激时，对心电生理的影响并非代数相加，而是一种相互影响的复杂关系。近 20 年的研究业已证实，心性猝死的主要病理机制是心电不稳定性导致恶性心律失常，发现在发生心室颤动之前心率显著增加，提示交感神经活性增强，及短暂心肌缺血，致心室颤动作用，多通过交感神经而促成。

交感神经与迷走神经的分布亦有一定的意义。1985 年发现交感神经纤维穿行于心外膜下分布于心内膜下，而迷走神经纤维穿引于心内膜下分布于心外膜下，当穿壁性心肌梗死时，同时阻断交感及迷走神经，非穿壁性心肌梗死时，可能主要阻断迷走神经，众所周知，不同部位的心肌缺血，可引起不同的自主神经反射，如前壁心肌缺血常引起交感神经兴奋，而下壁心肌缺血时，则往往引起迷走神经兴奋，因为下壁具有较多的迷走神经感受器。

自主神经系统对心脏的影响是复杂的，自主神经系统的失衡亦为猝死的诱发因素之一，至今仍有许多问题有待进一步阐明，但临床医生在医疗工作中应将此因素考虑在内，尤其应警惕不要因自己的用药使自主神经系统失衡或加重失衡。

（二）心肌梗死与猝死

在冠心病猝死病例中大多数冠状动脉可有较严重的病变，急性尤其是陈旧性心肌梗死的检出率都较高，此类心肌的代偿功能已处于衰竭边缘，此时如出现某种诱因如过度疲劳、精神紧张、大量儿茶酚胺释放使心肌耗氧量增加，就会突然使需血和供血不相适应，导致急性循环衰竭、猝死，这样的情况在冠心病猝死中多见。

（三）代谢功能紊乱与猝死

代谢功能紊乱患者既往常无明显心脏病史或临床症状，其心肌也无明显的损伤和坏死，冠状动脉偶有轻度硬化，但由于这种轻度病变的存在使动脉敏感性增高，易因各种诱因引起反射性持续痉挛。①由于痉挛缺血引起应激性的心内外儿茶酚胺大量释放，心肌内大量 Ca^{2+} 内流，从而明显加强了肌原纤维丝的滑动，致心肌内 ATP 大量消耗和肌原纤维痉挛性，不同步性收缩以致心室颤动；在形态学上表现为波浪状变性，收缩带形成，以至心肌断裂。②冠状动脉痉挛：心肌严重缺血后，心肌灌注良好区域与缺血区的代谢产生显著差异，表现缺血区乳酸堆积，局部酸中毒，K^+ 外流，缺血区心肌细胞内缺钾、膜电位降低，当降到 -60mV 时，快 Na^+ 通道失活，而慢 Na^+ 通道激活 Ca^{2+} 内流，这种反应使缺血区心肌细胞的极化速度远远慢于正常的速度，心电活动延缓；在缺血心肌和健康心肌之间，及缺血程度不同的心肌

51

之间，发生断续的不同步的电活动，如邻近部位已复极时，缺血区仍处于激活状态，结果邻近心肌激活，造成重复频繁的折返激动，使自律性已增高的缺血心肌区形成局部小块的心室颤动，进而直接引起整个心室颤动，或者这种缺血区与邻近组织区的快速反复折返，引起频发室性期前收缩，室性心动过速以至心室颤动。有人称"心脏自身电杀"或"心电不稳定""心电衰竭"。

变异性心绞痛、冠状动脉闭塞后再次灌注，冠状动脉痉挛消失后再灌注，心肌侧支循环建立而冠状动脉再灌注时，均可因此机制产生心室颤动或猝死。

（四）血小板微血栓形成与猝死

Haxerem 在猝死组心肌中发现小动脉和小静脉内多处血小板微栓形成，尤以瞬间死亡组多见，认为在急性应激性过程中血小板凝集形成大量微血栓，后者影响心肌微循环，引起心肌缺血功能紊乱而猝死。有人证实血小板合成及释放的血栓素 A_2 具有强烈的促凝血和收缩血管作用，并可加重心肌缺血和坏死。正常血管内膜能合成前列环素 PGI_2，它具有血栓素 A_2 的相反作用，是强烈的血小板凝集抑制药，并具有扩张冠状动脉的作用。目前认为继发于某些动因使正常冠状动脉这一收缩和舒张的平衡失调，如动脉粥样硬化时，动脉内膜合成 PGI_2 减少，对抗血栓素 A_2 作用减弱、血管收缩、心肌缺血，促进血小板黏附和聚集，造成血管内膜反应微血栓形成。这种微栓形成也可见于动脉大量注射儿茶酚胺时，证明儿茶酚胺是血小板的强导剂，可使血小板脱颗粒而凝集，这就使痉挛性收缩的心肌缺血加重。

（五）传导系统病变与猝死

引起传导系统病变的因素有：①急性坏死和炎细胞浸润，见于心肌梗死，心肌炎或心肌病等。②传导纤维萎缩、纤维化等见于隐性冠心病、原发性双束支纤维化或严重的主动脉瓣和二尖瓣瓣膜病等。③传导系统的供血动脉发生硬化闭塞，见于冠心病、多动脉炎等。④传导系统异位、发育不良和变性见于先天性心脏畸形和婴儿心脏性猝死。⑤病因不明的传导系统周围神经组织的退行性变，见于 QT 间期延长综合征。当传导系统病变发展到足以引起重度完全性房室传导阻滞时，可使心室节律不稳，易因各种原因而引起心室颤动。

（六）非心律失常性心脏性猝死

非心律失常性心脏性猝死又称"电机械分离"，其主要因素：①前负荷减少，见于心脏或主动脉破裂。②后负荷过重，如肺动脉栓塞引起急性流出道受阻。③泵衰竭或交感神经反射性抑制，如大片心肌梗死或严重心肌病时均可引起机械分离。

三、冠心病猝死的危险因素和诱发因素

（一）冠心病的有关危险因素

心性猝死最多见于冠心病患者，有时可作为冠心病的最初表现和唯一表现，即猝死型冠心病。引起冠心病的一般危险因素如高血压、糖尿病、吸烟、饮酒、高血脂、肥胖、高龄、性格等因素都和猝死有密切关系。如吸烟，研究证明，在 30～59 岁组吸烟者猝死的危险性要比不吸烟者高 2～3 倍。有人对 310 例心脏骤停幸存者随访了 3 年，发现继续吸烟组再次心脏骤停的占 27%，而停止吸烟者猝死率显著下降，仅占 19%。

资料还表明，超重不仅和冠心病发病有关，也和猝死有密切关系。随体重的相对增加和冠心病的总死亡串增加，猝死的比例也由 39% 上升到 70%。另外大量饮酒者及 A 型性格者，其心性猝死的发生率均明显增高。

（二）心肌梗死后的高危因素

患过心肌梗死的患者常有较高的猝死危险性，尤其在透壁性心肌梗死的恢复期。在急性心肌梗死之后的一年中，发生死亡的约为 10%，其中一半为猝死。在所有心性猝死的病例中，经病理解剖证明有新近心肌梗死病理变化的虽然仅为 20%，然而在多数(75%)患者中却能确定有心肌梗死后愈合的瘢痕组织存在。

其致死原因归咎于心肌梗死后广泛瘢痕组织存在引起的折返性心动过速及冠状动脉病变的进一步发展。所以对此类人应警惕其发生猝死可能性。另外，分级运动试验心电图出现缺血性改变，心电图检查示双束支传导阻滞或希氏束电图示H-V间期延长者，也列为易发因素。

(三)室性期前收缩

室性期前收缩(VPB)虽然也能发生在健康青年人，但发生在下述情况时，VPB却具有特别的临床意义和不同的预后。

1.如患者年龄在30岁以上，随着年龄增大，则与之相应的冠心病和猝死的可能性均增加。

2.由于各种心脏病而出现左心功能异常时，VPB引起猝死的危险性增大，特别在心肌梗死之后。

3.VPB发作的频度与猝死直接相关。有资料表明，VPB发生在连续心电监测达每小时20次以上，或者多形性VPB呈二联律，RonT现象或VPB连发时，经长期随访观察，猝死的危险性都明显增加。

(四)神经、精神因素

中枢神经系统和心电稳定之间关系密切。Ruberman等对2320例心肌梗死后的男性生存者作过统计调查，凡生活在高度应激状态者及行为孤僻者，其总病死率及猝死率均增加4倍。资料也证明，在发病前生活出现显著变化者，猝死率也明显增加。不良的精神、神经因素，包括过度脑力劳动，过度疲劳、忧虑、悲伤或兴奋，情绪激动等。

(五)其他因素

1.昼夜节律性

Willish的研究结果表明，上午6～12时心性猝死的发生明显高于其他时段，尤其在7～9时之间，每小时心性猝死危险较其他时间每小时的心性猝死危险至少高出70%，这与有人观察到清晨冠状动脉张力高，冠状血管径小，即使小量运动就能引起痉挛的现象相一致。

2.季节

国内也有报道认为冠心病猝死的发作和季节有关，以冬季最多，说明寒冷是不利因素。

3.过劳、饱餐或过量饮酒体力

劳累，远远超过日常的劳动强度，饱餐或过量饮酒，均是引发猝死的原因。

四、冠心病猝死的预防

(一)高危猝死患者的检查

1.心电生理检查

单一刺激心房、心室或窦性心律出现反复心室转动，为心电不稳定性的敏感指标，如可诱发持续性VT，猝死危险大。

2.晚电位阳性

有报道晚电位阳性者，发生室速的机会50%。而晚电位阴性者，不发生室性心动过速的可能性92.2%。目前已公认晚电位阳性对心肌梗死恢复期患者的猝死预测有很大价值，但合并RRRB者可靠性差。

3.对室性期前收缩的评价

(1)无器质性心脏病，尤其是年轻人中的单纯性室性期前收缩不增加猝死的危险性。

(2)发生在器质性心脏病者的频发室性期前收缩，应认真处理，尤其是在急性心肌梗死时，室性期前收缩均应视为有猝死危险，复杂性室性期前收缩发生在器质性心脏病者应视为猝死先兆。

(3)运动试验诱发复杂性室性期前收缩示猝死危险性增加。

(4)室性期前收缩的提前指数(偶联间期/Q-T)≤1.0，尤其是<0.8时，有报道77%发生

VT。

（5）多形性室性期前收缩为预后不佳之兆。

（6）心肌梗死患者室性期前收缩的数目与猝死危险性相关。

4.心功能不全的评估

对有心功能不全的患者，应做出心功能等级评估，特别是对左心室功能不全，冠脉多支严重狭窄猝死危险性增加。

5.心电图分析

Q-T间期延长伴室性期前收缩者，预激综合征伴心房颤动，且具有不应期<250ms之房室旁道者是猝死易发生者。

（二）冠心病猝死的预防

1.利多卡因

急性心肌梗死时，在住院前即予利多卡因预防是有益的，Valentine对532例急性心肌梗死者观察，利多卡因组156例中死亡2例，VF 1例；安慰剂组113例死亡6例，VF 2例（P<0.05）。急性心肌梗死48小时内予利多卡因可防止VF，有报道，107例无1例VF，而安慰剂组105例发生VF 9例。在急性心肌梗死第2～3周，如发现复杂性室性心律失常，提示4～24个月内猝死机会增加，应予抗心律失常药，把室性期前收缩数目减少90%，出院后仍继续用药6～12个月。

2.β-受体阻滞药的应用

Snaw在1965年首先报道，在AMI第1组普萘洛尔（心得安），能降低死亡及猝死的总数3.5%～16%，以后许多人进行了临床研究，大多认为服用β受体阻滞药可降低冠心病猝死率，因而主张长期应用：①降低心脏做功量，心肌耗氧减少，改善了心肌缺血程度，缩小梗死面积，去甲肾上腺素的释放减少。②具有膜稳定性，减少梗死早期的室性心律失常。心绞痛、高血压或快速性心律失常是β受体阻滞药的用药指征，甚至在轻-中度心衰时，在纠正心衰的同时也可使用，但在严重心力衰竭，低血压、心脏传导阻滞时禁用。

3.抗血小板凝聚药物的使用

冠脉硬化时，血管内皮细胞损伤，内膜下层的胶原纤维暴露于血流中，使血小板黏附于局部，并释放出血清素。纤维细胞生长因子，肾上腺素，血栓素A等活性物质，引起血管平滑肌增生及血管收缩，血小板被激活后易于形成血栓，在闭塞冠脉中起重要作用。Hazerem发现猝死者心肌中，其小动脉和小静脉内有多数血小板微血栓形成，认为大量的微血栓影响心肌微循环，引起心肌缺血、功能紊乱而猝死。亦有人证实，儿茶酚胺为血小板的强诱导剂。可使血小板脱颗粒而凝集，形成小动脉、静脉内微血栓。给予抗血小板集聚的药物如阿司匹林、双嘧达莫（潘生丁），可使冠心病患者的猝死率减低，Elwood的研究表明，每日服阿司匹林0.3g，一年存活率将得到改善。

五、猝死的救治

心脏骤停主要的救治就是心肺复苏（CPR），是抢救成功的关键。心肺复苏包括初级心肺复苏和高级心肺复苏。

（一）快速识别

一旦确信急救场所安全，急救者应首先检查患者的反应。拍打患者肩部，并对其大声呼喊"你怎么样啊？"如果有反应，但受伤或者需要医疗救助，急救者需离开拨打急救电话。然后尽快回到患者身边对其进行再次检查。

（二）启动急救医疗服务（EMS）系统

如果发现没有反应，如没有活动或对刺激没有反应等，急救者应启动EMS系统（拨打急救电话），如果有自动体外除颤（AED），则取出AED，然后回到身边进行CPR，如果需要，可进行除颤。如果有多名急救者在现场，一名急救者按步骤进行 CPR，另一名启动 EMS 系统，同时取出 AED。

（三）初级心肺复苏

即基础生命活动的支持（BLS），其步骤和方法如下：

1. 纠正体位

在开始 CPR 时，应将患者平放于硬质的平面上，仰卧。

2. 打开气道

当没有证据表明患者头或颈部受伤时，专业救护者可使用仰头举颏法打开气道。如果专业救护者怀疑患者颈部脊髓损伤，应使用双手推举下颌法来打开气道。而当使用双手推举下颌法不能打开气道时，应使用仰头举颏法。对于怀疑有脊髓损伤的，应使用人工脊髓制动而不是使用制动装置。非专业救护者不推荐双手推举下颌法。

3. 人工呼吸

在气道打开后，通过观察、听和感觉来评估是否存在呼吸。如果不能在 10s 之内检测到适当的呼吸，应先对患者进行 2 次吹气。推荐以下简单的吹气方式：①给予 2 次紧急吹气，每次吹气超过 1s；在 CPR 过程中，各种通气方式包括口对口、1∶3 对鼻、面罩通气和高级气道通气，均推荐持续 1s、以使患者胸部起伏。②给予有效的潮气量，使患者出现看得见的胸部起伏。③避免快速或者用力吹气。④当进行了进一步气道干预（如气管内插管和气食管联合插管等）后，2 人进行 CPR 的吹气频率为 8～10 次/分，不需考虑通气与按压同步。通气时胸部按压不需要暂停。

4. 脉搏检查

对于非专业急救者，如果意识丧失的患者没有呼吸。就可假定为心脏骤停。对于专业急救者，可以用较长时间来检查患者是否存在脉搏，而决定脉搏存在与否也是有困难的。专业急救者检查脉搏时间不超过 10 秒。如果在 10s 内不能确定脉搏，就开始胸外按压。

5. 胸外按压

（1）固定恰当的按压位置，用手指触到靠近施救者一侧患者的胸廓下缘。

（2）手指向中线滑动，找到肋骨与胸骨连接处。

（3）将手掌贴在患者胸骨的下半部，另一手掌重叠放在这只手背上，手掌根部长轴与胸骨长轴确保一致，保证手掌全力压在胸骨上，可避免发生肋骨骨折，不要按压剑突。

（4）无论手指是伸直，还是交叉在一起，都不应离开胸壁。

胸外按压要求做到：①有效胸外按压的频率为 100 次/分，按压深度 4～5cm，允许按压后胸骨完全回缩，按压和放松时间一致。②减少对胸外按压的干扰。③最佳按压通气比例推荐，按压∶通气＝30∶2。

（四）高级心肺复苏

即进一步生命支持（ALS），是在 BLS 的基础上，应用辅助设备、特殊技术建立更有效的通气和血液循环。其主要措施如下：

1. 通气与氧供

行气管插管，予简易气囊或呼吸机维持通气，纠正低氧血症。

2. 除颤与除颤方法

因为无外伤的 SCA 最常见的心律为心室颤动，电除颤是终止心室颤动最有效的方法。要求做到院外 5min 完成，院内 3min 完成，且不限复苏的阶段。及早除颤及与之配合的高质量 CPR 往往是复苏成功不可分开的两个关键环节，在尽可能短的时间内完成高质量和有效的 CPR，是复苏成功的重中之重。

电除颤时只给予 1 次电击；之后立即做 5 组 30∶2 的 CPR（约 2min）后再检查患者的心律。基于双相波的应用提高了首次电击除颤成功率，及 3 次连续电击会影响 CPR 的操作，所以只给 1 次电击是合理的。

仍采用单相波技术的除颤器首次电击能量应为 360J，而不应是原来所认为的由 200J 逐渐增加能量以保证首次除颤成功率。

(五)高级心肺复苏的药物应用

高级心肺复苏时应尽快建立外周静脉给药通道，且要求在脉搏检查后、除颤器充电时或除颤后尽早给药，给药时不能中断 CPR，应用的主要药物有：

1. 肾上腺素

CPR 时肾上腺素常规给药方法为首次静脉注射 1mg，每 3～5min 重复 1 次，可逐渐增加剂量(1mg、3mg、5mg)，也可直接使用 5mg。目前不推荐常规大剂量静脉应用肾上腺素，如果 1mg 肾上腺素治疗无效时可以考虑应用。肾上腺素气管内给药吸收良好，合理的给药剂量尚不清楚，但应至少是静脉内给药的 2～2.5 倍。目前使用的"标准"剂量(1mg)静脉注射与 1mg 肾上腺素心内注射可能会产生相同的作用，且因心内注射可增加发生冠脉损伤，心包压塞和气胸的危险，同时延误胸外按压和肺通气开始时间，因此仅在开胸按压或其他给药方法失败后才考虑应用。每次从周期静脉给药时，应该稀释成 20mL，以保证药物能够到达心脏。

在抢救心脏骤停患者时，可能需要连续静脉滴注肾上腺素，其给药剂量应该与标准静脉注射的剂量(1mg/3～5min)相类似。可以将 1mg 肾上腺素加入 250min 0.9%氯化钠注射液中，给药速度应从 1μg/min 开始加至 3～4pg/min，为减少发生液体渗漏的危险并保证好的生物利用度，持续静脉滴注肾上腺素时应该建立大静脉通道。

2. 血管加压素

血管加压素与肾上腺素作用相同，也可作为 CPR 的一线选择药物，血管加压素剂量为 40U 静脉注射 1 次。

3. 胺碘酮

目前认为心脏骤停伴心室颤动或室性心动过速者，尤其是顽固性心室颤动或室性心动过速者，都是胺碘酮应用的适应证。

胺碘酮的用法与剂量是：对于无脉性室性心动过速或心室颤动引起的心脏骤停，初始剂量 300mg，稀释于 20～30mL0.9%氯化钠注射液中静脉滴注；复发性或顽固性室性心动过速或心室颤动可重复注射 150mg，然后以 1mg/min 静脉滴注维持 24 小时，总量一般不超过 200mg。

4. 利多卡因

利多卡因在心脏骤停时给药方法：心脏骤停患者，初始剂量为静脉注射 1.0～1.5mg/kg，快速达到并维持有效浓度。顽固性室性心动过速或心室颤动患者，可酌情再给予 1 次 0.5～0.75mg/kg 的冲击量，3～5 分钟给药完毕。总剂量不超过 3mg/kg(或＞200～300mg/h)。心室颤动或无脉性室性心动过速时，除颤或肾上腺素无效，可给予大剂量的利多卡因(1.5mg/kg)。只有在心脏骤停时才采取冲击疗法，但对心律转复成功后是否应给予维持用药尚有争议。有较确切资料支持在循环恢复后预防性给予抗心律失常药，持续用药维持心律的稳定是合理的，静脉滴注速度最初应为 1～4mg/min，若再次出现心律失常应小剂量冲击性给药(0.5mg/kg)，并加快静脉滴注速度(最快为 4mg/min)。

5. 碳酸氢钠

心脏骤停时应在电除颤心脏胸外按压、有效人工通气及应用肾上腺素至少一次以后应用碳酸氢钠。过早应用不仅无益，反而有害，且强调心肺复苏时的补碱原则为："宁酸勿碱"。碳酸氢钠的用法与剂量是：一般首剂为 1mmol/kg 静脉注射(换算：1mL 含碱 0.6mmol)，随后依需要每隔 10min 重复首剂的一半，或依血气分析调节剂量。

6. 异丙肾上腺素

在抑制尖端扭转性室性心动过速前给予异丙肾上腺素可作为临时性措施。对已影响血流动力学的心动过缓，而且阿托品和多巴酚丁胺无效，又尚未行经皮或经静脉起搏处置时，予异丙肾上腺素可作为临时性治疗措施。用药方法：将1mg异丙肾上腺素加入5%葡萄糖注射液500mL液体中，浓度为2μg/mL。

7.镁剂

严重缺镁也可导致心律失常、心功能不全或心脏猝死。给药方法：负荷量为1～2g(8～16mEq)，加入5%葡萄糖注射液50～100mL液体中，5～60min给药完毕，然后，静脉滴注0.5～1.0g(4～8mEq)/h，根据临床症状调整剂量和滴速。

(六)复苏后的治疗

1.心脏骤停后自主循环的恢复

心脏骤停患者自主循环恢复(ROSC)后，经常会发生心血管和血流动力学的紊乱。常见有低血容量性休克、心源性休克和与全身炎性反应综合征(SIRS)相关的血管舒张性休克。

复苏后期的主要治疗目标是完全恢复局部器官和组织的血液灌注，但是单纯恢复血压和改善组织的气体交换，并不能提高生存率。值得注意的是，内脏和肾脏的血液循环的恢复，对乏氧缺血心脏骤停后MODS的发生起重要作用。

复苏后治疗的近期目标：提供心肺功能支持，满足组织灌注，特别是大脑的灌注。及时将院前心脏骤停患者转至医院急诊科，再转运至设备完好的重症监护病房。

复苏后，患者的身体状态会发生很大变化。有的患者可能完全康复，血流动力学和大脑功能均恢复正常。相反，有的患者可仍处于昏迷状态，心肺功能仍不正常。所有患者都需要仔细地反复地评估其一般状态，包括心血管功能，呼吸功能和神经系统功能。临床医生还应该及时发现复苏时的各种并发症，如肋骨骨折、血气胸、心包压塞、腹内脏器损伤和气管插管异位。

2.复苏的最佳反应

复苏后最好的情况是，患者能处于清醒状态，有意识和自主呼吸。能提供多导联心电监护和足够氧的供给。

3.单器官或多器官系统

自主循环恢复后，患者可能相当长的一段时间内始终处于昏迷状态。此时自主呼吸可能消失，需要呼吸机辅助呼吸治疗。血流动力学也可能处于不稳定状态，伴有异常的心率、心律，体循环血压器官灌注。低氧血症和低血压可加速脑损伤，要注意避免发生。患者也可能处于昏迷状态或表现为反应性降低。每一个器官系统的基本状态一定要明确，并给予监测和恰当的治疗。当有足够的通气和血液再灌注后，多数心脏骤停导致的酸血症可以自然缓解，而无须用缓冲液治疗。

在转送患者去重症监护病房的过程中，必须持续给予机械通气，氧气供应和心电监护。并可以通过触诊颈动脉和股动脉的搏动、持续动脉内压力监测或肢端氧饱和度的监测对患者的循环状态做出评估，这样如果再次出现心脏骤停可以立即进行心肺复苏治疗。

(七)脑死亡的判断

CPR后，如心跳恢复，而呼吸未恢复并有瞳孔散大、四肢无肌张力、无任何反射活动、脑电图无电活动征象者，判断为脑死亡者。

(八)终止心肺复苏的指征

凡来诊患者心脏骤停、呼吸停止，且心肺复苏已历时30min者，而出现下列情形是终止心肺复苏的指征：

1.瞳孔散大和固定。

2.对光反射消失。

3.呼吸仍未恢复。

4.深反射活动消失。

5.心电图呈直线。

第六章　心律失常

第一节　概述

一、心脏传导系统的构成

心脏的传导系统由特殊分化的心肌细胞构成。它们组成一些结或束。作用是产生或传导兴奋，使心脏进行有节律的舒缩，心脏传导系统包括窦房结、结间束、房室结和室内传导系统。

窦房结位于上腔静脉和右心房的交界处，主要含有起搏细胞(P细胞)和过渡细胞(T细胞)，前者是自律性细胞，位于窦房结的中心部分，后者是非自律性细胞，位于窦房结的周边部分，其主要作用是将P细胞自动产生的窦性激动向外周传播到邻近的心房肌细胞。结间束有前、中、后三束，前结间束从窦房结头部发出又分两束：一束至左房，一束到房室结，中结间束从窦房结右缘发出，绕上腔静脉后方经房间隔至房室结后结间束由窦房结下端发出，一部分至房室结后缘，一部分至结前端或房室束，结间束由房肌纤维和浦氏纤维组成，传导速度较快。房室结主要由T细胞组成，P细胞较少，后者主要位于结的深层，因此仅具有传导性，不具备自律性，其传导性具有慢性反应特征，正常房室激动传导的生理性延搁主要由此造成，室内传导系统包括房室束、右束支系统、左束支系统、浦氏纤维网，房室束起自房室结前端，在室间隔膜部开始分为左右束支，左束支呈带状沿途分支多，主要分布于左心室，右束支较细，沿途分支少，分布于右心室。浦氏纤维网由左、右束支的分支纤维交织而成。浦氏纤维直接和经过渡细胞与一般心肌细胞相连，传导速度极快，且分布致密，故来自心房的激动可迅速均匀地传播到整个心脏。

二、心肌细胞的电生理特性

心肌细胞的电生理特性包括兴奋性、自律性、传导性。

(一)兴奋性

是指在受到刺激时产生兴奋的能力，这种兴奋能力的大小通常用刺激阈值来表示，如所需刺激阈值大，表示兴奋性低，反之则表示兴奋性高。心肌兴奋性是有周期性变化的，即有效不应期，相对不应期，超常期、应激期。

(二)自律性

是指心肌细胞在没有外来刺激的条件下，自发性产生节律性兴奋活动的特性。具有自律性的组织或细胞称为自律组织或细胞，其自律性的高低常用自动兴奋的频率来表示，即单位时间内能产生自动兴奋的次数。窦房结为100次/min，房室结为50次/min，心室浦氏纤维为25次/min，即窦房结的自律性最高，称为正常起搏点。

正常情况下，房室结和浦氏纤维的自律性受到窦房结的抑制作用而不能显示出来，而只是起着传导作用，又称潜在起搏点。

(三)传导性

在单个心肌细胞膜任何部位所产生的兴奋不仅可以迅速传播至整个心肌细胞，而且可通过其特有的闰盘向邻近的心肌细胞传导，从而引起整个肌群或心肌兴奋与收缩，心肌细胞传导性的大小可通过测量动作电位在细胞膜上的传播速度来进行衡量。

三、心率、心律及心律失常的定义

正常心脏在窦房结控制下节律整齐地跳动。心脏的舒缩活动称为心搏，每分钟心搏的次数称为心率。正常或进入安静状态下的心率约为60～100次/min，心率随年龄、性别及其他生理情况而不同。心律是指心搏的节律，一般情况下心律是规则的。

各种原因所致的心脏跳动节律和(或)频率的异常即谓心律失常。节律异常包括主导节奏点不是窦房结及节律不整齐两方面内容。每种心律失常可只表现一种前述异常，亦可同时有多种异常表现，比如80次/min的非阵发性交界区性心动过速只表现为心脏主导节奏点异常；140次/min的窦性心动过速则为频率异常，而120次/min心室率的心房纤颤则节律与频率均不正常。

四、心律失常的分类

1.根据心律失常时心搏频率，将其分为快速与缓慢心律失常两大类：①快速心律失常：a.过早搏动(早搏)：房性、交界区性、室性；b.心动过速：窦性、室上性(房性、房室结折返性、房室折返性、非阵发性房室交界区性)、室性；c.颤动：心房颤动(心房纤颤)、心室颤动(心室纤颤)；d.扑动：心房扑动、心室扑动。②缓慢心律失常：a.窦房结功能低下(病态窦房结综合征)；b.房室传导阻滞。

2.根据发生机制可将其分为冲动形成异常及传导异常。①窦性冲动起源障碍：a.窦性心动过速；b.窦性心动过缓；c.窦性心律失常；d.窦性静止；e.窦性早搏；f.窦房结内游走心律。②异位冲动的形成：a.被动性异位冲动形成(如逸搏、逸搏心律、游走心律)；b.主动性异位冲动形成(如早搏、扑动、颤动、各种心动过速)。③生理性传导障碍：干扰(包括隐匿性传导)和脱节。④病理性传导障碍：按部位分为窦房、房内、房室和室内传导阻滞。⑤解剖异常所致的传导障碍：预激综合征。⑥冲动起源并发传导障碍及分类困难者：a.并行心律(房性、交界性、室性、混合性)；b.房室分离：完全性、不完全性；c.异位冲动传出阻滞；d.反复心律及反复心律性心动过速；e.意外传导；f.心房分离；g.电交替。⑦人工心脏起搏器引起的心律失常。

五、心律失常的辅助检查

常用的有心电图、动态心电图、运动试验及电生理检查。

六、心电图记录的分析方法

分析心电图图形以前应了解心电图导联和导联轴这两个概念，将两个电极(金属板)放在人体两个不同部位，并分别用导线与心图导联，构成电路，这种放置电极的方法及其与心电图机相连接的线路，称为心电图导联，而两个电极(正极和负极)之间假想的连线称该导联的导联轴，导联轴具有方向性，即从负极指向正极。

在临床长期应用心电图的过程中，已形成了一个由Einthoven创立而为目前大多数心电图工作者所采纳的国际通用导联体系，称为"标准导联"，共包括12个导联：①肢体导联：包括双极肢体导联Ⅰ、Ⅱ、Ⅲ和加压单极肢体导联aVR、aVL、aVF。其电极主要安放在三个部位：右臂(R)、左臂(L)、左腿(F)。②胸导联：包括V1-66个导联，也属单极导联。

拿到一份完整的心电图记录后，应从下列几个方面进行分析：

1.首先检查心电图标记是否正确

如患者姓名、年龄、描记日期以及各导联装贴顺序。

2.心电图描记质量如何

基线是否平稳，有无伪差、肌电干扰、交流电干扰；定标电压是否准确；有无心电图机阻尼过度(定标电压曲线呈弧形)或不足(定标电压曲线有"过冲"现象)现象；心电图机走纸速度是否均匀；导联线连接(尤其左右上肢)是否有误等。

3.确定基本心律

正常窦性心律应符合下列四点：①P波形态正常：Ⅰ、Ⅱ、V5直立，aVR倒置；②P波频率60～100次/min；③P-R间期≥0.12s；④同一导联P-P间隔之差最大不超过0.12s。

根据：①、③条可确定窦性心律，②、④条异常为窦性心律失常。如果基本心律非为窦性应注意是哪种异位心律(房性、交界区性和室性)。

4.判断P与QRS波的关系计算心率

P与QRS波可完全相关、部分相关(二度房室传导阻滞)或完全不相关(三度房室传导阻滞或干扰性房室分离)。根据P-P或R-R间期推算心房和(或)心室率。

5.心律是否规整

有无早搏、逸搏或异位心律性心动过速。

6.分析P波和P-R间期

P波有无增宽、切迹或高尖。P-R间期有无缩短或延长。

7.分析QRS波群

有无电压过高或过低(低电压)，有否电轴偏移，尤其应注意有无病理性Q波及预激波，有无束支或室内传导阻滞。

8.ST-T是否正常

即ST段有无抬高或压低，T波有无低平、双相或倒置，有无高尖T波。

9.有无U波，方向是否和T波一致，振幅是否高于T波。

10.Q-T间期是否正常，尤其是校正的Q-T间期(QTC)有无延长。根据上述测量和分析，系统而重点地列出心电图特征，结合临床有关资料或过去心电图检查资料，做出心电图诊断。

七、心电图检查的临床意义

心电图记录方法简便，已成为临床心血管疾病及其相关疾病的基本检查方法之一，但和其他辅助检查方法一样，心电图也有其局限性，现将其应用介绍如下：

(一)决定性诊断意义

1.各种心律失常

包括激动起源异常和(或)传导异常。心电图检查对诊断各种心律失常有很强的特异性，到目前为止尚无任何其他方法能替代心电图在这方面的应用。

2.心肌梗死和急性冠状动脉供血不足，心肌梗死尤其是急性心肌梗死具有特征性的心电图演变过程。它是诊断心肌梗死简单、实用而可靠的方法。急性冠状动脉供血不足也是如此。

(二)协助临床诊断或病情观察

1.心房、心室增大

因为无论是心腔扩张还是心肌肥厚，在心电图上均有特征性改变，且这种改变可先于X线。因此，也具有重要的临床意义，但不能反映心脏扩大的原因。

2.慢性冠状动脉供血不足

尤其是动态观察，对协助冠心病的诊断很有意义。

3.心肌疾病

如原发性心肌病或各种继发性心肌病以及各种类型的心肌炎，心电图上可有心脏增大、心肌损害(ST-T改变)和心律失常(包括房室或束支传导阻滞)表现，这些改变不具特异性，但有帮助。

4.心包疾病

急性或慢性心包炎的心电图可有窦性心动过速，QRS低电压和ST-T改变。

5.药物作用及电解质紊乱

前者如洋地黄、奎尼丁、β 受体阻滞剂、延长动作电位药(胺碘酮)等；后者尤为重要的是血钾的升高或降低等。

6.其他

如急慢性肺心病、高血压性心脏病、风湿性心脏病、甲亢性心脏病等的诊断，往往需要心电图检查以辅助诊断。

7.心电监护

包括导管检查监护、心脏病人手术监护、危急重症监护等。

(三)心电图检查的局限性

1.心电图仅反映心脏电兴奋的过程，并不能说明心肌机械活动的强弱，也不能反映心脏贮备功能。

2.某些心电图改变并无特异性：如 ST-T 改变既可为缺血，又可为心肌损伤性改变，既可为原发性(如冠心病)，又可为继发性(如心室增大、束支阻滞、预激综合征等)改变。

3.心电图对心脏病的病因不能做出诊断：如左室增大，既可是冠心病，又可是高血压、风心病、心肌病等所致。心电图不能提示病因诊断。

4.心电图正常并不能排除心脏病：如心血管病变早期、双室增大、轻度心瓣膜病等心电图检查完全可以在正常范围，此时心电图报告正常，并不能说明心脏正常。

八、动态心电图的定义

动态心电图，也称 Holter 心电图监测，是一种利用计算机技术，长时间连续记录患者心电信息变化的无创性检查方法，1961 年由 Norman J Holter 首先应用于临床，随着计算机技术的巨大进步，应用价值不断提高。除可回放 24h 心率、心律失常、ST-T 变化趋势图，并可在趋势图上寻找任何时间段的实际心电图形，还可回放 24～72h 心电图形的全览图。

九、动态心电图的记录方法

(一)记录时间

目前一般连续记录 24h，即包括日间活动与夜间休息两个时相。根据病情需要及 Holter 功能，有时可延长至 48～72h，甚至更长。

(二)记录导联

常用两导联记录系统，一般为 CM1、CM5 或 MV1、MV5 双极导联，有人认为 MV2 或 MV3 结合 MV5 可提高心肌缺血检出率。目前三导联动态心电图亦得到广泛应用，即 MV2、MV5 加上 MaVF 导联，可反映下壁心肌缺血。近年来，12 导联 Holter 系统已研制成功并应用于临床，但与同步 12 导心电图机的测量是否吻合尚无大量验证，未获普遍认可。

(三)心电信号采集与记录

①充分备皮可减少皮肤阻抗、减少干扰。电极应有导电糊、粘贴紧密、避免松动。②Holter 记录应在日常活动下进行，必要时检查前及检查时停用有关药物，记录中防止干扰。③正确使用事件(event)记录及动态心电图日志记录，以观察临床症状与心电图改变的关系。④认真遵守动态心电图操作规程，减少可能发生的错误，造成记录失败。

(四)分析记录结果

①自动分析：将记录信号输入主机后，由计算机根据特定程序完全自动进行分析，此法分析速度快，但错误较多。②人机对话分析：系半自动分析方式，较常用，一般先在自动分析后，检查分析结果，操作者可根据自己判断对其结果进行干预、编辑与修改，纠正自动分析中的错误，使结果更准确。有些 Holter 系统，操作者可改变其判定条件及有关分析参数，使分析准确性增高。③实时分析：指由微处理机一边记录一边分析的方法，主计算机只显示

分析结果，此法可迅速获得分析结果，实质为自动分析，错误常较多。④离线分析：指记录器仅完成记录，由主计算机完成心律失常及 ST 段分析任务，可采用人机对话分析，精确度较高。

十、动态心电图观察的适应证

1. 评价临床症状与心电图改变的关系

如心悸、胸痛、晕厥、头昏、气短等。为 Holter 最常用的指征。与常规心电图比，提高了心电图改变的检出率。

2. 评价心脏病患者可能存在的心律失常及其危险性，筛选高危患者。

3. 评价抗心律失常药物治疗的效果及抗心律失常药物可能发生的致心律失常作用。

4. 评价有症状及无症状心肌缺血，特别是自发性心肌缺血及无症状心肌缺血监测，可定量地反映心肌缺血的频度、严重性及发作规律、评价治疗的效果。

5. 评价植入心脏起搏器的功能，对 ICD 的工作状态有监测作用。

6. 评价心率变异性变化、心室晚电位等。

7. 预测 QT 延长综合征，二尖瓣脱垂综合征，心肌梗死等猝死的危险性和分析心源性猝死的机制。

8. 观察体育活动或一些特殊环境对心律及心脏血液供应的影响等。

十一、心电图运动负荷试验的意义

心电图是诊断冠状动脉性心脏病(冠心病)的一项重要检查方法，但约半数以上的冠心病者在静息状态下心脏无缺血，静息心电图可以正常。心电图运动负荷试验即给患者以运动负荷，增加心肌的需氧量促发病变的冠状动脉供血不足，从而诱发心肌缺血，此时心电图可出现缺血性 ST 段改变，借此提高冠心病的诊断阳性率。

有些患者的期前收缩、心房纤颤、心动过速在运动时易发生，可能与血液儿茶酚胺升高有关。运动试验有利于揭示这类病人的心律失常并对治疗有指导作用，β 受体阻滞剂有助于预防这类患者的心律失常。

十二、运动试验的原理

运动可增加心肌的耗氧量。运动时肌肉收缩，心血管系统发生很大变化：毛细血管开放数目和血流量增加 20 倍；心排血量在最大运动量时可上升 5～25L/min；血压在运动后 1～2min 开始轻度上升，主要是收缩压升高，可达 170mmHg，舒张压变化较少，可能由于运动时肌肉小动脉扩张，外周阻力下降之故；心率随运动量的增加而增加，并与心肌耗氧有关，心率变化的程度与年龄、性别、素有训练与否有关，最大心率随年龄增长而下降。

测定心肌的最大耗氧量是心率 X 收缩压，心率增加使每搏射血量减少，心脏收缩排空期缩短，这就需要心肌纤维张力增长率增加，从而增加氧耗，心肌氧耗增加时需要增加冠状血流来代偿，冠状动脉血流可从休息时的 60mL/100g 增至 240mL/100g，如果冠状动脉有严重或中度狭窄，在休息时尚可适当灌注，而在运动时就会发生灌注不良，引起心肌缺血。从而出现一系列病理现象。

十三、运动试验常用方法

目前，临床上常用的运动负荷试验有双倍二阶梯运动试验，分级运动试验(踏车运动试验与活动平板运动试验)。二阶梯运动试验因存在以下缺点而被淘汰：

1. 运动量过小，仅相当于 400～600(kg·m)/min，最大心率仅达 90～100 次/min，但对重病者，又嫌运动量过大。

2.运动中无心电图、血压的连续监测，不够安全。

3.存在许多假阳性。目前各医院均采用分级运动试验。分级运动试验的运动量自小而大逐渐增加，每级运动时间3min，直至达到运动终点。分级运动试验所用仪器有活动平板机，称活动平板运动试验(tread mill test)和踏车功量计，称踏车运动试验(bicycle test)两种。活动平板是步行运动，人人可做是其优点，但由于受检者不停地步行，心电图基线波动大，测量血压困难；踏车运动试验时受检者上身可相对保持平稳，监护心电图基线段平稳，易于测量血压，缺点不适用于不会骑车的患者。

十四、分级运动试验方法及终止运动的指标

(一)极量运动试验

即让受检者竭尽全力运动，所达到的运动量为极量运动。

(二)次极量运动试验

即运动量相当极量运动的85%～90%，较安全。因心率和氧耗量在运动中的变化呈线性关系，所以临床上以心率作为判断运动量大小的指标，临床上采用以下公式计算次极量运动应达到的心率(预计心：预计心率＝190－年龄(岁)，运动试验的运动计量单位用：①机械功率计量单位：kg/(m·min)，代表每kg·m耗氧量2～2.4mL/min，用于踏车运动试验评估运动量。②代谢当量(MET)用安静时的基础代谢耗氧量，用于活动平板运动试验评估运动量。

(三)活动平板试验

受检查在平板机上做不停地运动，运动量通过改变平板机转速和坡度而逐级增加，每级运动3分钟，目前多采用Bruce方案。活动平板运动试验Bruce方案见下表6-1。

表6-1 活动平板运动试验Bruce方案

分级	速度(英N/h)	坡度(%)	运动时间(min)	METs
1	1.7	10	3	5
2	2.5	12	3	7
3	3.4	14	3	9.7
4	4.2	16	3	13
5	5.0	18	3	15.7
6	5.5	20	3	—
7	6.0	22	3	—

(四)踏车试验

受检者坐，位或卧位做踏车运动，运动量由踏车功量计改变踏车阻车而逐级增加，所做之功可由功量计直接显示。功量1～7级，每级运动3min。男性从300kg/(m·min)开始，每3min增加300kg/(m·min)，即300→600→900＋1200kg/(m·min)直至运动终点；女性与心肌梗死恢复期患者从200kg/(m·min)开始，每3分钟增加200kg/(m·min)直至运动终点。

分级运动试验运动终点指标：

1.达到预计心率，即190－年龄(岁)。

2.运动中患者出现心绞痛症状。

3.心电图ST段下降≥2mm(0.2mV)。

4.运动中出现严重心律失常如室性期前收缩二联律，R-on-T期前收缩，短阵室性心动过速。

5.运动中血压过高≥210mmHg，或血压不上升甚至下降。

6.病人出现呼吸困难，头晕、步态不稳。

7.下肢无力不能继续运动。

十五、运动试验的适应证、禁忌证及结果判断

(一)适应证

1.明确或排除冠心病的诊断。

2.对已确诊的冠心病,筛选出高危患者,进行冠状动脉造影以便进行介入治疗改善预后。

3.判断冠心病的预后,已明确诊断的患者,运动试验可阳性也可阴性,阳性者预后差。

4.评价药物治疗的疗效。

5.指导康复治疗或运动处方的制定。

(二)禁忌证

1.急性心肌梗死1周内或有严重并发症者。

2.不稳定心绞痛

此类患者作运动试验易诱发急性心肌梗死。

3.心功能不全,有充血性心力衰竭者。

4.并发有严重心律失常者。

5.严重高血压者,血压≥210/130mmHg。

6.并发有严重主动脉瓣狭窄者。

7.急性或慢性全身性疾病不宜运动者。

(三)运动试验阳性判断标准

1.运动中出现典型心绞痛。

2.运动中或运动后心电图ST段呈水平型或下垂型下降较运动前加深>0.1mV(J点后0.08s),并持续2min之久方逐渐恢复正常,心电图ST段下降越深,出现越早,持续时间越长,出现导联越多,说明心肌缺血越重。

(四)运动试验阴性指标

1.运动已达预计心率,心电图ST段下降或ST段下降较运动前<0.1mV。

2.ST段呈近似水平下降或顶点下移或T波改变或运动中出现严重心律失常均不能作为本试验阳性指标,但它是运动终点指标。

十六、心电生理检查的定义、分类、原理

1.心电生理检查是通过记录心脏电活动和观察心脏对电刺激的反应,来检查心脏电生理特性是否正常的方法,它在心律失常的诊断中有着极其重要的作用,是心律失常的各种非药物治疗的前提。

2.心电生理检查分为食管调搏电生理检查和心腔内电生理检查两种方法。

3.原理

食管和心脏解剖关系密切,均位于纵隔腔,心脏在前,食管居后,食管的前侧壁紧邻左心房的后内侧壁,因此可经食管记录心房心电图或电刺激起搏心房,诱发某些不宜观察到的心律失常,揭示心律失常发生的机制,为体表心电图等图形的分析、诊断提供确切的依据,并有可能成为抢救心脏骤停的途径之一。

十七、食管调搏电生理检查的适应证和禁忌证

(一)适应证

①测定窦房结功能,包括窦房结恢复时间,传导时间,不应期及自主神经对它的影响。②测量心脏传导系统各个部位的不应期。③房室结双径路的检出和电生理研究。④预激综合征的检测和电生理研究,了解其在快速心律失常中的作用。⑤阵发性室上性心动过速研究,确定其发作方式和机制,帮助选择治疗方案。⑥诊断和研究某些特殊的电生理现象,如隐匿

性传导，超常期传导、裂隙现象。⑦研究并评价药物对心脏传导系统的影响，阐明抗心律失常药物的作用机制。⑧作为临时起搏，用于三度房室传导阻滞和心脏骤停的抢救措施。⑨心脏负荷试验，对于一些肢体功能障碍和年老体弱不能行运动试验者，作为缺血性心脏病的替代性检查方法。⑩用于安装永久性起搏器患者的复查，可行胸壁刺激试验以了解起搏器的感知功能及心脏对起搏器的依赖程度。

（二）禁忌证

食管调搏电生理技术的安全性毋庸置疑，在食管电极插管对少数患者有较明显的胃肠刺激反应，极个别患者对电刺激敏感而不能耐受。电极定位不准可刺激膈神经，电极过深达到心室水平时，可诱发室性心律失常，为保证检查的安全性，以下情况为食管调搏检查的相对禁忌证：①临床明确的病窦综合征有晕厥病史者，以防检查中造成长时间窦性停搏，发生意外。②术前或术中诱发心房纤颤时应停止检查。一般无须特殊处理，待其自然恢复。如心室率过快，则可用药物控制。如并发预激心室率达 180 次/min 以上或血流动力学不稳定则应立即电复律。③极少数患者术中可诱发室性心动过速，依血流动力学情况选择药物或电复律治疗。④有食管静脉曲张者不宜进行该项检查。

十八、食管调搏电生理检查的临床意义

（一）窦房结功能测定

包括测定窦房结的起搏功能（窦房结恢复时间 SNRT、校正的窦房结恢复时间 CSNRT、心脏固有心率 IHR）和传导功能（窦房传导时间 SACT、窦房结有效不应期 SNERP）。其临床价值为：①研究窦房结的电生理特性及自主神经对窦房结的影响情况，从而为窦房结功能障碍的鉴别诊断和分型提供客观指标。②判定窦房结功能障碍程度，为选择起搏治疗提供依据。③评价药物对窦房结功能的影响。

（二）预激综合征

对于可疑预激患者通过诱发预激波（α波）或旁道检测而可明确诊断；对于已明确预激的患者：

1. 可进一步确定预激的类型。

2. 检查有无多个旁道。

3. 测定旁道不应期。

4. 观察某些抗心律失常药物对旁道的作用。

5. 诱发和（或）终止心动过速，了解心动过速的折返类型。

（三）房室结内双径道的检测

主要用于：①反复发作阵发性室上速患者，既无器质性心脏病，又能除外预激综合征。②对于间歇性一度房室传导阻滞、不典型的房室结折返搏动和某些"结性早搏"等病患者，以明确其是否由房室结双径路引起。

（四）心脏不应期的测定

TEAP 可用于测定心房、房室、束支、房室双径道、旁道及窦房结的不应期，用于了解激动在相应部位传导的情况，解释某些复杂心律失常（尤其传导障碍）的发生机制。由于食管电极一般不能起搏心室，所以不能测定心室及房室传导系统的逆向不应期。

（五）室上性心动过速的检查与终止

通过 TEAP 可了解室上速（SVT）的发生机制，帮助临床筛选有效治疗的药物。同时通过 TEAP 终止 SVT 发作，也是最安全、最有效的方法。

（六）抢救心脏骤停

对心搏骤停患者将双极食管电极经鼻孔插入足够深度（45～55cm）可连续起搏 60h，为进一步抢救创造很有利的条件。因为该方法简单、迅速，可在一分钟内完成，因此可作为急救时的常规方法选用。另外，还可对高危病人实施保护性起搏，防止心搏骤停的发生。

十九、心腔内电生理检查的原理

心腔内电生理检查是确诊心律失常的最重要手段，它主要使用心内心电图记录和心脏起搏两项基本技术。体表心电图反映心电活动综合向量，而心内心电图记录心脏局部电活动，因此，同步记录多部位心内心电图可以了解心脏传导顺序，从而确定心动过速的折返途径：通过希氏束电图可以明确房室传导阻滞发生部位；一般常规记录高位右房(HRA)，希氏束(HBE)，右室心尖部(RVA)，冠状窦(CS)等部位局部电图。同步记录体表心电图之Ⅰ、aVF和V1导联。

心脏起搏主要采用分级递增和程序期前刺激两种方式。方式合适的心脏起搏可以诱发和终止折返性心动过速，从而可以在患者不发病时进行检查，诱发心动过速，了解发生部位与机制。在心房分级递增刺激时，通过 HRA 电图变化可以测定窦房结恢复时间(SNRT)，窦房传导时间(SACT)；通过 HBE 可以了解前向房室传导情况。在心室分级递增刺激时，通过 HBE 可以了解逆向房室传导情况。

二十、心腔内电生理检查的适应证和临床意义

（一）适应证

①房室传导阻滞，欲了解阻滞部位；②心动过速特别是宽 QRS 心动过速需鉴别诊断者；③室性心动过速、室上性心动过速、心房扑动、房性心动过速射频消融前明确诊断及定位；④不明原因晕厥疑与心律失常有关者；⑤快速心律失常拟行药物治疗进行药物筛选；⑥疑有窦房结功能低下需窦房结功能测定者；⑦外科治疗快速心律失常，手术前需心内膜标测者。

（二）临床意义

通过电生理检查可以了解晕厥是否与心律失常有关：可明确心动过速发生机制及部位。是室上性还是室性，是否为折返性；若为室上性，是房室结折返还是房室折返：对于心动过缓，可以了解有无窦房结功能低下或房室传导阻滞及阻滞部位。

第二节　窦性心律失常

一、窦性心律失常的定义、临床类型

1.窦性心律是指冲动起源于窦房结的心律。

2.正常窦性心律基本规则，其频率随年龄增长而减慢，正常成年人为每分钟 60～100 次，婴儿 30～150 次/min，2～4 岁儿童 110～120 次/min，4～8 岁为 90～110 次/min，而老年人为 55～75 次/min，心电图表现为：①P 波为窦性，其向量在正常范围内，形态固定不变；②P 波频率 60～100 次/min(成人)；③P-R 间期 0.12～0.20s；④P-P 间隔最大差别＜0.12s(同一导联)。

3.由窦房结冲动形成过快,过慢或不规则或窦房结冲动传导障碍所致心律失常称为窦性心律失常，临床上常见有窦性心动过速，窦性心动过缓，窦性心律不齐，窦房结暂停，窦房传导阻滞。

二、窦性心动过速

（一）定义、病因

由窦房结所控制的心律，其频率超过 100 次/min 时称为窦性心动过速，临床上极为常见。窦性心动过速可为某些疾病的临床表现，亦见于运动、恐惧、情绪激动等交感神经兴奋

的生理状况。

引起非生理性窦性心动过速的原因：①发热疾病；②心功能不全；③甲状腺功能亢进；④心肌炎；⑤血容量不足；⑥电解质紊乱，如低血钾；⑦低氧血症；⑧药物作用，肾上腺能药如肾上腺素，多巴胺、异丙肾上腺素，节后抗胆碱药如阿托品，扩血管药如硝酸甘油、异山梨酯(消心痛)、硝苯地平(心痛定)等；⑨心脏神经官能症。

(二)窦性心动过速的临床表现与心电图特点

1.临床表现

主要为心悸，程度多与心率有关，一般为渐发渐止，持续时间与原发病病程有关，如发热患者热退后心悸消失，心力衰竭，甲状腺功能亢进未纠正时心悸不会消失。

2.心电图特点

在每个 QRS 波前有一个窦性 P 波，P-R 间期正常，P 波频率在 100～150 次/min，偶尔可更快，可能有 ST 段上斜形下降及 T 波低平。

(三)窦性心动过速的诊断和鉴别诊断

1.诊断

窦性心动过速诊断不难，只要心电图上为窦性心律，心率在 100～150 次/min 即可明确诊断。

2.鉴别诊断

主要需与房性心动过速相鉴别。房性心动过速多为折返性，有突发突止的特点，而窦性心动过速多为自律性升高机制所致，没有突发突止的特点。房性心动过速时一般 P 波形态与窦性 P 波不一样，说明其发生部位多不在右心房上部，心内电生理检查可以确定其最早激动点。发生于右心房上部的房性心动过速与窦性心动过速难以鉴别。

(四)窦性心动过速的治疗

生理性窦性心动过速不需要治疗。非生理性窦性心动过速的治疗主要针对原发病，本身不需特殊处理，少数病例可短期服用镇静剂，可在治疗原发病的基础上用 β 受体阻滞剂降低心率，减轻症状，如氨酰心安，每日 2 次，每次 6.25～25mg 或倍他乐克每日 2 次，每次 12.5～50mg，具体剂量根据患者心率对药物的反应而定，以将心率控制在患者无症状为度，通常60～80 次/min 为宜。对心功能不全的患者要特别小心，剂量不宜过大，且应在使用强心药的基础上使用。在一般感染、急性心肌梗死等病例，持久的窦性心动过速超过 130 次/min者，常提示预后不良。

三、窦性心动过缓

(一)定义、发生原因

1.窦性心律，其心室率低于每分钟 60 次者称为窦性心动过缓。

2.引起窦性心动过缓的原因：①暂时或轻度的窦性心动过缓在正常人中可见，运动员、老年人、睡眠中、压迫眼球或颈动脉窦时均可出现。②在病理状态下，窦性心动过缓可由迷走神经张力过度或窦房结本身的缺血、炎症及纤维化、退化性等病变所引起，常见于颅内压增高时，黏液性水肿、血钾过高、黄疸、流行性感冒和某些发热性疾病的恢复期。③应用 β 受体阻滞剂、胺碘酮、洋地黄等药物时。④甲状腺功能减退，营养障碍、脑垂体功能减退和低温时。

(二)窦性心动过缓的临床表现和心电图特点、治疗方法

1.临床表现

一般无临床症状，只有在心动过缓显著或伴有器质性心脏病者，可有头昏、乏力，甚至晕厥。心率多在 45～60 次/min，偶有低于 40 次/min 者。

2.心电图表现

P 波为窦性 P 波，P-R 间期可在 0.12～0.22 秒，P-P 间隔大于 1.0s，TP 段延长，常伴有窦性心律失常。

3.治疗

针对病因治疗，本身一般无须处理，必要时可用阿托品 0.3～0.6mg，每日 3～4 次，异丙肾上腺素 5～10mg，每日 3～4 次舌下含化，亦可静脉点滴维持，提高心室率，改善症状。

四、窦性心律失常

（一）定义、病因

自窦性结发出的激动不均匀，使 R-R 之间的差大于 0.12s，称为窦性心律失常，心率的加快与减慢交替出现，其发生原理是由于迷走神经张力的变动而影响窦房结产生冲动的频率，大多数的窦性心律失常与呼吸周期有关，吸气时心率加快而呼气时减慢。窦性心律失常常发生于正常人，在儿童期尤为常见，而老年人也不少见，有时可与冠心病、心肌病有关，洋地黄作用亦能引起这种心律失常。

（二）窦性心律失常的临床表现及心电图特点及治疗方法

1.临床表现

一般无症状，常伴有正常或较慢的心率，运动阿托品或其他因素使心动加速时，心律失常多能消失。

2.心电图特点

P 波为窦性 P 波，P-P 间距逐渐改变，相差＞0.12s，P 波形态与 P-R 间期可有轻度变异。

3.治疗

一般无须处理，有明显心动过缓者可用阿托品治疗。

五、窦房结暂停

（一）定义及其原因

1.窦房结在一段时间内停止发放冲动，以致不能激动心房或整个心脏时，称为窦房结暂停或窦性停搏。

2.引起窦房结暂停的原因有

①迷走神经张力过高；②药物影响：洋地黄、奎尼丁、乙酰胆碱等，或血钾过高时；③风湿性心肌炎，缺 d 血性心脏病、心肌病；④窦房结功能衰竭。

（二）窦房结暂停的临床表现、心电图特点与治疗方法

1.临床表现

偶然发生窦房结暂停可无症状，静止时间较长可引起昏厥，心源性昏厥发作，类似心源性脑缺氧综合征（阿-斯综合征）发作。

2.心电图特点

比正常 P-P 间隔明显延长的时间内不见 P 波，或 P 波与 QRS 波均不出现，形成心房或全心停顿现象，但窦房结活动暂停时，常引起交界性或室性逸搏。

3.治疗

针对病因治疗，如纠正高血钾，停用有关药物，有头晕或晕厥发作者可试用阿托品，异丙肾上腺素治疗，如疗效不满意者应考虑安装按需型人工心脏起搏器。

六、窦房传导阻滞

（一）分度与心电图特点

激动自窦房结传至心房过程中时限延长或完全被阻断标为窦房传导阻滞，共分Ⅲ度。

一度窦房传导阻滞：仅窦房传导时间延迟，无法从心电图上作诊断。

二度窦房传导阻滞：又分两型，文氏型 P-P 间期逐渐缩短，直至出现一个 P 波脱落，含受阻 P 波的 P-P 间期小于任何两个短 P-P 间期之后，莫氏型，基本均齐的 P-P 中，突然出现一个长间歇，此间歇等于两个 P-P 间隔之和或整数倍。

三度窦房传导阻滞：R-P 与 P-P 无关，心电图上仅能看到 P-P 极缓慢，均齐，或有交界性逸搏，与窦性停搏极难鉴别。

(二)窦房传导阻滞的病因和临床表现、诊断及治疗方法

1.病因

①冠状动脉硬化引起的慢性供血不足或急性心肌梗死。②风湿性或其他原因的炎症及其后遗症。③洋地黄、奎尼丁等药物的毒性反应。④原发性心肌病。⑤迷走神经张力过高。

2.临床表现

由于窦房传导阻滞有一、二、三度之分，其引起的心室停顿时间一般不长，多无症状。心动显著过缓可引起乏力、头昏、胸闷等，停顿间歇过长可诱发眩晕以至心源性昏厥，体检时可发现心率、脉率缓慢而不整齐，可有较长间歇。

3.临床诊断

窦房传导阻滞依靠心电图方可确诊。

4.治疗

针对病因治疗，轻者无须处理。心动过缓严重者，可用阿托品，异丙肾上腺素等治疗顽固而持久并有晕厥或心源性昏厥发作者，应安置人工心脏起搏器。

(三)窦房阻滞与窦性停搏的发生机制

1.窦房传导阻滞时，窦房结仍正常地发放流动，但激动在传导到心房的过程中受阻，不能使心房除极，或使心房除极延迟，属于传导障碍。

2.窦性停搏则是由于某种原因使窦房结暂时处于抑制状态，而不能发放激动的现象，即窦性激动形成障碍，心房无除极。

(四)二度窦房阻滞的心电图鉴别诊断

心电图上，二度Ⅰ型窦房阻滞为 P-P 间期逐渐缩短，随之出现漏掉、脱漏的 P-P 间期小于任何两个短 P-P 间期之和；Ⅱ型为出现长间歇，P-QRS 波均缺如，长间歇的间期通常为窦性 P-P 间期的 2 倍或整倍数。而窦性停搏的长间歇与原有 P-P 间期不成倍数关系，且易出现逸搏，窦性心律失常的特点为 P-P 间期的改变，是逐渐加速逐渐减慢。房性期前收缩未下传的长间歇小于两个窦性 P-P 间期之和，常可见异位 P 波或前一激动的 T 波形态异常（切迹、折返、变高、变尖等）。

七、病态窦房结综合征

(一)定义

病态窦房结综合征(简称病窦综合征，SSS)是窦房结及其周围组织病变，造成其起搏和(或)冲动传出障碍，引起一系列心律失常和临床表现，亦称为"窦房结功能低下"。

(二)病窦结合征的病因和发病机制

1.病因

窦房结功能低下可由累及窦房结解剖和(或)其毗邻心房组织的疾患直接损坏所致；也可由迷走神经张力增加，甲状腺功能低下等神经体液调节异常，电解质紊乱，药物等因素所引起，后者多为可逆性。

病窦可与冠心病、心肌病、风湿性心脏病、高血压病等常见器质性心脏病并存，但不一定有因果关系。任何累及心房、窦房结及窦房结动脉的心脏或全身疾病都可能引起病窦。约有半数以上的患者病因不清，无器质性心脏病证据，部分为家族性。

2.发病机制不详，常见的病理特征为窦房结细胞成分减少，窦房结及其与心房的连接组

织纤维化，可伴有窦房结动脉的结内部分闭塞。

(三)病态窦房结综合征的临床表现

患者多数起病隐匿，进展缓慢，有时被偶然发现，多见于老年人，可有重要脏器脑、心、肾不同程度供血不足的表现：

1.脑部供血不足可表现为头昏、眩晕、头痛、记忆力减退、反应迟钝，易激动。轻度失眠、耳鸣等；较重者可出现短暂的偏瘫、失语、短暂视力障碍；严重者因心率过慢或心脏停搏而出现晕厥、抽搐等阿斯综合征表现。

2.心肌供血不足表现：可表现为心悸、气短、胸闷，甚至心绞痛，严重者可心肌梗死，个别病例可因突然引起心衰、心源性休克、严重心律失常及心脏停搏而死亡。

3.肾脏供血不足：可出现多尿、夜尿、蛋白尿、管型尿，严重者晚期可出现尿毒症。患者的心律失常多表现为心动过缓，也可表现为快一慢综合征、窦性静止，亦可同时并发房室传导阻滞。

(四)病态窦房结综合征的心电图特征

1.严重而恒定的窦性心动过缓，心率慢于 50 次/min。

2.窦性停搏和(或)窦房阻滞。

3.房室交界区逸搏和(或)传导功能障碍，表现延迟出现的房室交界性逸搏及过缓的房室交界区逸搏心律、逸搏夺获双联律，其中逸搏与其前一个心搏距离常＞1.5s，交界处逸搏心律多在 35～40 次/min。

4.快-慢综合征：即以窦性心动过缓为基础，伴有阵发性房性心动过速，或心房扑动，或心房颤动，少数患者可出现室性心动过速，甚至心室颤动。

5.部分病例可兼有不同程度的房室传导阻滞及束支传导阻滞。

6.心房颤动未经治疗而心室率仅每分钟 60 次左右或心房扑动时心房率在每分钟 200 次以下者，应考虑病窦综合征的可能。

7.心动过速终止后常有长间歇。

(五)病态窦房结综合征的诊断标准

病窦患者的症状缺乏特异性，诊断主要依据心电图表现，凡具有下述一条或一条以上者即可诊断为病窦：

1.持续而严重的(＜50 次/min)窦性心动过缓。

2.非药物引起的窦房传导阻滞。

3.窦性停搏伴或不伴有交界区逸搏或心律。

4.心房纤颤伴缓慢心室率。

5.心房纤颤复律时不能恢复窦性心律。

6.缓慢的窦性心律伴有阵发性心房纤颤、心房扑动、室上性心动过速或室性心动过速，即所谓慢-快综合征。

单纯的窦性心动过缓如程度不重，诊断困难时应做窦房结功能检查，窦房结功能异常者可以确定诊断，正常时不能排除诊断。

病态窦房结综合征诊断一般不难，所需注意的是要同时确定其是否由可复性因素所致，如电解质紊乱、迷走神经张力增加、药物等，因这些因素所引起的窦房结功能低下经相应处理多数可以恢复正常。

(六)病态窦房结综合征的辅助检查

常用辅助检查：运动试验、阿托品试验、异丙肾上腺素试验、固有心率测定、24 小时动态心电图检查、窦房结恢复时间、窦房结传导时间。

(七)运动试验诊断病窦综合征的价值

嘱患者半分钟内下蹲 15 次，或 2～3 倍二阶梯运动试验后出现下列情况者为阳性：

1.心率增加＜30 次/min。

2.出现二度房室传导阻滞，结性逸搏。

此试验常用于初步筛选法。

(八)动态心电图对病态窦房结综合征的诊断价值

对于 24h 动态心电图的检查结果，若具备下列一项或一项以上者，即可考虑诊断病态窦房结综合征。

1.24h 总心率＜88770 次，醒时最高心率＜90 次，醒时最低心率＜57 次，睡时最高心率＜61 次，睡时最低心率＜41 次，24h 平均心率＜62 次，上述 6 条中任何 4 条即为阳性。

2.长间歇＞2s。

3.二度或三度窦房传导阻滞。

4.持续性异位心律。

以上诊断要排除药物对心率的影响，自主神经对心率的影响，特别是迷走神经张力增高及代谢功能紊乱。

(九)阿托品试验及判断方法

1.方法

首先描记心电图作为对照，然后静注阿托品 1.5～2mg，注射后即刻 1、2、3、5、10、15、20min 分别描记一次 II 导联心电图。

2.结果判断

窦性心率增快＜90 次/min 和(或)出现窦房阻滞，交界性心律，室上性心动过速属于阳性，提示病窦存在。

注射后窦性心率增快＞90 次/min 或原来的窦房阻滞，窦性静止消失，则可能为迷走神经功能亢进所致，可除外病窦综合征。

(十)检测窦房结功能的方法

窦房结是心脏最高起搏点，位于左心房的上腔静脉入口处界嵴的上端，其由大量的胶原纤维和弹性纤维构成支架，支架中含有起搏细胞，移行细胞和蒲肯野细胞。起搏细胞产生固有冲动，决定了窦性心律的频率。过渡细胞是起搏细胞与心房肌细胞之间具有慢速电传导能力的细胞，窦房结属于神经-肌性结构，有丰富的自主神经支配，尤其是迷走神经对窦房结功能影响较大。因此，正常的窦房结功能取决于固有冲动的形成及传入心房能力的高低，同时自主神经调节障碍也可以影响窦房结功能。以往对窦房结功能评价缺少客观标准。电生理技术的发展，尤其是程序电刺激的引入，为窦房结功能测定建立了客观、重复性好、敏感性较高的检测手段。无创的食管调搏电生理与有创的心内电生理测定窦房结功能相关性较好，故食管调搏可替代心内电生理检查法。目前常用的检测指标有：①窦房结恢复时间(SNRT)；②窦房结传导时间(SACT)；③窦房结固有心率(IHR)。分别反映窦房结起搏功能、传导功能及自主神经对窦房功能的影响。

(十一)窦房结恢复时间测定及其临床意义

1.机制

用刺激仪发放较高频率的刺激，夺获心房并经心房逆传至窦房结，使其自律性完全受到抑制，刺激脉冲突然停止后，窦房结需经过一段"觉醒"时间后才能恢复其自律性。

2.方法

采用分级递增法刺激，以快于患者自身心率 20 次/min 的频率开始起搏心房，每次递增10～20 次/min，刺激频率 60～150 次/min，每级持续 30～60s，各级刺激间隔 5min。需记录：①每级刺激前基础自身心率(SCL)10 个左右心搏；②每级刺激结束前 5s 至刺激终止后窦性心律恢复到刺激前水平或至少 10 个心动周期。

3.测量及正常值

测量最后一个刺激波至第 1 个恢复的窦性 P 波开始之间的时间间期,各级刺激所测量的 SNRT 不同,数值以最长的 SP 间期为准。正常成人 SNRT<1200ms;若>1600ms 为异常;> 2000ms 具有诊断意义。

4.临床意义

SNRT 的测定是评定窦房结功能的最有价值的一项检查,其敏感性为 80%~90%,特异性为 85%~95%,且重复性较好。临床上有一部分明确窦房结功能不良,严重窦性心动过缓伴晕厥者,SNRT 检查正常,说明存在有假阴性。故一般认为,SNRT 正常者不能除外病窦,而 SNRT 明显异常者则有肯定的临床诊断价值。临床表现不支持病窦,但 SNRT 超出正常范围者,一般认为与迷走神经张力过高有关,应进行药物阻断神经后,再行 SNRT 检查。

(十二)窦房结传导时间测定和其临床意义

1.窦房结传导时间(SACT)目前常用 Narwla 法

取比自身心率快 10 次/min 的频率 S1S1 连续起搏心房 8 次,使之夺获心房而不引起窦房结的抑制,但起搏脉冲将控制和重建窦房结的节律,测出最后一个起搏房性 P 波 A2 到其后的窦性 P 波 A3 的周期(A2A3)。A2A3 间距移回复周期,等于心房冲动传到窦房结以及窦房结的冲动传到心房的时间和窦房结固有周期之和。前二者的平均值称为窦房传导时间,即 SACT=(A2A3−A1A1)/2,实验测定的正常窦房传导时间为 82±19.2ms,最高限度为 120ms,>150ms 提示窦房传导障碍。

2.SACT 测定影响因素很多,其对病窦诊断价值不如 SNRT、SACT 与 SNRT 二者无明显的相关性,因二者反映的是窦房结的不同功能,两者结合判断则有助于提高诊断的敏感性和特异性。

(十三)窦房结固有心率(IHR)测定及其临床意义

1.原理

窦房结同时受交感神经及迷走神经影响,当迷走神经张力明显增加时,可导致临床的病窦综合征。测定 IHR 即用药物阻断,排除自主神经影响后的窦房结内在固有节律。另外可通过其了解自主神经对心率支配的方式和程度。

2.方法

用普萘洛尔 0.1mg/kg,每分钟 1mg 的速度静注,以阻断交感神经,10min 后再静注阿托品(0.04mg/kg),在 2min 内注射完以阻断迷走神经,测定推药后 3~20min 中最快心率,即为 IHR。

3.正常值≥80 次/min 或大于预测 IHR

预测公式:IHR=118.1−(0.57×年龄)

可用 IHR 和 RHR(安静时心率)的关系来判断自主神经对窦房结的变时作用,一个人安静时心率取决于这二者之间的相互作用的结果。反映自主神经张力对心率支配的方向和程度其公式计算为:

自主神经张力(%)+[RHR/IHR−1]×100%

负性结果提示迷走神经占优势,正性结果提示交感神经起主导作用,正常人其结果多为负值。

4.临床意义

IHR 对鉴别诊断结内或结外性病变意义重大,这直接关系到采取什么样的治疗方案。如结内病变则一般药物治疗无效,需安置永久性起搏器,如属结外病变,由迷走神经张力增高所致者可首选拮抗药物治疗。

(十四)病态窦房结综合征的治疗

病态窦房结综合征,临床主要表现为缓慢性窦性心律失常和窦房传导阻滞。临床常见的病因依次为冠心病、心肌炎、心肌病、外伤或手术损伤窦房结、特发性窦房结功能低下等。

临床症状的轻重除了与心脏基础状态有关外，主要受心率以及低位起搏点(如心房、房室交界区)的代偿情况(逸搏)影响。

SSS治疗包括药物治疗和人工心脏起搏治疗两大类。

1.药物治疗

对于逸搏功能良好、心室率＞50次/min，且症状不明显的患者，只需限制体力活动而不必急着用药，但要求病人定期随访。对于心室率＜45次/min，或有器官供血不足表现的患者可首先给予提高心率的药物治疗，如可试用一般剂量的阿托品、麻黄碱、沙丁胺醇、山莨菪碱等；并发高血压者可试用硝苯吡啶；冠心病者可试用异山梨酯或硝苯地平反射性加快窦性心率。较重情况可用异丙肾上腺素静点，但应注意增加窦性心率反而会出现窦性心动过速。由于SSS窦房结有器质性损害，对于拟交感药物或副交感阻滞药物敏感性很低，因此上述用药的效果不理想。另外，还应注意尽量避免应用抑制窦房结功能的药物。

2.安装人工心脏起搏器

由自身器质性损害所致的病窦药物治疗一般无效，起搏器常常是唯一有效的治疗方法。病窦患者有以下情况之一者为起搏器明确适应证：①已发生晕厥；②有明显头晕、气短、乏力等症状；③心率持续＜50次/min的窦性心动过缓；④慢-快综合征，快速心律失常发作频繁需要治疗。

心率＞50次/min，症状不明显，仅窦房结功能检查结果异常者可暂不装起搏器，根据病情进展再酌情决定。

患者有与心动过缓明确相关的症状，但不明显，起搏器治疗有助于提高其工作能力及改善其生活质量。

药物不能解除的持续性迷走神经张力增高所致的病窦也需起搏器治疗。

3.药物配合起搏器治疗

人工心脏起搏器提高患者的最低心率，假如仍发生房性快速心律失常，则可无顾虑地使用抗心律失常药物治疗。奎尼丁、普鲁卡因酰胺、心得安等，都可按需要应用。对有心力衰竭者也可应用洋地黄、利尿药治疗。无论是否安装起搏器，病因治疗都是同等重要的，所以安装起搏器后仍应注意病因治疗。

第七章　心力衰竭

第一节　心力衰竭概述

心力衰竭(heart failure, HF)是由于心脏结构性或功能性疾病所导致的一种临床综合征；是由各种原因的初始心肌损害(如心肌梗死、心肌病、炎症、血流动力负荷过重等)引起心室充盈和射血能力受损，最后导致心室泵血功能低下；其主要表现为呼吸困难、疲乏和液体潴留。HF 是一种症状性疾病，是多种心血管疾病的严重和终末阶段，其病死率高，预后不良。

由于现代药物和医学科技水平不断提高，HF 的病死率有所下降，但随着 HF 患者生存时间的延长，发病率正逐年升高，目前已成为 65 岁以上老年人住院的首位原因。

当今，无论是国还是在西方国家，HF 过高的病死率和再住院率令人担忧。我国心血管疾病的患病率处于持续上升阶段，特别是我国人口老龄化的趋势也使未来发展为 HF 的人群更为庞大。

HF 早期识别、预防、干预和康复对 HF 患者有着非常重大的意义。

(一)流行病学

由于所在地区、人群特征、研究方法和诊断标准等的不同，来自不同研究的 HF 患病率有显著差异。发达国家的 HF 患病率为 1.5%～2.0%，>70 岁人群患病率≥10%。在大多数高收入与中等收入的国家和地区，HF 的患病率正在逐渐升高。

随着我国人口老龄化加剧，冠心病、高血压、糖尿病、肥胖等慢性病的发病呈上升趋势，医疗水平的提高使心脏病患者生存期延长，导致我国 HF 患病率呈持续升高趋势。对国内住院 HF 患者的调查显示：1980 年、1990 年、2000 年 HF 患者住院期间病死率分别为 15.4%、12.3%和 6.2%，主要死亡原因依次为左心衰竭(59%)、心律失常(13%)和心脏性猝死(13%)。

HF 是各种心脏病的严重表现或晚期阶段，病死率和再住院率居高不下。HF 患者预后差，生活质量低，病程越长，年龄越大，死亡风险越高，病死率与肿瘤相仿，约50%的患者在 5 年内死亡。近几十年来，随着 HF 治疗水平提高，HF 患者生存率有所改善，然而短期与长期的病死率都依然非常高。

(二)病因

1.基本病因

主要由原发性心肌损害和心脏长期容量和(或)压力负荷过重导致心肌功能由代偿最终发展为失代偿两大类。

(1)原发性心肌损害。

缺血性心肌损害：冠心病、心肌缺血、心肌梗死是引起 HF 最常见的原因之一。

心肌炎和心肌病：各种类型的心肌炎及心肌病均可导致 HF，以病毒性心肌炎及原发性扩张型心肌病最为常见。

心肌代谢障碍性疾病：以糖尿病心肌病最为常见，其他如继发于甲状腺功能亢进或减低的心肌病、心肌淀粉样变性等。

(2)心脏负荷过重。

压力负荷过重：见于高血压、主动脉瓣狭窄、肺动脉高压、肺动脉瓣狭窄等左、右心室收缩期射血阻力增加的疾病。

容量负荷过重：见于心脏瓣膜关闭不全，血液反流及左、右心先天性心血管病或动、静脉分流性先天性心血管病。此外，伴有全身循环血量增多的疾病如慢性贫血、甲状腺功能亢进症、围生期心肌病等，心脏的容量负荷增加。

2.诱因

有基础心脏病的患者，其HF症状往往由一些增加心脏负荷的因素所诱发。

感染：呼吸道感染是最常见、最重要的诱因。

心律失常：房颤是器质性心脏病最常见的心律失常之一，也是诱发HF最重要的因素。其他各种类型的快速性心律失常以及严重缓慢性心律失常均可诱发HF。

血容量增加，如钠盐摄入过多，静脉液体输入过多、过快等。过度体力消耗或情绪激动如妊娠后期及分娩过程、暴怒等。治疗不当如不恰当停用利尿药物或降血压药等。

原有心脏病变加重或并发其他疾病如冠心病发生心肌梗死，风湿性心瓣膜病出现风湿活动，合并甲状腺功能亢进或贫血等。

（三）发病机制

HF是心脏不能或仅在提高充盈压后方能泵出组织代谢所需相应血量的一种病理生理状态。HF时最重要的病理生理变化可归纳如下：

1.代偿机制

当心肌收缩力受损和(或)心室超负荷血流动力学因素存在时，机体通过以下代偿机制使心功能在短期内维持相对正常的水平。

(1)Frank-Starling机制：增加心脏前负荷，回心血量增多，心室舒张末期容积增加，从而增加心排血量及心脏做功量，但同时也导致心室舒张末压力增高，心房压、静脉压随之升高，达到一定程度时可出现肺循环和(或)体循环静脉淤血。

(2)神经体液机制：当心脏排血量不足，心腔压力升高时，机体全面启动神经体液机制进行代偿，包括：①交感神经兴奋性增强：HF患者血中去甲肾上腺素水平升高，作用于心肌β肾上腺素能受体，增强心肌收缩力并提高心率，从而提高心排血量，但同时均使心肌耗氧量增加。②去甲肾上腺素对心肌细胞有直接毒性作用，促使心肌细胞凋亡，参与心室重塑的病理过程。另外交感神经兴奋还可使心肌应激性增强有促心律失常作用。

RAAS激活：心排血量降低致肾血流量减低，RAAS激活，心肌收缩力增强，周围血管收缩维持血压，调节血液再分配，以保证心、脑等重要脏器的血供，促进醛固酮分泌，水、钠潴留，增加体液量及心脏前负荷，起到代偿作用。但RAAS激活会促进心脏和血管重塑，加重心肌损伤和心功能恶化。

(3)心肌肥厚：当心脏后负荷增高时常以心肌肥厚作为主要的代偿机制，可伴或不伴心室扩张。心肌肥厚以心肌细胞肥大、心肌纤维化为主，但心肌细胞数量并不增多。细胞核及线粒体的增大、增多均落后于心肌的纤维化，致心肌供能不足，继续发展终至心肌细胞死亡。心肌肥厚心肌收缩力增强，克服后负荷阻力，使心排血量在相当长时间内维持正常，但心肌顺应性差，舒张功能降低，心室舒张末压升高。前两种代偿机制启动迅速，在严重心功能不全发生的数个心脏周期内即可发生并相互作用，使心功能维持相对正常的水平。心肌肥厚进展缓慢，在心脏后负荷增高的长期代偿中起到重要作用。但任何一种代偿机制均作用有限，最终导致失代偿。

2.心室重塑

在心脏功能受损，心腔扩大、心肌肥厚的代偿过程中，发生心室重塑，这是HF发生发展的基本病理机制。此外心肌细胞的能量供应不足及利用障碍导致心肌细胞坏死、纤维化也是失代偿发生的一个重要因素。心肌细胞减少使心肌整体收缩力下降；纤维化的增加又使心室顺应性下降，重塑更趋明显，心肌收缩力不能发挥其应有的射血效应，形成恶性循环，最终导致不可逆转的终末阶段。

3.舒张功能不全

心脏舒张功能不全的机制，大体上可分为两大类：①能量供应不足时钙离子会摄入肌浆网及泵出胞外的耗能过程受损，导致主动舒张功能障碍。②心室肌顺应性减退及充盈障碍，心室充盈压明显增高，当左心室舒张末压过高时，肺循环出现高压和淤血，即舒张性心功能不全，此时心肌的收缩功能尚可保持，心脏射血分数正常，故又称为左心室射血分数正常的HF。但当有容量负荷增加，心室扩大时，心室顺应性增加，即使有心室肥厚也不致出现单纯的舒张性心功能不全。

4.体液因子的改变

HF时可引起一系列复杂的神经体液变化，有众多体液调节因子参与心血管系统调节，并在心肌和血管重塑中起重要作用。

精氨酸加压素(arginine，AVP)由垂体分泌，具有抗利尿和促周围血管收缩作用。HF时心房牵张感受器敏感性下降，不能抑制AVP释放而使血浆AVP水平升高，引起全身血管收缩，减少游离水清除，致水潴留增加，同时增加心脏前、后负荷。HF早期，AVP的效应有一定的代偿作用，而长期AVP增加将使HF进一步恶化。

利钠肽类有3种：心房肽(atrial natriuretic peptide，ANP)、脑钠肽(brain natriuretic peptide，BNP)和C型利尿钠肽(C-type natriuretic peptide，CNP)。ANP主要由心房分泌，心房压力增高时释放，其生理作用为舒张血管和利尿排钠，对抗水、钠潴留效应。BNP主要由心室肌细胞分泌，随心室壁张力而变化并对心室充盈压具有负反馈调节作用。CNP主要位于血管系统内，生理作用尚不明确，可能参与或协同RAAS的调节作用。HF时，心室壁张力增加，BNP及ANP分泌明显增加，其增高的程度与HF的严重程度呈正相关，可作为评定HF进程和判断预后的指标。

ET是由循环系统内皮细胞释放的强效血管收缩肽。HF时，血管活性物质及细胞因子促进ET分泌，血浆ET水平与肺动脉压相关。另外还可导致细胞肥大增生，参与心脏重塑过程。

细胞因子由心肌细胞和成纤维细胞等表达，在HF时诱导心肌细胞、血管平滑肌细胞、内皮细胞、成纤维细胞的生长并调节基因的表达，在调节HF的心肌结构和功能改变中可能起着重要作用。

（四）分类

1.左心衰竭、右心衰竭和全心衰竭

左心衰竭由左心室代偿功能不全所致，以肺循环淤血为特征，临床上较为常见。单纯的右心衰竭主要见于肺源性心脏病及某些先天性心脏病，以体循环淤血为主要表现。左心衰竭后肺动脉压力增高，使右心负荷加重，右心衰竭继之出现，即为全心衰竭。心肌炎、心肌病患者可同时出现而表现为全心衰竭。

2.急性HF和慢性HF

急性HF系因急性的严重心肌损害、心律失常或突然加重的心脏负荷，在短时间内发生衰竭或慢性HF急剧恶化。临床上以急性左HF常见，表现为急性肺水肿或心源性休克。慢性HF有一个缓慢的发展过程，一般均有代偿性心脏扩大或肥厚及其他代偿机制的参与。

3.收缩性HF和舒张性HF

心脏收缩功能障碍，心排血量下降并有循环淤血的表现即为收缩性HF，临床常见。心脏的收缩功能不全常同时存在舒张功能障碍。舒张性HF是由心室主动舒张功能障碍或心室肌顺应性减退及充盈障碍所导致，单纯的舒张性HF可见于冠心病和高血压心脏病心功能不全早期，严重的舒张性HF见于限制型心肌病、肥厚型心肌病等。

4.射血分数降低、射血分数保留和射血分数中间值的HF

射血分数降低的HF：HF症状(有/无体征)；EF<40%。

射血分数中间值的HF：HF症状(有/无体征)；EF40%～49%；BNP和(或)NTproBNP升高；且符合以下至少1条：①左室肥厚和(或)左房扩大，②心脏舒张功能异常。

射血分数保留的 HF：HF 症状(有/无体征)；EF≥50%；BNP 和(或)NTproBNP 升高；且符合以下至少 1 条：①左室肥厚和(或)左房扩大；②心脏舒张功能异常。

5. 低输出量型 HF 和高输出量型 HF

大多数 HF 为低输出量型 HF，组织、器官灌注不足时其特点，常可分为 3 种情况：①泵衰竭，常见于收缩性 HF 和严重的心动过缓；②容量负荷(前负荷)过重，常见于二尖瓣反流和主动脉瓣反流；③压力负荷(后负荷)过重，常见高血压、主动脉瓣狭窄。高输出量型 HF 是由于外周阻力降低、血容量扩大或循环速度加快，静脉回心血增加，心排血量明显高于正常，发展成为 HF 时，患者的心排血量仍高于或不低于正常人群的平均水平。主要见于严重贫血，妊娠状态，甲亢、动静脉瘘和脚气病。

(五)HF 的分期与分级

1. HF 分期

HF 分期全面评价了病情进展阶段，提出对不同阶段进行相应的治疗。通过治疗只能延缓而不可能逆转病情进展。

前 HF 阶段：此时患者尚无心脏结构或功能异常，也无 HF 的症状和(或)体征，但存在 HF 高危因素(高血压病、冠心病、糖尿病和代谢综合征等最终可累及心脏的疾病以及应用心脏毒性药物史、酗酒史、风湿热史或心肌病家族史等)。

前临床 HF 阶段：患者无 HF 的症状和(或)体征，但已发展为器质性心脏病，如左心室肥厚、无症状瓣膜性心脏病、既往心梗史等。

临床 HF 阶段：患者有器质性心脏病，既往或目前有 HF 的症状和(或)体征。

难治性终末期 HF 阶段：患者器质性心脏病不断进展，经严格优化内科治疗，休息时仍有症状，需要特殊干预。

2. HF 分级

通常采用美国纽约心脏病学会的心功能分级方法对 HF 严重程度分级。分级方案简便易行，但仅凭患者的主观感受和(或)医师的主观评价，短时间内变化的可能性较大，患者个体间的差异也较大。

Ⅰ级：活动量不受限，日常体力活动不引起气促、乏力或心悸等。

Ⅱ级：活动轻度受限，休息时无症状，日常活动可出现气促、乏力或心悸等。

Ⅲ级：活动明显受限，轻于日常活动即引起气促、乏力或心悸。

Ⅳ级：休息时也有症状，任何体力活动均会引起不适。如无须静脉给药，可在室内或床边活动者为Ⅳa 级，不能下床并需静脉给药支持者为Ⅳb 级。

(六)临床表现

1. 左心衰竭

以肺循环淤血及心排血量降低为主要表现

(1)症状：不同程度的呼吸困难：①劳力性呼吸困难，是左心衰最早出现的症状。运动可使回心血量增加，左心房压力升高，加重肺淤血。②端坐呼吸：肺淤血达到一定程度时，患者不能平卧。这是因平卧时回心血量增多且横膈上抬，呼吸更为困难。③夜间阵发性呼吸困难：患者入睡后因憋气而惊醒，被迫取坐位，重者可有哮鸣音。多于端坐休息后缓解。夜间迷走神经张力增加、小支气管收缩、横膈抬高、肺活量减少等也是促发因素。④急性肺水肿：是左心衰呼吸困难最严重的形式。

咳嗽、咳痰是肺泡和支气管黏膜淤血所致，开始常于夜间发生，坐位或立位时咳嗽可减轻，白色浆液性泡沫状痰为其特点，偶可见痰中带血丝。急性左心衰发作时可出现粉红色泡沫样痰。长期慢性肺淤血肺静脉压力升高可引起大咯血。

乏力、疲倦、运动耐量减低、头晕、心慌等为器官、组织灌注不足及代偿性心率加快所致的症状。

严重的左心衰血液进行再分配时,肾血流量首先减少,可出现少尿。长期慢性的肾血流量减少可出现肾功能不全的相应症状。

(2)体征。

肺部湿性啰音:由于肺毛细血管压增高,液体渗出到肺泡而出现湿性啰音。随着病情加重,啰音可从局限于肺底部直至全肺。

心脏除基础心脏病的固有体征外,可有心脏扩大,相对性二尖瓣关闭不全的反流性杂音、肺动脉瓣区第二心音亢进及舒张期奔马律。

2.右心衰竭

以体循环淤血为主要表现。

(1)症状。

消化道症状:消化道淤血引起腹胀、食欲不振、恶心、呕吐等是右心衰最常见的症状。

劳力性呼吸困难:见于继发于左心衰的右心衰。当单纯性右心衰为分流性先天性心脏病或肺部疾患所致,也有明显的呼吸困难。

(2)体征。

水肿:因体静脉压力升高使软组织出现水肿。表现为始于身体低垂部位的对称性凹陷性水肿。也可表现为胸腔积液,以双侧多见,单侧者以右侧多见,可能与右膈下肝淤血有关。

颈静脉征:颈静脉搏动增强、充盈、怒张是右心衰时的主要体征,肝颈静脉反流征阳性更具特征性。

肝脏肿大:肝淤血肿大常伴压痛,持续慢性右心衰可致心源性肝硬化。

心脏体征:除基础心脏病的相应体征外,可出现因右心室显著扩大而出现三尖瓣关闭不全的反流性杂音。

3.全心衰竭

当右心衰继发于左心衰而形成全心衰竭时,由于右心衰致右心排血量减少,因此阵发性呼吸困难等肺淤血症状反而有所减轻。扩张型心肌病等表现为全心衰竭,肺淤血症状往往不严重,主要为心排血量减少的相关症状和体征。

(七)检查项目

1.实验室检查

利钠肽:临床上常用 BNP 及 NT-proBNP,用于 HF 筛查、诊断和鉴别诊断、病情严重程度及预后评估。BNP<100ng/L、NT-proBNP<300ng/L 时通常可排除急性 HF,BNP<35ng/L、NT-proBNP<125ng/L 时通常可排除慢性 HF,但其敏感度和特异度较急性 HF 低。诊断急性HF 时 NT-proBNP 水平据年龄和肾功能进行分层:50 岁以下的患者 NT-proBNP 水平>450ng/L,50 岁以上>900ng/L,75 岁以上应>1800ng/L,肾功能不全(GFR<60mL/min)时应>1200ng/L。经住院治疗后利钠肽水平无下降的 HF 患者预后差。但左室肥厚、心动过速、心肌缺血、肺动脉栓塞、慢性阻塞性肺疾病等缺氧状态、肾功能不全、肝硬化、感染、败血症、高龄等均可引起利钠肽升高,临床中应注意结合患者的病史进行分析。

cTn:常用于明确是否存在 ACS,在严重 HF 或 HF 失代偿期、败血症患者的 cTn 可有轻微升高,cTn 升高,特别是同时伴有利钠肽升高,也是 HF 预后的强预测因子。

其他反映心肌纤维化、炎症、氧化应激的标志物:如可溶性 ST2、半乳糖凝集素 3 及生长分化因子 15 也有助于 HF 患者的危险分层和预后评估,联合使用多项生物标志物可能是未来的发展方向。

常规检查:包括血常规、尿常规、肝肾功能、血糖、血脂、电解质等,对于老年及长期服用利尿剂、RASS 抑制剂类药物的患者尤为重要,在接受药物治疗的 HF 患者的随访中也需要适当监测。

2.心电图

所有 HF 以及怀疑 HF 患者均应行心电图检查，以明确心律、心率、QRS 形态、QRS 宽度等。HF 患者一般有心电图异常，心电图完全正常的可能性极低，怀疑存在心律失常或无症状性心肌缺血时应行 24h 动态心电图。

3.影像学检查

X 线检查：对疑似、急性、新发的 HF 患者应行胸片检查，以识别/排除肺部疾病或其他引起呼吸困难的疾病，提供肺淤血/水肿和心脏增大的信息。早期肺静脉压增高时，主要表现为肺门血管影增强。肺动脉压力增高致间质性肺水肿可使肺野模糊，在肺野外侧清晰可见的水平线状影(KerleyB 线)，是慢性肺淤血的特征性表现。急性肺泡性肺水肿时肺门呈蝴蝶状，肺野可见大片融合的阴影。左心衰竭还可见胸腔积液和胸膜增厚。但 X 线胸片正常并不能除外 HF。

超声心动图：可准确地评价各心腔大小变化及心瓣膜结构和功能，和肺动脉高压的信息。收缩功能以收缩末及舒张末的容量差计算 LVEF 作为收缩性 HF 的诊断指标，推荐改良双平面 Simpson 法。正常 LVEF＞50%。舒张功能在心动周期中舒张早期心室充盈速度最大值为 E 峰，舒张晚期(心房收缩)最大值为 A 峰，E/A 比值正常人不应小于 1.2，中青年更大。舒张功能不全时，E 峰下降，A 峰增高，E/A 比值降低。对于房颤患者，难以准确评价 A 峰，可测得 E/E′比值，若＞15，则提示存在舒张功能不全。

放射性核素检查：放射性核素心血池显影能相对准确地评价心脏大小和 LVEF，还可计算左心室最大充盈速率以反映心脏舒张功能。

心脏磁共振(CMR)：能评价左右心室容积、心功能、节段性室壁运动、心肌厚度、心脏肿瘤、瓣膜、先天性畸形及心包疾病等，是测量左右心室容量、质量和射血分数的"金标准"，当超声心动图未能做出诊断时，CMR 是最好的替代影像检查。增强磁共振能为心梗、心肌炎、心包炎、心肌病、浸润性疾病提供诊断依据，但部分心律失常或起搏器植入的患者等不能接受 CMR，有一定的局限性。

核素心室造影及核素心肌灌注和(或)代谢显像，当超声心动图未能做出诊断时，可使用核素心室造影评估左心室容量和 LVEF。核素心肌灌注显像包括单光子发射计算机断层成像(SPECT)和正电子发射计算机断层成像(PET)，可用于诊断心肌缺血。代谢显像可判断心肌存活情况。对 HF 合并冠心病的患者，在决定行血运重建前，可考虑用心脏影像学检查(CMR、负荷超声心动图、SPECT、PET)评估心肌缺血和心肌存活情况。

冠状动脉造影或心脏 CT：对于拟诊冠心病或有心肌缺血表现者，合并有症状的室性心律失常或有心脏停搏史，有冠心病危险因素、无创检查提示不存在心肌缺血的 HF 患者可行冠状动脉造影明确病因诊断。对低中度可疑的冠心病或负荷试验未能明确诊断心肌缺血的 HF 患者，可考虑行心脏 CT 以排除冠状动脉狭窄。

4.运动试验

心肺运动试验：可用于评估心功能并判断心脏移植的可行性，机械循环支持的临床评估，指导运动处方的优化，原因不明呼吸困难的鉴别诊断。心肺运动试验适用于临床症状稳定 2 周以上的慢性 HF 患者。

6 分钟步行试验：用于评估慢性 HF 患者的运动耐力，评价 HF 严重程度和疗效。6 分钟步行距离＜150m 为重度 HF；150～450m 和＞450m 分别为中度 HF 和轻度 HF。

5.有创性血流动力学检查

急性重症 HF 患者必要时可采用床边右心漂浮导管检查，测定各部位的压力及血液含氧量，计算心脏指数及肺小动脉楔压，直接反映左心功能，正常时 CD＞2.5L/(min·m²)，PCWP＜12mmHg。慢性 HF 患者中右心导管和肺动脉导管适用于：考虑心脏移植或机械循环支持的重症 HF 患者术前评估；超声心动图提示肺动脉高压的患者，在瓣膜性或结构性心脏病干预治疗前评估肺动脉高压及其可逆性；对经规范治疗后仍存在严重症状或血流动力学状态不清楚的患者，为调整治疗方案可考虑行此检查。

6. 心肌活检

心肌活检不推荐用于 HF 患者的常规评价，仅推荐用于经规范治疗病情仍快速进展，临床怀疑 HF 是由可治疗的特殊病因所致且只能通过心肌活检明确诊断的患者。

7. 基因检测

对肥厚型心肌病、特发性扩张型心肌病、致心律失常性右心室心肌病患者，推荐基因检测和遗传咨询。限制型心肌病和孤立的致密化不全心肌病可能具有遗传起源，也可考虑基因检测。

8. 生活质量评估

生活质量评估运用心理学量表，对心理健康、躯体健康和社会功能等进行多维度量化评估。

（八）预后

据统计 HF 患者经治疗好转出院后 1、3、6、12 个月因 HF 再住院率分别为 1.9%、10.1%、14.3%，17.4%；HF 病死率分别为 2.3%、6.6%、8.9%、11.6%。HF 的总体预后较差，长期的心源性病死率和总病死率、心血管事件发生率、再入院率均很高。HF 患者易发生室性心律失常、心动过缓和电-机械分离现象而致猝死。

以下因素与 HF 患者的不良预后相关：年龄、性别、病因、LVEF、利钠肽水平、NYHA 心功能分级、低钠血症、运动峰值耗氧量减少、红细胞压积降低、QRS 增宽、慢性低血压、静息心动过速、肾功能不全、糖尿病、不能耐受常规治疗、难治性容量超负荷等。

第二节　心力衰竭并发肝功能受损

心源性肝功能受损是慢性心力衰竭(HF)患者常见并发症。心脏疾患，尤其是心功能失代偿时，因右心房室内压力升高、心排血量减低而影响到肝静脉内血液压力及质量方面的变化，使肝细胞发生淤血甚至坏死。如 HF 持续发生，将可引起淤血性肝病、缺血性肝炎甚至淤血性肝硬化等。HF 并发肝功能受损的发病率较高，遗憾的是近年来相关的研究少，治疗进展缓慢。

一、发病机制

被动性充血对肝脏的影响只发生在 HF 时，且不同于其他原因导致的循环衰竭。充血性 HF 对肝脏的影响主要起源于三个致病因素：肝脏血流减少、肝静脉压力升高以及动脉血氧饱和度下降。

(一)肝静脉压力升高

HF 时升高的中心静脉被传到肝静脉，再从肝静脉传至引流肝腺泡的小静脉。对人类充血肝脏的电子显微镜研究已证实，压力升高能够引起小静脉周围区域(3 区)肝细胞萎缩。另外，升高的肝静脉压力可导致肝窦充血和窗孔扩大，含丰富蛋白质的液体可通过扩大的窗口进入 Disse 间隙。Disse 间隙中过多的液体在正常情况下被引流入肝脏淋巴管，但当淋巴形成超过了淋巴管的容量时，高蛋白的液体可从肝脏表面渗出至腹膜腔中，这样就产生了 HF 时典型的高蛋白性腹水。

(二)肝脏血流减少

由于肝纤维化，产生机械性压迫作用，使挤压的肝细胞坏死、静脉塌陷，导致肝脏血流减少，无法给予肝组织正常血供，肝脏缺乏营养，进一步加重纤维化，使肝细胞发生变性和坏死。肝脏各区域纤维化的程度不同，这种变化可通过慢性血管淤积造成的肝窦、肝小静脉以及门静脉内局灶性栓塞所致的纤维增生效应来解释。

（三）动脉血氧饱和度下降

慢性肝脏充血时，在 3 区和 Disse 间隙可能会发生纤维化，减弱氧和营养物质从血流向肝细胞的扩散。产生的窦周水肿也会减弱氧和营养物质向肝实质细胞扩散，缺乏营养的肝细胞最终发生坏死。

充血性肝纤维化的发病机制互相影响，从而导致肝衰竭。

二、临床表现

大部分患者右心衰竭常与左心衰竭共存，即充血性 HF。被动性充血的患者因肝脏被膜伸张可致右上腹不适、肝区疼痛。门脉高压出现胃淤血时患者可表现为胃纳差、胃部不适。此外，腹水、下肢甚至全身水肿等体循环障碍的表现在临床上也常见。腹水是由于右心衰竭所致而不是肝脏功能障碍的表现。充血性 HF 时肝脏功能障碍通常是轻度和无症状性的，常在肝脏常规生化检查时被偶然发现。当有症状时，可能表现为轻度黄疸。慢性严重 HF 的患者，黄疸可能较深，提示胆道梗阻。有时 HF 症状会掩盖肝损的症状，从临床表现上难以判断出肝功能已受损，须通过实验室检测等协助诊断。

肝脏的被动性充血可导致许多查体检查异常，有些很具特异性。常出现肝脏增大，有时可为重度增大，肝脏边缘硬、光滑，并有一定程度的压痛。颈静脉怒张、肝颈静脉回流征阳性，常被用来对肝脏充血与原发肝内疾病或布加综合征进行鉴别诊断。三尖瓣反流明显的患者，肝脏可出现跳动。长期充血性肝病患者肝脏跳动消失则提示疾病进展到心源性肝硬化。少数患者有脾肿大，同心源性腹水一样，它起源于中央静脉高压而不是肝脏疾病本身。当门脉高压时，胃镜检查可发现胃淤血。但食管静脉曲张未被证明是单纯心源性肝硬化的结果。

三、辅助检查

（一）肝功能常规检查

肝功能的常规检查在 HF 患者虽可作为初步的筛查，但往往在疾病的晚期才显现出异常，故对 HF 伴肝淤血的早期诊断帮助有限。临床上常用的检测项目有以下几种：

1. 胆红素

25%～75%的充血性 HF 患者胆红素升高。在充血性 HF 患者中，黄疸常为轻度，血清胆红素常低于 80mmol/L（4.5mg/d）。血清胆红素水平明显升高常见于急性右心衰，高胆红素血症似乎与肝细胞本身功能异常有关。由于同时有轻度溶血、摄入减少以及肝细胞结合减少，50%～60%的血清胆红素是未结合型。血清胆红素水平可以在凝血改善后迅速下降，在 3～7 天内达正常水平。长期充血性 HF 的患者，血清胆红素水平可能在肝淤血消退后的数月内都不会恢复至正常，这可能是因为胆红素与白蛋白的共价结合形成的胆红素，其半衰期长达 21 天。

2. 转氨酶

在没有代偿失调的稳定的充血性 HF，5%～30%的患者转氨酶升高，水平常是正常值高限的 2～4 倍。转氨酶水平明显升高（正常值高限的 10 倍以上）见于急性恶化的严重慢性充血性 HF、低血压或休克。天冬氨酸氨基转移酶（AST，谷草转氨酶）通常高于丙氨酸氨基转移酶（ALT，谷丙转氨酶），因为心肌细胞富含 AST，AST 的升高常早于 ALT 升高。极高的 AST 水平也可见于患有药物性或病毒性肝炎的患者，但充血性 HF 患者 ALT 水平常在最后更高。如果 AST 的升高是因为心力衰竭，其水平预计在循环改善后的几天内恢复。相反，在病毒性或药物性诱发的肝炎，AST 水平常持续升高，并且不随循环情况的改变而改善。心肌梗死随之发生心功能异常和充血性 HF 也可能会使会 AST 中度升高，影响对 AST 高水平原因的判断，因此需同时检测其他的酶，如肌酸激酶同工酶，对诊断心肌损害有帮助。转氨酶水平、右心房压力及心脏指数之间存在一种尽管微弱但有意义的相关关系。心脏功能的改善会使转氨酶水平在

3～7 天内恢复正常。

3.碱性磷酸酶

碱性磷酸酶水平升高不常见于充血性 HF，即使有也是轻度的，常不超出正常高限的 2 倍。肝脏淤血导致碱性磷酸酶水平升高机制还不清楚。压力诱发的肝内胆道梗塞和肝功能异常，两者可能同时起作用。当充血性 HF 并发肝结节再生时，碱性磷酸酶升高。

4.凝血酶原时间

超过 80% 的充血性 HF 患者可有凝血酶原时间延长，急性 HF 者比慢性者更为常见。在急性充血时，凝血酶原时间可以迅速增加至正常的 2 倍，使用维生素 K 治疗无效，在纠正 HF 后恢复至正常。因此这些患者对华法林非常敏感。心功能改善后，凝血酶原时间在 2～3 周后恢复正常。

5.血清白蛋白

30%～50% 的充血性 HF 的患者血清白蛋白中度下降。低白蛋白水平见于腹水和水肿的患者，血清白蛋白通常与充血性 HF 的持续时间以及肝损害程度均无关。随着充血性 HF 缓解后，血清白蛋白水平可能需要 1 个多月的时间恢复。

6.吲哚菁绿保留试验

80% 的 HF 患者该试验异常，与中心静脉压升高相关。若在 15 分钟时保留增加超过 40%，则可预测心脏手术后死亡可能性增加。充血性 HF 并发肝功能受损患者，在排除药物等其他因素时 HF 程度越严重，上述指标变化越明显。反之，经治疗后病情得以缓解，则检测指标也相应恢复。因此可通过肝功能指标间接预测 HF 患者的治疗效果。

(二)静脉压测定

正常中心静脉压(CVP)为 0.59～1.18kPa(6～12cmH_2O)，难治性心力衰竭(RHF)时下腔静脉回流障碍，CVP 值增高。当 CVP 显著增高时，患者则出现肝淤血、肿大、肝区疼痛等表现。通过 CVP 指标变化可预测 RHF 对肝脏的影响程度。患者若出现门脉高压，则门静脉和下腔静脉之间的压力差即门脉压梯度(PPG)超过正常上限 5mmHg。当 PPG 超过阈值 10mmHg 时出现静脉曲张，超过 12mmHg 时出现静脉曲张出血、腹水，PPG 值介于 6～10mmHg 时则处于门脉高压的亚临床期。而临床最常用的评估门静脉压力的方法是测量肝静脉压力(HVPG)，在肝静脉导管术时，它是肝静脉楔压(WHVP)和自由肝静脉压(FHVP)之差。当 RHF 引起肝脏流出道阻塞时，被归类为"窦后性"或"肝后性"门静脉高压，表现为 WHVP 和 FHVP 异常升高，而 HVPG 正常。用于测量 WHVP 和 FHVP 的间接和安全的肝静脉导管术，是首选的估计门静脉压力的技术，也可反映 RHF 对肝淤血的影响程度。

(三)影像学技术

1.超声检测

肝功能早期受损时，超声显示肝脏肿大、下腔静脉及肝静脉扩张。当患者的中心静脉压增高，肝静脉失去了三相波形，血流频谱呈 M 形。出现心源性肝硬化时，只能见到单相持续低流速波形。三尖瓣反流时，肝静脉的正常三相波显示为变小向前的收缩波形且收缩/舒张波流速比<0.6(正常>4.0)。严重的充血性 HF 患者，由于右侧心脏的机械性影响，其门静脉压的血流频谱也发生变化。正常人门静脉为持续性静脉频谱，只有在吸气时流速会增高。肝脏被动充血时，压力增高的右房和肝静脉能量直接通过扩张的肝窦传递到门静脉。这个能量传递使门静脉血流频谱的搏动指数增加，因为此时肝脏不再阻止门脉循环对中心静脉压的影响。这个搏动指数显现为在心室舒张时呈单相向前的峰值速度而在整个心室收缩时速度逐渐减弱并反向流动，或腔静脉在每个心动周期显现为两相向前的峰值速度。随着心源性肝硬化进一步加重，肝脏的形态与其他类型的肝硬化形态相似。多普勒波形显示患者的肝静脉因周围组织纤维化而塌陷。

2.计算机断层扫描(CT)

CT 可发现充血的肝脏腔静脉和肝静脉扩张。中心静脉压增高使造影剂衰减并增强了下腔静脉与肝静脉造影。增强 CT 显示经实质对比增强后肝脏呈不均匀、斑点、网状镶嵌影。可能由于静脉流出受损导致肝血流动力学变化及肝实质扭曲产生异常的肝 X 线照片。小静脉或中静脉的延迟增强可能会出现增强较差的线性或曲线区域。肝静脉高压时，肝周边增强较差或延迟增强的大片网状区域可能提示这些区域有血流停滞现象。血液停滞最可能影响肝动脉与门静脉循环。CT 的其他辅助发现还包括心脏扩大、肝大及因淋巴水肿、胸腔积液、心包积液、腹水等使肝内门静脉周围呈现光亮透明。

3.磁共振成像(MRI)

诊断心源性肝硬化时，MRI 采取对比增强影像，能提高肝脏网状模式的低强度信号。肝静脉和(或)下腔静脉内造影剂逆流是心源性肝硬化的特征性征象之一，阳性率高。肝脏增大、实质不均匀的花斑样强化，门静脉高压程度较轻，并有心脏增大、心包增厚或积液、肝静脉和(或)下腔静脉狭窄或血栓形成等，为心源性肝硬化的间接征象。

四、早期发现的线索

判断 HF 引起肝功能损害需要综合多种生化检查结果及临床表现。①仔细询问病史及进行体格检查，如有无胃纳减退、腹胀或腹痛、外周浮肿、肝脏肿大，尤其应注意剑突下肝区有无叩痛，注意颈静脉的充盈，有无异常的颈静脉波和颈静脉压，将有助于判断。肝颈静脉反流征检查也要常规进行。②肝脏超声波检查，这种简便的方法可以在任何医院进行。病变早期肝脏呈均匀性肿大，肝实质回声稍减弱，透声性增强，肝静脉和下腔静脉扩张，管径增宽，因血流缓慢管腔内出现"云雾"状回声。晚期可导致心源性肝硬化，表现为肝实质回声弥漫增强、增粗、不均，可有结节状区，肝内门静脉分支僵硬变细甚至消失。而门静脉主干的左右分支可显示扩张。Zardi 等研究表明，HF 导致的肝功能损害、肝硬化可以通过超声多普勒检查而早期明确病情变化。超声多普勒检查能反映肝充血时血流动力学变化，能确切显示近几周充血性 HF 的病情进展，且能辨别肝功能受损的原因。因此对于 HF 患者应积极予以内脏超声多普勒检查。③实验室的指标，如血清胆红素与转氨酶升高(其中 AST 升高＞ALT 升高值)、凝血酶原时间延长、血清白蛋白降低等。当 HF 患者出现肝功能生化指标异常时，应警惕可能已并发肝损害。

五、诊断的标准

基于上述临床表现及实验室检查描述，对心源性肝损的诊断应考虑以下几点：①患者有充血性 HF 病史。②出现右上腹不适、疼痛、颈静脉怒张等肝功能受损的临床表现，同时伴有双下肢水肿、肺动脉高压等充血性 HF 体征。③实验室检查：ALT、AST 升高且 ALT/AST＞1，多种酶学指标常以 3 倍以内的增高为界线，蛋白质代谢异常主要表现为白蛋白降低、球蛋白增高、白蛋白/球蛋白(A/G)值下降及倒置，血清胆红素增高。④超声、CT、MRI 等影像学技术发现肝静脉、下腔静脉扩张、中心静脉压增高等肝血流动力学变化。⑤肝穿刺的病理学显示肝小叶中央细胞坏死、肝细胞水肿、溶解及坏死，但由于属有创性检查，患者此时多病情较重，广泛开展有一定困难。⑥排除其他原因所致的肝细胞坏死。

近几年有关心源性肝硬化诊断方面的研究较少。IlanS.Weisberg 等在对充血性肝病诊断的补充值得参考：①任何有慢性 HF 临床表现或 CVP 增高，且肝功能检查异常的患者，都应怀疑有充血性肝病。②常规用于病毒性肝病、代谢性肝病等原发肝脏疾病的血清学检测可用于鉴别心源性肝损，尤其要排除那些与心肌病有关的肝病如结节病等。③腹水分析及腹部影像检测能提供重要的诊断线索。④仔细询问肝病史和掌握肝血流动力学数据有助于评估肝纤维化及肝功能紊乱的程度。⑤肝功能改善取决于心功能治疗效果对心源性肝病诊断具有重要意义。

六、鉴别诊断

(一)缩窄性心包炎

缩窄性心包炎所产生的临床和肝脏病理改变与布-加综合征相似，依赖于静脉回流阻塞的严重程度，可出现肝大、腹水、肝右上象限疼痛、恶心呕吐等。缩窄性心包炎所产生的肝静脉高压可能导致严重的3区充血和坏死，与单纯右心衰患者相比，其肝硬化的发生更常见、更迅速。肝脏肿大、大量腹水、外周水肿是常出现的体征，但是由于某种尚不清楚的原因，总是特征性地不出现黄疸。周围静脉压显示颈静脉压力升高，出现Kussmaul征(颈静脉压在吸气时升高)、心包叩击音，胸片显示心包钙化，心超示心包增厚、室壁活动减弱、室间隔矛盾运动等表现，右心导管检查的特征性表现是肺毛细血管压力、肺动脉舒张压力，右心室舒张末期压力，右心房压力均升高且都在同一高水平，这些可能为缩窄性心包炎的诊断提供重要线索。早期行心包切除术可以治愈。

(二)药源性肝损

HF患者往往服用多种药物。药物性肝损害是指在治疗过程中由于药物的毒性损害或过敏反应所致的肝脏疾病。国际药物性肝损害分型标准将之分为3型：①ALT＞2倍正常值高限，或ALT超过正常值高限的倍数与碱性磷酸酶(ALP)超过正常值高限的倍数比值(R)≥5，为肝细胞型。②ALP升高＞正常值2倍和R≤2，为胆汁淤积型。③ALT、ALP＞2倍正常值高限和2＜R＜5，为混合型。肝脏损害多出现在用药后1～4周。HF时的肝损也可能由药物引起，且老年人更易发生。因为老年患者肝肾功能减退，对某些药物的代谢能力降低。老年患者随着年龄增长疾病增多，用药机会也增多。在HF纠正后若肝功能指标无改善，因考虑药物因素引起的肝损害。

(三)酒精性肝损

患者有长期饮酒史(连续5年或以上)且每日饮白酒50～100g。酒精性肝损患者的临床症状轻微，可有腹胀、乏力、肝区不适、厌食等非特异症状，少数患者可以无症状。实验室指标变化不明显，可有甘油三酯、血胆红素、ALT、γ谷氨酰转移酶(GGT)、AST等升高，凝血酶原活动度下降等1～2项异常。病理改变具备以下2项或2项以上改变：①有少数小坏死灶及中性粒细胞浸润。②肝小叶中心窦周纤维化。③肝细胞脂肪变性少于肝小叶的1/3。④局部肝细胞变性，胞质内找到巨大线粒体或铁染色阳性。HF并发肝损害患者，其肝功能异常的临床表现显著，影像学示肝脏的血流动力学异常。HF患者若有长期饮酒史且出现肝功能异常，可通过病理及影像学检查区分酒精性肝病与心源性肝病。

(四)某些疾病共同导致的HF与肝损害

感染、代谢、免疫、血管炎或中毒等多种病因可能同时或先后累及心血管与肝脏，有的可能以某一方面的病变为突出表现，而另一方面的病变则易被忽略。临床较为常见而重要的病变有酒精性肝病与酒精性心肌病、非酒精性脂肪性肝病与代谢综合征及冠心病、淀粉样变性、结节病。因此在诊断时，须先明确病因。

(五)原发性胆汁性肝硬化

原发性胆汁性肝硬化是一种以妇女为主要患者的慢性进行性疾病。其特点为肝内胆管进行性破坏，伴随门脉周围炎症，最终导致肝纤维化和肝硬化。由于血清中胆盐浓度增高，可引起皮肤瘙痒、粗糙、色素沉着，多在皮肤瘙痒2年后出现黄疸。ALT正常或轻度升高，碱性磷酸酶、免疫球蛋白IgM改变有助于早期诊断，抗线粒体抗体AMA阳性有特异性诊断价值。其形态学特征为：小胆管上皮细胞胆管有特征性细丝，小叶周边部肝细胞内有淤胆及脂肪颗粒而小叶中央无淤胆。用熊去氧胆酸(UDCA)治疗可有效减慢胆汁性肝硬化进展。而充血性HF并发肝功能受损主要以肝细胞破坏为主，很少引起黄疸，只有当疾病进行性加重时才会影响到胆管功能。心源性肝损患者ALT、AST等肝功能指标均增高，影像学表现为门脉压增高、肝静脉扩张等。当慢性 HF 症状缓解，患者肝功能受损的表现也会相应减轻。

七、早期的治疗方案

心源性肝硬化应在 HF 常规治疗的基础上加用保肝药物并去除诱发因素如某种药物的影响，可采取强心、利尿、扩血管治疗，并注意有效循环血量的维持。使用利尿剂治疗时应考虑：①利尿剂能通过抑制不同部位 Na^+ 重吸收，或增加肾小球 Na^+ 滤过、增加水和 Na^+ 排出而减轻体循环淤血，从而降低门静脉压力，使肝淤血得以缓解。②HF 患者由于心排血量下降，肾动脉血流量亦明显下降，导致醛固酮分泌增多和继发性血管升压素增加，水、Na^+ 潴留，使用利尿剂能改善上述情况，增加肾血流量。③襻利尿剂同时有静脉扩张作用，能有效地减轻前负荷。在适当的利尿剂治疗后，黄疸、肝淤血肿大和腹水均很快缓解。但对心搏量明显下降的患者，应避免过度使用利尿剂，否则会因肝血流灌注减少而促使 3 区坏死。缺血性肝病患者的治疗应该以恢复心排血量和逆转血流动力学不稳定的潜在原因为目的。强心剂是通过增加心脏的收缩力而改善 HF 症状。但对于右心衰竭导致肝淤血的患者，强心剂疗效往往较差，可能与右心衰竭时以容量负荷加重、右心室心肌较左心室少有关，其机制有待于进一步探讨。血管扩张剂能改善心脏前负荷，尤其通过扩张静脉血管，能缓解肝静脉淤血症状。对顽固性腹水者不能放液，因为其为腔静脉压力增高所致，即便抽液后仍有液体漏出。但在某些特殊情况下如患者因腹水过多导致行动不便、横膈上抬使心脏受压时，为了缓解症状可放液。而腹腔静脉分流或经颈静脉肝内门-体分流术对心源性腹水来说则是禁忌的，因心源性肝硬化的预后取决于基础心脏病的严重程度。当然考虑心脏移植时发现患者有腹水时，应进行肝活检以排除肝硬化。除此之外，患者应慎用各种有潜在毒性的药物如华法林、利多卡因及茶碱等，用药期间应检测其血清水平，并警惕中毒症状出现。

八、早期预防方案

心源性肝损害是临床慢性充血性 HF 患者常见并发症。肝功能受损后对心脏功能也会有影响，逐渐导致心肝之间的恶性循环。因此早期预防、积极治疗原发病以避免肝损坏的发生具有重要意义：①积极治疗 HF 及其病因、诱发因素、控制 HF 的发展。②HF 患者应定期门诊随访以缓解 HF 病情或控制其进一步发展。门诊治疗时除定期检测心超、脑钠肽（BNP）等心功能指标外，还应经常复查肝功能、腹部 B 超等。③避免引起肝功能受损的诱发因素如感染、心脏负荷增加（如体力过劳、精神创伤或情绪激动、输液过多）、心律失常、药物（洋地黄中毒、使用违禁药品）、并发症（甲状腺功能亢进、肺栓塞等）以及抽烟、嗜酒，但没有必要过早应用保肝药。④由于大部分患者的肝功能受损是由于右心功能不全所致，而后者多在左心功能不全的基础上发生，所以应在 HF 住院期时给予积极地抗 HF 治疗。⑤对于有肝炎等肝功能受损史的患者，在治疗 HF 时应避免选用对肝功能有影响的药物，且用药期间领密切检测肝功能指标。只有早期预防、早期发现、及时治疗才能防止 HF 病情恶化。

九、预后分析

HF 合并肝功异常并不少见，虽然肝功能严重损害者并不多，但 HF 合并肝损给治疗带来困难，使病情进入恶性循环，增加了死亡率。推测其主要原因有：①HF 肝淤血后肝功严重受损，患者恶心、呕吐不能进食，致电解质紊乱、低钾血症，心肌细胞膜通透性增加，K^+ 减少及 K^+ 外流致室性异位性心律而猝死。②HF 合并肝功能损害，机体水钠潴留，心脏负荷加重，左室收缩力急剧下降，射血分数降低，以致猝死发生。③HF 合并肝功严重受损，对肾素灭活减少，激活肾素-血管紧张素醛固酮系统（RAAS），同时激活血管紧张素 II，加重心肌细胞凋亡，改变细胞外基质成分，减少血管形成，加重 HF，形成恶性循环。④一些损肝药物（如：阿司匹林，第一、二代头孢菌素等）与肝细胞内 P450 酶系及一些基团结合，加重肝脏负担，胆红素不能代谢而血中胆红素升高明显，抑制迷走神经，使心脏骤停在舒张期。老年 HF 患者，若同时有肝功能损害则预后较差，其原因与肝脏疾病有关，肝病时能量代谢及物质代谢紊乱、肝吞噬细胞功能降低，从而易合并有多器官损害。因此，对老年 HF 患者并发肝损害应引起注意，应及时处理以提高存活率。

十、最新研究进展

近几年，人们对利尿钠肽指导 HF 管理的兴趣逐年增加。国内外许多研究者开始探讨 BNP 在 HF 并发症治疗中的指导作用，研究充血性 HF 患者 BNP 与其肝功能异常的临床意义等。BNP 水平能较好地反映 HF 程度，HF 患者肝功能异常与 HF 程度也有密切关系，因此有研究指出 BNP 水平检测能间接反映心源性肝损情况。BNP 为心脏收缩功能的独立预测指标，充血性 HF 肝硬化患者的 BNP 释放可能是由于心脏收缩功能异常所致。Pimenta 等对 83 例平均年龄在 56 岁，Child-Pugh 分级 10 分的肝硬化患者进行研究(排除已知有心脏病史的患者)。通过单变量分析，发现较高 BNP 水平可预测心源性肝硬化患者的 6 个月病死率。由于 BNP 水平反映心脏的收缩功能，同样该指标与心源性肝硬化失代偿患者的中期病死率也有关。值得注意的是，BNP 水平受非心脏因素如患者年龄、肾功能、血清白蛋白等影响。更重要的是，BNP 似乎更能反映心肾间的联系而非单纯心功能障碍。考虑到这些因素，反映体内情况的 BNP 水平可能对预测心源性肝硬化预后有帮助，因为此类患者的存活率多数是通过肝衰竭、肾功能及心功能来判断的。充血性 HF 并发肝硬化者，其 BNP 水平反映了心脏功能及非心源性因素(如年龄等)，因此是 HF 诊断过程中以及判断病情严重程度的一个非常敏感的指标。对 HF 患者应注意其肝功能的异常变化，必要时应做 BNP 检测，动态观测肝功能及 BNP 水平有助于判断治疗效果及估计预后。

奈西立肽是利用重组 DNA 技术从大肠杆菌中获得的合成型人类 BNP，作用与人类 BNP 极其相似。已有众多临床试验研究证实：奈西立肽能改善慢性心力衰竭急性失代偿患者的症状和血流动力学状态，与多巴酚丁胺比较，明显减少严重心律失常的发生。此外还能排钠利尿、降低肺毛细血管压、降低右室压。因此近期许多研究指出奈西立肽可用于治疗由肺动脉高压导致的 RHF，从而缓解心源性肝损的症状。

左西孟坦为钙增敏剂，其主要与心肌钙蛋白 C 结合，加强收缩蛋白对 Ca^{2+} 的敏感性，从而增加心肌收缩力。左西孟坦同时能促进 ATP 依赖的钾通道开放，作用于血管平滑肌，引起血管扩张；作用于心肌细胞，有潜在保护心肌细胞的作用。因其抗心肌缺血的性质，可用于缺血性心肌病，优于其他的正性肌力药。左西孟坦在肺动脉高压引起的 RHF 患者中，可降低右室后负荷。因其有扩血管、增加心肌收缩力等作用，在国外许多临床实践中推荐使用。单纯的急性 RHF，若收缩压<90mmHg，可选用左西孟坦作为正性肌力作用。急性 HF 肝功能受损的患者，对其他治疗无反应，可以早期选用左西孟坦等。

西地那非为磷酸二酯酶抑制剂-5(PDEI-5)。许多研究证实其能降低肺动脉压，因此可用于治疗肺心病。Nagendran 等在研究中指出，磷酸二酯酶-5(PDE-5)在正常的心室中无表达。当心室压力增高、产生肥厚性心肌病时，心肌内 PDE-5 呈高表达状态。因此使用西地那非能抑制 PDE-5，其对右心室具有降低室内压、改善后负荷的作用。HF 并发肝损的治疗以改善右心室压为主要治疗目的，因此基于上述理论，西地那非可用于改善 HF 并发的肝损症状。

第八章　心肌疾病

第一节　扩张型心肌病

2006 年 AHA 对心肌病给出了当代新的定义和分类，强调以基因和遗传为基础，将心肌病分为遗传性、混合性和继发性三大类。扩张型心肌病(dilated cardiomyopathy，DCM)是一类既有遗传，又有非遗传因素参与的混合型心肌病，以左心室或双心室扩张并伴收缩功能受损为特征。临床表现为进行性心力衰竭、心律失常、血栓栓塞和猝死，预后较差。DCM 治疗主要是改善症状、预防并发症和阻止病情进展，少数患者病情恶化时需要进行心脏移植。5 年生存率不及 50%，严重危害人类健康，尤其是青少年和儿童。

一、病因和发病机制

DCM 病因迄今不明，除特发性、家族遗传性外，近年来认为持续病毒感染和自身免疫反应是其重要原因。

(一)特发性 DCM

原因不明，需要排除全身疾病和有原发病的 DCM，有文献报道约占 DCM 的 50%。

(二)家族遗传性 DCM

DCM 中有 30%～40%有基因突变和家族遗传背景，部分原因不明，与下列因素有关：①除家族史外，尚无临床或组织病理学标准来对家族性和非家族性的患者进行鉴别，一些被认为是散发的病例实际上是基因突变所致，能遗传给后代；②由于疾病表型，与年龄相关的外显率，或没有进行认真全面的家族史调查易导致一些家族性病例被误诊为散发病例；③DCM 在遗传上的高度异质性，即同一家族的不同基因突变可导致相同的临床表型，同一家族的相同基因突变也可能导致不同的临床表型，除了患者的生活方式和环境因素可导致该病的表型变异外，修饰基因可能也起了重要的作用。常染色体显性致病基因是目前导致家族遗传性 DCM 最主要的致病基因之一。

(三)继发性 DCM

由其他疾病、免疫或环境等因素引起，常见以下类型：①缺血性心肌病：冠状动脉粥样硬化是最主要的原因，有些专家们认为不应使用"缺血性心肌病"这一术语，心肌病的分类也不包括这一名称；②感染/免疫性 DCM：病毒性心肌炎最终转化为 DCM，既有临床诊断，也有动物模型的证据，最常见的病原有柯萨奇病毒、流感病毒、腺病毒、巨细胞病毒、人类免疫缺陷病毒等，以及细菌、真菌、立克次体和寄生虫(如 Chagas 病由克氏锥虫感染引起)等，也有报道可引起 DCM，在克山病患者心肌中检测出肠病毒；③中毒性 DCM：包括了长时间暴露于有毒环境，如酒精性、化疗药物、放射性、微量元素缺乏致心肌病等；④围生期心肌病：发生于妊娠最后 1 个月或产后 5 个月内，发生心脏扩大和心力衰竭，原因不明；⑤部分遗传性疾病伴发 DCM：见于多种神经肌肉疾病，如 Duchenne 肌肉萎缩症、Becker 征等均可累及心脏，出现 DCM 临床表现；⑥自身免疫性心肌病：如系统性红斑狼疮、胶原血管病等；⑦代谢内分泌性和营养性疾病：如嗜铬细胞瘤、甲状腺疾病、肉毒碱代谢紊乱、硒缺乏、淀粉样变性、糖原贮积症等。

近十余年研究证实，DCM 的发生与持续性病毒感染、自身免疫反应及遗传因素有关。

1.病毒感染

大量研究证明，DCM 的发病与肠道病毒、肝炎病毒、疱疹病毒和 HIV 等病毒感染有关。

病毒持续感染对心肌组织的持续损害及其诱发的免疫介导的心肌组织损伤是病毒性心肌炎进展为DCM的一个重要机制。病毒持续感染的可能机制是发生了免疫逃避，病毒基因发生了突变，是病毒结构蛋白水平低下，降低了完整的感染性病毒颗粒的形成，不能激活集体的免疫反应而发生免疫逃避，持续感染导致心肌结构的破坏或干扰心肌兴奋-收缩偶联降低心肌收缩功能，心肌的进行性破坏导致慢性病毒性心肌炎向DCM进展。

2.自身免疫

大量研究证实，自身免疫反应在DCM的发生发展中起着重要作用，如清除实验性病毒性心肌炎小鼠中的病毒后，心肌炎仍持续存在，外周血中仍可检测出抗心肌自身抗体，并且最终演变成DCM，这一结果表明，病毒介导的自身免疫反应参与了心肌损伤，促进心肌病的发生发展。业已证明，在DCM患者血清中存在多种抗心肌自身抗体，如抗肌球蛋白重链自身抗体(MHC)、抗腺嘌呤核苷酸(ADP/ATP)转运体自身抗体(ANT)、抗β-肾上腺素能受体自身抗体、抗M2胆碱能受体抗体等，它们通过诱导能量代谢障碍、细胞毒性反应和心肌细胞的钙超负荷等作用促进心肌炎及其后心肌病的发生发展。

3.遗传因素

DCM患者中20%～50%有基因变异和家族遗传背景。提示遗传缺陷在特异性DCM的发病过程中具有重要作用。到目前为止，在扩张型心肌病家系中采用候选基因筛查和连锁分析策略已经定位了362个染色体位点与该病相关，并已经从中成功鉴定出了322个致病基因，其中90%FDCM的遗传方式为常染色体显性遗传，染色体连锁遗传占5%～10%，其他遗传方式如常染色体隐性遗传和线粒体遗传的患者也有少量报道。在变异的基因中主要是心肌细胞肌小节结构和调节蛋白成分，其次为通道和调节蛋白新的变异基因。

目前在我国基因筛选和诊断尚未应用于临床DCM领域。预计基因诊断方法和筛选将可能成为以后DCM评估的重要途径。

4.细胞凋亡

细胞凋亡是基因控制下的细胞程序性死亡，DCM的发生和发展中有细胞凋亡机制参与。启动细胞凋亡的因素可能有病毒感染，一氧化氮高水平表达可抑制细胞保护系统启动细胞凋亡，有些心脏的自身抗体可以通过激活凋亡信号通路，诱导心肌细胞的凋亡，从而介导DCM的发生。在病毒性心肌炎(VMC)、DCM中病毒导致的细胞凋亡可能是机体抗病毒的自然机制，也可能是免疫系统无效的机制之一。

二、临床表现

主要表现为各种心力衰竭的症状和体征。

(一)症状

起病缓慢，可以无症状的心脏扩大表现许多年，或表现为各种类型的心律失常，可逐渐发展，并出现心力衰竭，可先有左心衰竭、心慌、气短、不能平卧，然后出现有心衰竭、肝脏肿大、水肿、尿少，亦可起病即表现为全心衰竭。DCM进展至终末期，较严重的症状通常表现为低输出状态和低灌注，可能合并淤血。Forrester分级可用于心力衰竭患者来描述脏器淤血和周围灌注情况。脏器淤血症状和体征包括气急、端坐呼吸、夜间阵发性呼吸困难、晨起咳嗽、外周水肿、肺部细湿啰音、腹腔积液、肝淤血和颈静脉怒张等，低灌注可表现为恶心、呕吐、消化不良、精神改变、酸中毒、肝肾功能恶化、毛细血管再灌注减慢、皮肤湿冷、低血压、脉压减小等。

(二)体征

心脏扩大最为多见，心尖部第一心音减弱，由于相对性二尖瓣关闭不全，心尖部常可闻及收缩期杂音，偶尔心尖部可闻及舒张期杂音，心力衰竭加重时杂音增强，心力衰竭减轻时杂音减弱或消失，大约75%的患者可闻及第三心音或第四心音。

(三)实验室及其他检查

1. X 线检查

心脏扩大为突出表现,以左心室扩大为主,可伴右心室扩大,也可有左心房及右心房扩大,肺血管影增粗。

2. 心电图

可有各种心律失常,以室性期前收缩最多见,心房纤维颤动次之。不同程度的房室传导阻滞、右束支传导阻滞常见。广泛 ST-T 改变、左心室肥厚、左心房肥大,由于心肌纤维化,可出现病理性 Q 波,各导联低电压。

3. 超声心动图

左心室明显扩大,左心室流出道扩张,室间隔及左心室后壁搏动幅度减弱,左心室射血分数和短轴缩短率明显下降。

4. 磁共振和 CT

磁共振表现为左心室或双侧心室腔扩张,左心室多呈球形。室壁厚度均一,多在正常范围,进展性 DCM 心肌可变薄。重症病例左心房或左心室内可见附壁血栓。MRI 电影显示左心室或双侧心室弥漫性室壁运动功能降低,EF 多在 50%以下。左心室容积增大可引起二尖瓣瓣环扩张,从而发生二尖瓣关闭不全,磁共振电影上表现为血流无信号区。

5. 放射性核素检查

放射性核素心肌灌注显影表现为心腔扩大,心肌显影呈弥散性稀疏,心室壁搏动幅度减弱,射血分数降低。

6. 心内膜心肌活检

由于 DCM 的心肌组织病理缺乏特异性,心内膜心肌活检(EMB)对 DCM 的诊断价值有限。目前认为心肌细胞直径(肥大)、细胞核形态参数、胞质疏松化、收缩带、心肌间质纤维化、心肌细胞排列、心内膜厚度及平滑肌细胞增生密度等指标对 DCM 具有重要的病理诊断价值。

三、诊断和鉴别诊断

(一)诊断

临床上有心脏增大、心律失常和充血性心力衰竭的患者;胸部 X 线检查心脏扩大、心胸比例>0.5,心电图上出现左束支传导阻滞图形或房颤等心律失常,超声心动图证实有心脏扩大和心脏弥漫性搏动减弱,应考虑本病可能,但要除外各种病因明确的器质性心脏病。对扩张型心肌病的进一步诊断需有完善的病史、体格检查、心功能评估、左心室射血分数(LVEF)检测。有条件者可检测患者血清中抗心肌肽类抗体,如抗心肌线粒体 ADP/ATP 载体抗体、抗肌球蛋白抗体、抗 β1-肾上腺素能受体自身抗体、抗 M2 胆碱能受体抗体,作为本病的辅助诊断。

BNP 和 NT-proBNP 可用于鉴别是否为心力衰竭以及指导治疗和进行危险分层,因为这两者为心室容量负荷和压力负荷过重的反应,与症状严重程度和 NYHA 级别相关,病情越重,充盈压越高,LVEF 越低,BNP 越高。

(二)鉴别诊断

DCM 的一些临床表现需要与其他脏器的终末期病变相鉴别,如肺部疾病(气短、呼吸困难)、肝硬化(腹腔积液、外周水肿)、肾衰竭、甲状腺功能减退(疲劳)等。运动试验和实验室检查可鉴别出非心源性疾病。

DCM 在临床上易误、漏诊。年轻患者的 DCM 容易漏诊或误诊,因为可导致呼吸困难和疲劳的新发哮喘或慢性支气管炎比 DCM 更为常见。恶心、呕吐常常更易联系到消化系统疾病。其他一些心脏病也有着与 DCM 相类似的表现,如心绞痛、肥厚型心肌病、限制型心肌病、心肌炎、高血压性心脏病、心脏瓣膜病等。

四、治疗和预后

DCM 早期表现为心室扩大、心律失常，逐渐发展为心力衰竭，出现心力衰竭症状后 5 年生存率仅为 40%。目前治疗尚无特效药物及方法。治疗主要是改善症状，预防并发症和阻止病情进展，少数患者病情恶化需要进行心脏移植。

心力衰竭的基本治疗包括行为和生活方式改变，如低盐饮食、液体管理、监测体重和降低冠状动脉危险因素，使用血管紧张素转换酶抑制剂(ACEI)、利尿剂和地高辛等药物治疗，电生理治疗，包括植入心律转复除颤器(ICDs)和心脏再同步治疗，必要时还需行外科手术治疗，如血运重建、瓣膜手术、心脏机械支持以及心脏移植手术。

（一）ACEI

ACEI 治疗 DCM 可以降低心脏的压力负荷，有效改善症状，长期应用可以阻止心脏扩大的进程，改善患者生存率。

（二）洋地黄

洋地黄具有增强心脏收缩力的作用，用于治疗心力衰竭和控制心率，但剂量宜偏小。

（三）利尿剂

利尿剂通过增加尿量，排除机体内潴留的液体，减轻心脏前负荷，改善心功能。

（四）β 受体阻滞剂

针对自身抗体治疗。避免自身抗体的产生、削弱或阻止抗体与自身抗原的结合、抑制过度的炎症反应是针对自身抗体治疗的三个主要措施。大多数自身抗体导致心肌损伤均通过活化细胞膜 β 受体或其他途径激活细胞内信号传导通路，引起细胞内钙超载介导心肌损伤。因此，β 受体阻滞剂及钙拮抗剂曾广泛应用于扩张型心肌病的治疗。心功能不全是扩张型心肌病的主要临床表现，慢性心功能不全导致心室重构是应用 β 受体阻滞剂的指征。β 受体阻滞剂可防止心室重构，改善长期预后。多中心临床研究表明，长期应用选择性 β 受体阻滞剂美托洛尔可有效改善扩张型心肌病患者的临床症状及心力衰竭进展。选用 β 受体阻滞剂从小剂量开始，视症状、体征调整用药，长期口服可使心肌内 β 受体密度上调从而延缓病情进展。

（五）抗心律失常

室性心律失常和猝死是 DCM 常见症状，可用 β 受体阻滞剂、胺碘酮治疗，胺碘酮具有较好的抗心律失常作用，但由于具有严重的不良反应，在使用时需要严密监测，通常使用小剂量(0.2g/d)治疗。

（六）抗凝治疗

扩大的心房心室腔内易有附壁血栓形成，对右心房纤颤或深静脉血栓形成等发生栓塞性疾病风险高且没有禁忌证的患者可应用阿司匹林预防附壁血栓形成，对已形成附壁血栓和发生血栓栓塞的患者须长期抗凝治疗，可口服华法林。

（七）其他药物治疗

使用地尔硫䓬治疗扩张型心肌病的多中心资料显示，在治疗心力衰竭的基础上加用地尔硫䓬，患者心胸比例、左心室舒张末内径、左心室射血分数均获不同程度改善，且病死率也降低，说明地尔硫䓬治疗扩张型心肌病是有效的。中药黄芪、生脉散和牛磺酸等有抗病毒、调节免疫改善心功能等作用，长期使用对改善症状及预后有一定辅助作用。

（八）电生理治疗

对于 DCM 患者，LVEF≤35%、NYHA 心功能分级 II～III 级是植入心脏电复律除颤器 I 类适应证。心脏再同步治疗能够有效地改善顽固性心力衰竭患者的心室传导和(或)室内传导，从而改善患者的心脏功能和症状。目前，我国心力衰竭治疗指南认为，对于缺血性或非缺血性心力衰竭患者在充分抗心力衰竭药物治疗下心功能分级仍为III～IV级，LVEF≤35%，LVEDD≥55mm，QRS波时限≥120毫秒，且经正规综合治疗(除非有禁忌证)，仍不能改善临床状况，反复以心力衰竭住院，符合 CRT 指征。

（九）手术治疗

DCM 患者在某些情况下需要手术治疗，如冠状动脉病变需考虑行血运重建术。对于瓣膜病变症状明显患者可行瓣膜手术，如 DCM 导致二尖瓣的环形扩张，出现二尖瓣反流，可予以二尖瓣修补或置换术。心脏移植是 DCM 晚期的治疗选择，当患者心脏功能恶化、药物治疗无效时，同种异体心脏移植是适合的。ACC/AHA 提出了 5 项核心措施，包括：①评估入院时、住院期间和计划的出院后的左心室功能；②对于左心室收缩功能不全建议使用 ACEI 或 ARB；③给予患者出院指导，包括活动级别、饮食、出院后用药、随访观察、体重监测，以及症状恶化时的处理；④成人建议戒烟；⑤对于有房颤的患者予以合适的抗凝治疗。这些措施可进一步改善心力衰竭患者的生活质量和预后。

（十）避免治疗失误

DCM 患者需予以密切随访观察。患者需检测与药物有关的并发症，如高钾血症与 ACEI、ARB、醛固酮拮抗剂；低钾血症与利尿剂，低血压与任何可降低血压的药物，或其他药物相关问题。β 受体阻滞剂的疗效是确切的，但在临床应用时应注意时机的选择，DCM 严重的心功能不全液体潴留未得到改善时使用上述药物显然是不合理的。使用地高辛时注意防止洋地黄中毒。对于出现病情进展或终末期心力衰竭的患者可予以频繁、可重复无创检查（如 6 分钟步行试验）客观评估功能储备，或者血流动力学的有创检查（如右心导管检查）。心力衰竭生存分数已用于危险分层，并包括缺血性病因、静息心率、左心室射血分数、平均血压、室内传导阻滞、高峰 VO2 与血钠。

DCM 一旦发生心力衰竭，预后不良，5 年死亡率为 35%，10 年死亡率达 70%。

第二节　肥厚型心肌病

肥厚型心肌病（hypetrophie cardiomyopathy，HCM）是一种相对常见的遗传性疾病，属于常染色体显性遗传病，有家族史者约占 50%，发病率约为 0.2%，男女比例为 2∶1，平均发病年龄为（38＋15）岁，病死率为 1%～2%。临床表现复杂多样，多数患者没有症状，部分出现流出道梗阻，仅有小部分患者因药物治疗效果不佳或药物有效剂量内引起严重不良反应需要介入治疗或外科治疗。

一、病因和发病机制

HCM 病因学方面，约 55% 以上的 HCM 患者有家族史，属常染色体显性和单基因遗传病。目前，已证实 13 个基因 400 多个位点的突变与 HCM 的发病有关，其中有 11 种是编码肌小节结构蛋白的基因。中国汉族人中至少有 6 个基因变异与 HCM 发病相关。与基因突变有关的肥厚型心肌病在分子水平上是一种"肌小节疾病"，编码肌小节蛋白的基因突变是肥厚型心肌病形成的分子基础。族性两类。HCM 先证者的三代直系亲属中有 2 个或 2 个以上的 HCM 临床表型，或与先证者具有同一基因同一位点变异无心脏表型的家族成员诊断为家族性肥厚型心肌病（FHCM）。诊断 FHCM 后，对患者直系三代成员进行基因筛选，阐明其基因背景并随访临床发病。

内分泌紊乱也可导致肥厚型心肌病，嗜酪细胞瘤患者并存肥厚型心肌病者较多，人类静脉滴注大量去甲肾上腺素可致心肌坏死。动物实验，静脉滴注儿茶酚胺可致心肌肥厚。因而有学者认为肥厚型心肌病是内分泌紊乱所致。

二、临床表现

HCM 临床表现十分多样，早期可无症状，晚期依据心肌肥厚程度、有无流出道梗阻及心律失常，症状轻重相差悬殊。

（一）症状

1. 呼吸困难

90%以上有症状的 HCM 患者出现劳力性呼吸困难，阵发性呼吸困难、夜间发作性呼吸困难较少见。

2. 胸痛

1/3 的 HCM 患者有劳力性胸痛，但冠状动脉造影正常，胸痛可持续较长时间或间发，或进食过程引起。HCM 患者胸痛与以下因素相关：心肌细胞肥大、排列紊乱、结缔组织增加、供血、供氧不足，舒张储备受限，心肌肉血管肌桥压迫冠状动脉，小血管病变。

3. 心律失常

HCM 患者易发生多种形态室上性心律失常，室性心动过速、心室颤动、心源性猝死，心房颤动、心房扑动等房性心律失常也多见。

4. 晕厥

15%～25%的 HCM 至少发生过一次晕厥。约 20%的患者主诉短瞬间头晕。左心室舒张末容量降低、左心腔小、不可逆性梗阻和肥厚、非持续性室性心动过速等因素与晕厥发生相关。

5. 猝死

HCM 是青少年和运动员猝死的主要原因，占 50%。肥厚型心肌病猝死明确的危险因素包括心室颤动、猝死或持续性室性心动过速的个人史、猝死的家族史、晕厥、非持续性室性心动过速（NSVT）、最大左心室厚度（最大左心室厚度≥30mm 的左心室肥厚和猝死独立相关）、运动时异常血压反应。潜在的猝死危险标志物包括：①LVOT 梗阻：静息压力阶差≥30mmHg 患者的猝死发生率明显升高；②延迟钆增强成像的心血管磁共振：研究显示延迟钆增强成像和非持续性室性心动过速、室性期前收缩相关；③左心室心尖室壁瘤；④基因突变。

（二）体征

1. 心尖部收缩期搏动

由于心肌肥厚，可见搏动增强。由于左心室顺应性降低，心房收缩增强，血流撞击左心室壁，在心尖部可有收缩期前冲动。第一心音后又有第二次收缩期搏动，形成收缩期双重搏动。

2. 收缩期细震颤

收缩期细震颤多在心尖部。有收缩期细震颤者左心室流出道梗阻多较重。

3. 收缩期杂音

在胸骨左下缘或心尖内侧呈"粗糙吹风性"收缩中晚期杂音，系由于左心室流出道梗阻所致。凡增强心肌收缩力或降低动脉阻力的因素均可使左心室与主动脉之间压力差增大，杂音增强；凡能降低心肌收缩力或增加动脉阻力的因素均可使压力阶差减小，杂音减弱。回心血量增多时，杂音减弱；回心血量减少时，杂音增强。

4. 心尖部收缩期杂音

本病约 50%伴有二尖瓣关闭不全，因而心尖部有收缩中晚期杂音，或全收缩期杂音。

（三）实验室及其他检查

1. X 线检查

心脏大小正常或增大，心脏大小与心脏及左心室流出道之间的压力阶差成正比，压力阶差越大，心脏越大。心脏左心室肥厚为主，主动脉不增宽，肺动脉段多无明显突出，肺淤血大多较轻，常见二尖瓣钙化。

2. 心电图

心电图变化不具有特异性，主要为左心室肥厚及异常 Q 波、ST-T 改变，本病也常有各种类型心律失常。心电图改变远比超声早，是青年人 HCM 早期诊断的敏感标志。

3.超声心动图

超声心动图是确诊的重要手段，主要表现有：①室间隔增厚，舒张期末的厚度≥15mm；②室间隔运动幅度明显降低，一般≤5mm；③室间隔1左心室后壁厚度比值可达(1.5～2.5)：1，肥厚心肌回声呈"毛玻璃影"；④左心室流出道狭窄，内径常<20mm；⑤彩色多普勒显示左心室流出道内出现收缩期五彩镶嵌的射流束；⑥二尖瓣收缩期前向运动，SAM征阳性；⑦主动脉瓣收缩中期呈部分性关闭。

4.心导管检查及心血管造影

心导管检查，左心室与左心室流出道之间出现压力阶差，左心室舒张末期压力增高，压力阶差与左心室流出道梗阻程度呈正相关。心血管造影，室间隔肌肉肥厚明显时，可见心室腔呈狭长裂缝样改变，对诊断有意义。

5.磁共振心肌显像

可以探查到超声所不能发现的解剖结构，特别是右心室和左心室心尖部的结构。应用不同切面可显示不同部位心肌肥厚的程度。左心室长轴位可明确显示心尖部心肌肥厚，对心尖部肥厚型心肌病做出诊断。应用左心室短轴位电影MRI测定舒张末期左心室壁厚度，当室间隔与左心室后壁厚度之比≥1.3时，可以对非对称性室间隔肥厚型HCM做出明确诊断。MRI电影可区别梗阻性和非梗阻性HCM。梗阻性HCM于左心室流出道或中部的闭塞部可观察到喷射血流，四腔心位对左心室流出道梗阻的显示较好，而左心室中部梗阻则以左心室长轴显示更佳。MRI电影可明确显示HCM合并的二尖瓣关闭不全。通过MRI电影测算左心室重量、容积及左心室射血分数等改变可发现HCM的左心室重量和LVEF值增加，收缩期心室内腔明显变小。增强扫描HCM可以出现心肌延迟强化，多位于在肥厚心肌的中央部位，这种表现可能与心肌纤维化有关；而缺血性心肌病的延迟强化多位于心内膜下，可依据部位对两者作出鉴别。

三、诊断和鉴别诊断

根据症状、心脏杂音特点，尤其是心电图和超声心动图，可以明确诊断梗阻性HCM；而对于非梗阻性HCM，在上述检查基础上磁共振心肌显像(MRI)更有诊断价值。并有研究显示，我国HCM的发病年龄较国外偏大，临床表现无特异性；且女性比男性发病年龄偏大，并更易发生心房颤动。

HCM需要与多种疾病相鉴别：

(一)高血压性心脏病

多有高血压史，年龄较大时出现心肌肥厚；超声心动图示室壁肥厚多为向心性对称性，也可呈轻度非对称性，但室间隔与左心室后壁厚度之比<1.3；增厚的心肌内部回声较均匀，没有左心室流出道狭窄，左心室流出道血流速度不增快。

(二)冠心病

常无特征性杂音，异常Q波多增宽>0.04s；超声心动图示室间隔不增厚；服用硝酸甘油等扩血管药物后胸痛症状消失或缓解。肥厚型心肌病与冠心病均有心绞痛、心电图ST-T改变、异常Q波及左心室肥厚，因而两病较易误诊，鉴别点：①杂音，冠心病常无特征性杂音，梗阻性肥厚型心肌病在胸骨左下缘或心尖内侧可闻及喷射性收缩期杂音。乏氏动作使杂音增强，两腿上抬则杂音减弱，可伴有收缩细震颤。②冠心病心绞痛，含化硝酸甘油3～5min内缓解；肥厚型心肌病心绞痛，硝酸甘油无效，甚或加重。③超声心动图，肥厚型心肌病者室间隔厚度≥15mm，室间隔与左心室后壁比值>1.5：1。冠心病主要表现为室壁节段性运动异常。④冠状动脉造影或多排螺旋CT等特殊检查有助于确诊冠心病。

(三)主动脉瓣狭窄

主动脉瓣狭窄的杂音多为全收缩期，杂音多在胸骨右缘第2肋间，可向颈部传导，大多伴有收缩期细震颤；超声心动图可清楚显示瓣膜的直接或间接受损征象；X线检查升主动脉有狭窄后扩张，两者不难鉴别。

(四)室间隔缺损

杂音也在胸骨左缘第3~4肋间，超声心动图和心导管检查可明确鉴别。

四、治疗和预后

(一)内科药物治疗

长期以来，药物治疗以β受体阻滞剂、钙拮抗剂和丙吡胺等控制相应症状，并已积累了丰富的治疗经验。①β受体阻滞剂因它具有降低心肌收缩力、减轻左心室流出道梗阻、减少心肌氧耗量以及减慢心率等作用，被列为治疗肥厚型心肌病的首选药物。临床上常用的中效β受体阻滞剂有美托洛尔，其用法是：每次口服25mg，每日服2次。若患者在服用该药后无不良反应，可改为每次口服50mg，每日服2次。目前认为β受体阻滞剂仅能改善临床症状，不能减少心律失常与猝死，也不改变预后。②非二氢吡啶类钙拮抗剂维拉帕米(异搏定)既有负性肌力作用，可减弱该病患者的心肌收缩力，又能改善心肌顺应性，可增强心室的舒张功能，可用于治疗肥厚型心肌病。维拉帕米的用法是：每次口服40~120mg，每日服3~4次。另外，地尔硫革对肥厚型心肌病也有一定的疗效。目前认为，肥厚型心肌病患者联合应用β受体阻滞剂与钙拮抗剂比单一用药效果佳。③丙吡胺是ⅠA类抗心律失常药，有负性肌力作用，可用于有左心室流出道梗阻者。

(二)外科手术治疗

左心室流出道压力阶差静息时≥50mmHg或应激后≥100mmHg，并且伴有明显症状，经内科治疗无效的患者，可进行室间隔部分心肌切除术和室间隔心肌剥离扩大术，切除最肥厚部分心肌，解除机械梗阻，修复二尖瓣反流，能有效降低压力阶差，明显解除或缓解心力衰竭，延长寿命，是有效治疗的标准方案。由于手术难度大，死亡率高，40年来全球只有1000多例，故应严格控制适应证。

(三)双腔起搏器治疗

植入双腔永久起搏器后起搏点位于右心室心尖部，心室激动最早从右心室心尖部开始，使室间隔在整个心室收缩射血之前预先激动，已提前收缩而移开流出道，使左心室流出道压力差减少，同时减轻尖瓣收缩期的前移，从而减小流出道梗阻，增加心排血量，改善临床症状。但永久起搏缓解梗阻的效果与安慰组相同。不鼓励植入双腔起搏器作为药物难治性HCM患者的首选方案。

(四)经皮室间隔心肌消融术

经皮室间隔心肌消融术(percutaneous transluminal septal myocardial ablation, PTSMA)主要是应用经皮冠状动脉成形术技术，沿导丝将合适直径的over-thewire球囊送入拟消融的间隔支内(通常为第一间隔支)，经中心腔注射造影剂观察间隔支分布区域及有无造影剂通过侧支血管进入前降支或其他血管，球囊充盈封闭后确定左心室流出道压力阶差(LVOTG)是否下降。确定靶血管后经球囊中心腔向间隔支内缓慢注入96%~9%无水乙醇，使其产生化学性闭塞。PTSMA治疗的主要机制是造成间隔支闭塞而使间隔心肌缺血坏死，心肌收缩力下降或丧失，降低LVOTG，缓解症状。其主要并发症为即刻发生三度房室传导阻滞、由于瘢痕引起的室性心律失常。PTSMA适应证与外科手术相同。但下列患者不建议做消融治疗：40岁以下，室间隔30mm以下，左心室流出道压力阶差低于50mmHg，无心力衰竭的患者。

(五)ICD植入

资料显示HCM猝死高危患者，尤其是青少年和竞赛运动员，其恶性室性心律失常是主要猝死原因。植入ICD能有效终止致命性室性心律失常，恢复窦性心律，使25%的HCM高危患者生存；ICD植入后能有效改善心功能，缓解流出道梗阻。但ICD十分昂贵，青少年HCM植入后的长期监护和随访是另一个新问题。HCM 患者 ICD 植入前要经过专家会诊，严格界定。植入 ICD 的适应证：心脏骤停存活者、有家族成员猝死记录、恶性基因型患者、晕厥、多形反复发作持续性室性心动过速、运动时低血压。其他如终末阶段心脏酒精消融致恶性室性心律失常、冠状动脉疾病、弥散性肥厚，排序越靠前，适应证越明显。

(六)心脏移植

对严重心力衰竭(终末期心力衰竭)、其他治疗干预无效、射血分数＜50%、非梗阻性 HCM 患者，应考虑心脏移植。受供体不足、经费过高、排斥反应等制约，不能普遍开展。

(七)避免治疗失误

在 HCM 患者应避免使用一些药物，这些药物包括硝酸酯类和直接血管扩张剂。HCM 患者每年大约有 4%的死亡，死亡通常是突然发生。死于慢性心力衰竭的较少见。

第三节　限制型心肌病

限制型心肌病(rstrictive cardiomyopathy，RCM)是一种以心肌僵硬度升高导致以舒张功能严重受损为主要特征的心肌病，可不伴有心肌的肥厚。患者心脏的收缩功能大多正常或仅有轻度受损，而舒张功能多表现为限制性舒张功能障碍。本病包括多发生在热带的心内膜纤维化(endomyocardial fibrosis，EMF)及大多发生在温带的嗜酸性粒细胞心肌病，本病在我国非常少见。

一、病因和发病机制

限制型心肌病的病因尚未清楚，可能与营养失调、食物中 5-羟色胺中毒、感染过敏以及自身免疫有关。在热带地区心内膜心肌纤维化是最常见的病因，而在其他地域，心肌淀粉样变性则是最常见的病因之一，此外还有结节病、嗜酸性粒细胞增多症、化疗或放疗的心肌损害及由肌节蛋白基因突变导致的特发性心肌病等。家族性限制型心肌病常以常染色体显性遗传为特征，部分家族与肌钙蛋白 I 基因突变有关；而另一些家族，则与结蛋白基因突变有关。

(一)非浸润性原因

在非浸润性限制型心肌病中，有心肌心内膜纤维化与 Lfler 心内膜炎两种，前者见于热带，后者见于温带。心脏外观轻度或中度增大，心内膜显著纤维化与增厚，以心室流入道与心尖为主要部位，房室瓣也可被波及，纤维化可深入心肌内。附壁血栓易形成。心室腔缩小。心肌心内膜也可有钙化。

特发性限制型心肌病常与斑点状的心内膜心肌纤维化相关。常见于成人，也可见于儿童，在成人 5 年生存率约为 64%，而在儿童的死亡率较高。这种患者心功能大多是 NYHAⅢ～Ⅳ级，与正常的心室相比心房往往显得不成比例的增大，二维超声心动图上心室运动大多正常且室壁厚度正常。组织学检查大多无特异性发现，可能有一些退行性改变，如心肌细胞肥大、排列紊乱和间质纤维化。如果病理检查发现有心肌细胞排列紊乱，应注意除外肥厚型心肌病。

(二)渗出性原因

淀粉样变性(amyloidosis)是限制型心肌病最常见的病因。心肌淀粉样变性(cardiac amyloidosis)是由异常蛋白沉积于心肌间质，引起以限制型心肌病为主要表现形式的心脏疾病。淀粉样蛋白在 HE 染色时呈粉染物，刚果红染色偏光显微镜下显示苹果绿的双折射。电镜下，淀粉样纤维呈不分支状，直径 7.5～10nm。光镜下观察，淀粉样蛋白在外观上与电镜下观察相同，但实际上淀粉样蛋白有多种不同来源，据此可将淀粉样变性分为 AL 型淀粉样变性、ATTR 型淀粉样变性、老年性淀粉样变性、继发性淀粉样变性等。早期确诊心肌淀粉样变性至关重要，因为一旦患者出现临床症状，则病情进展迅速且结局很差，出现心力衰竭的患者中位生存期小于 6 个月，延误诊断、错误诊断均可能使患者错失最佳治疗时机。

结节病是一种多系统的，以器官和组织肉芽肿样病变为特征的疾病。病因尚不完全清楚。结节病主要发生于肺组织和淋巴结，也可累及心、脾、肝、腮腺等。病变可累及心脏的任何部位，包括心包、心肌和心内膜，以心肌最为常见。左心室游离壁和室间隔最常被累及，右心室和心房也较常被累及。临床上部分患者表现为限制型心肌病或扩张型心肌病。

(三)心内膜心肌原因

心内膜心肌纤维化(EMF)又称 Becker 病，是一种原因不明的地方性限制型心肌病，根据病变部位不同分为右心室型、左心室型、混合型三种。此病好发于非洲热带地区，尤其多见于乌干达和尼日利亚，我国较少见。目前，EMF 病因尚不明确，可能与营养不良、感染及免疫有关。

(四)其他原因

限制型心肌病不常见的病因包括某些遗传性疾病，其中最突出的为 Fabry 病。Fabry 病是性连锁隐性遗传病，基因缺失位于 Xq22，可导致 α 半乳糖苷酶 A 不足并致全身性细胞溶酶体内糖鞘脂积聚，常见于血管内皮和平滑肌细胞、心、肾、皮肤和中枢神经系统。其他的遗传性疾病，如 Caucher 病等是限制型心肌病的少见病因。

限制型心肌病的发病机制至今仍不清楚，可能与多种因素有关，如病毒感染心内膜、营养不良、自身免疫等。近年研究认为嗜酸性粒细胞与此类心肌病关系密切。在心脏病变出现前常有嗜酸性粒细胞增多，这种嗜酸性粒细胞具有空泡和脱颗粒的形态学异常，嗜酸性粒细胞颗粒溶解、氧化代谢增高，并释放出具有细胞毒性的蛋白，主要是阳离子蛋白，可损伤心肌细胞，并作用于肌浆膜和线粒体呼吸链中的酶成分，心内膜心肌损伤程度取决于嗜酸性粒细胞向心内膜心肌浸润的严重程度和持续时间。此外，这种脱颗粒中释放的阳离子蛋白还可影响凝血系统，易形成附壁血栓；也可损伤内皮细胞，抑制内皮细胞生长。嗜酸性粒细胞浸润心肌引起心肌炎，炎症的分布主要局限于内层，可由心肌内微循环的重新排列来解释。因此相继进入坏死和血栓形成期，最终进入愈合和纤维化期。关于嗜酸性粒细胞向心肌内浸润及引起嗜酸性粒细胞脱颗粒的原因尚不清楚，可能是某些特殊致病因子，如病毒、寄生虫等感染，而这些因子与心肌组织具有相同的抗原簇，诱发自身免疫反应，引起限制型心肌病。

二、临床表现

病变可局限于左心室、右心室或双心室同时受累。由于病变部位不同而有不同的临床表现。

(一)右心室病变所致症状和体征

1.主要症状

起病缓慢，腹胀、腹腔积液。由于肝充血、肿大或由于腹腔积液致腹壁紧张而腹痛。劳力性呼吸困难及阵发性夜间呼吸困难，均可由于放腹腔积液而缓解，说明呼吸困难主要由腹腔积液引起。心前区不适感，出于排血量降低而感无力，劳动力下降，半数有轻度咳嗽、咳痰。

2.主要体征

心尖搏动减弱，心界轻度或中度扩大。第一心音减弱。胸骨左下缘吹风性收缩期杂音。可闻及第三心音。下肢水肿与腹腔积液不相称，腹腔积液量大而下肢水肿较轻。用利尿剂后下肢水肿减轻或消失，而腹腔积液往往持续存在，颈静脉怒张明显。

(二)左心室病变所致症状和体征

①主要症状：心慌、气短。②主要体征：心尖部吹风样收缩期杂音，少数心尖部有收缩期细震颤。当肺血管阻力增加时，出现肺动脉高压的表现。

(三)双侧心室病变所致症状和体征

表现为右心室及左心室心内膜心肌纤维化的综合征象，但主要表现为右心室病变的症状及体征,少数患者突出表现为心律失常,多为房性心律失常,可导致右心房极度扩大,甚至虚脱、死亡,也有患者以慢性复发性大量心包积液为主要表现,常误诊为单纯心包疾病。

(四)实验室及其他检查

1.心电图

P波常高尖,QRS波可呈低电压,ST段和T波改变常见,可出现期前收缩和束支传导阻滞等心律失常,约50%的患者可发生心房颤动。

2.X线检查

心脏扩大,右心房或左心房扩大明显,伴有心包积液时心影明显增大,可见心内膜钙化。易侵及右心室,左心室受累时常可见肺淤血。

3.超声心动图

是诊断限制型心肌病最重要的检查手段。二维超声心动图上其特点是心房增大,而心室大小正常或者减小;淀粉样变性患者超声心动图表现为室壁明显增厚,回声增强。部分患者可以表现为巨大心房,而患者可能并没有房颤等其他可能导致心房增大的原因。

血流多普勒和组织多普勒技术可以更为精细的评估限制性舒张功能障碍。限制型心肌病典型的多普勒征象如下:①二尖瓣(M)和三尖瓣(T)血流:E峰升高(M>1m/s,T>0.7m/s);A峰降低(M<0.5m/s,T<0.3m/s);E/A≥2.0;EDT<160毫秒;IVRT<70毫秒。②肺静脉和肝静脉血流:收缩期速度低于舒张期速度,吸气时肝静脉舒张期逆向血流增加,肺静脉逆向血流速度和持续时间增加。③二尖瓣环间隔部组织多普勒显像:收缩期速度下降,舒张早期速度下降。

4.心导管检查

心室的舒张末期压逐渐上升,造成下陷后平台波型,在左心室为主者肺动脉压可增高,在右心室为主者右心房压高,右心房压力曲线中显著的V波取代α波。限制型心肌病患者左、右心室舒张压差值常超过5mmHg,右心室舒张末压<1/3右心室收缩压,右心室收缩压常>50mmHg。左心室造影可见心内膜肥厚及心室腔缩小,心尖部钝角化,并有附壁血栓及二尖瓣关闭不全。左心室外形光滑但僵硬,心室收缩功能基本正常。

5.心内膜心肌活检

心内膜心肌活检在限制型心肌病的诊断中有重要作用,可显示浸润性或心内膜心肌疾病。根据心内膜心肌病变的不同阶段,可有坏死、血栓形成、纤维化三种病理改变。心内膜可附有血栓,血栓内偶有嗜酸性粒细胞;心内膜可呈炎症、坏死、肉芽肿、纤维化等多种改变;心肌细胞可发生变性坏死,并可伴间质性纤维化改变。

6.CT和磁共振

是鉴别限制型心肌病和缩窄性心包炎最准确的无创伤性检查手段。正常心包厚度通常<3mm,>6mm表明心包增厚,结合临床评估可得到缩窄性心包炎的诊断。限制型心肌病者心包不增厚,但是需注意约18%的缩窄性心包炎患者的心包厚度正常,此时心脏MRI可以通过观察室间隔是否存在随呼吸的运动异常来协助诊断。此外,心脏MRI结合钆显像显示的早期强化有助于诊断心肌淀粉样变性;心脏MRI可以显示铁在心肌的浸润,有助于诊断血色病引起的限制型心肌病,还可显示心肌纤维化。

7.放射性核素心室造影

右心型限制型心肌病造影的特点为:①右心房明显扩大伴核素滞留;②右心室向左移位,其心尖部显示不清,左心室位于右心室的左后方,右心室流出道增宽,右心室位相延迟,右心功能降低;③肺部显像较差,肺部核素通过时间延迟;④左心室位相及功能一般在正常范围。

8.血常规检查

血中嗜酸性粒细胞增多。

三、诊断和鉴别诊断

限制型心肌病目前还没有统一的诊断标准,欧洲心脏学会(ESC)2008年对于心肌病的分类标准中,对于限制型心肌病有如下定义:患者心室表现为限制性舒张功能障碍,而一侧或两侧心室的舒张末期及收缩末期容积正常或减小,室壁厚度正常;并需除外缺血性心肌病、瓣膜性心脏病、心包疾病和先天性心脏病。诊断要点:①心室腔和收缩功能正常或接近正常;②舒张功能障碍,心室压力曲线呈舒张早期快速下陷,而中晚期升高,呈平台状;③特征性病理改变,如心内膜心肌纤维化、嗜酸性粒细胞增多性心内膜炎、心脏淀粉样变和硬皮病等。

本病应与以下疾病鉴别:

(一)缩窄性心包炎

缩窄性心包炎(constrictive pericarditis, CP)是指心脏被致密厚实的纤维化或钙化心包所包围,使心室舒张期充盈受限而产生一系列循环障碍的病征。CP与RCM两者为不同病因导致心室扩张受限,心室充盈受限和舒张期容量下降引发几乎相同的临床表现,仅从临床表现上无法有效将两者区分开。然而两者的治疗又截然不同,CP可以早期施行心包切除术以避免疾病进一步发展,RCM无特效防治手段,治疗主要是控制心功能衰竭,且预后不良,一旦误行手术,反而加重病情。

(二)肥厚型心肌病

肥厚型心肌病时心室肌可呈对称性或非对称性增厚,心室舒张期顺应性降低,舒张压升高,患者常出现呼吸困难、胸痛、晕厥。梗阻性肥厚型心肌病者可闻及收缩中晚期喷射性杂音,常伴震颤。杂音的强弱与药物和体位有关。超声心动图示病变主要累及室间隔。本病无限制型心肌病特有的舒张早期快速充盈和舒张中晚期缓慢充盈的特点,有助于鉴别。

(三)缺血性心肌病

常无特征性杂音,多有异常Q波;超声心动图示室间隔不增厚;服用硝酸甘油等扩血管药物后胸痛等症状消失或缓解;冠状动脉造影或多排螺旋CT等特定检查有助于确诊。

(四)高血压性心肌肥厚

多有高血压史,年龄偏大;超声心动图示室壁肥厚多为向心性对称性,以左心受累和左心功能不全为特征,而限制型心肌病则常以慢性右心衰竭表现更为突出。

四、治疗和预后

对于有明确继发因素的限制型心肌病,首先应治疗其原发病。疾病早期有嗜酸性粒细胞增多症者应积极治疗,因嗜酸性粒细胞可能是本病的始动因素。推荐用糖皮质激素,如泼尼松和羟基脲。

针对限制型心肌病本身的治疗,目前尚缺乏非常有效的手段。本病常表现为心力衰竭,目前仍以对症治疗为主。值得注意的是,以心室舒张功能障碍为主,除快速房颤外,使用洋地黄似无帮助。

利尿治疗是缓解患者心力衰竭症状的重要手段,适当的使用利尿剂可以改善患者的生活质量和活动耐量,但需要注意以下问题:①限制型心肌病患者由于心肌僵硬度增加,左心前负荷的细小变化可能引起血压的较大变化。建议首先保证体循环血压,即使患者有心力衰竭的症状,也不要因为过度利尿而影响血压,过度利尿的后果除了影响血压和器官灌注外,可能会反射性兴奋交感神经而出现各种恶性心律失常,甚至引起猝死。②利尿剂仅是一种对症治疗,不能改善患者的长期预后。③由于限制型心肌病患者本身即可出现各种恶性心律失常,在使用利尿剂时应密切监测电解质平衡。

β受体阻滞剂尽管在其他心肌病中的使用越来越多,但是在限制型心肌病治疗中的作用并不肯定。使用β受体阻滞剂可能有助于减少这类患者出现恶性心律失常的风险。

控制后负荷的治疗在一些存在轻度射血分数下降或者中、重度二尖瓣反流的限制型心肌病患者中可能有用，但对于仅仅表现为限制性舒张功能障碍的患者作用并不肯定。

钙拮抗剂可能改善心室顺应性，但尚缺乏有力证据。应强调使用抗凝剂，尤其是对已有附壁血栓和(或)已发生栓塞者。

外科手术切除附壁血栓、剥除纤维化的心内膜、置换二尖瓣和(或)三尖瓣已用于临床。手术死亡率约为20%，5年存活率为60%。在存活者中70%~80%心功能可望得以改善。

对于限制型心肌病有几点值得重视：①明确限制型心肌病诊断，因缩窄性心包炎患者可得益于心包切除术、肥厚型心肌病患者有其他治疗选择、终末期肝病患者可行肝移植；②限制型心肌病的治疗选择主要依靠其病因，故应明确其具体病因；③密切观察以防低血压及肾功能的恶化；④对于终末期限制型心肌病患者，充分与家属沟通，做好治疗选择。
限制型心肌病患者预后较差。在儿童患者中，疾病常进行性加重，诊断后2年的生存率仅为50%。即使患者心力衰竭症状并不严重，也会发生心律失常、卒中甚至猝死。既往胸痛或者晕厥症状是发生猝死的危险因素，而与是否存在心力衰竭症状无关。在另一项关于成人限制型心肌病患者预后的研究中，在平均68个月的随访中，50%的患者死亡，68%的死亡患者死于心血管因素，男性、年龄、心功能和左心房前后径＞60mm是死亡的独立危险因素。

第九章　心脏瓣膜病

第一节　多瓣膜病

一、病因

引起多瓣膜病(multivalvular heart disease)的病因包括：

1.一种疾病同时损害几个瓣膜最常见病因为风心病，约1/2有多瓣膜损害。黏液样变性可同时累及二尖瓣和三尖瓣，二尖瓣脱垂伴三尖瓣脱垂不少见。

2.瓣膜损害致心脏容量负荷或压力负荷过度，相继引起近端瓣膜功能受累，如主动脉瓣关闭不全使左心室容量负荷过度而扩大，产生继发性二尖瓣关闭不全；二尖瓣狭窄伴肺动脉高压导致肺动脉瓣和三尖瓣继发性关闭不全。

3.不同疾病分别导致不同瓣膜损害较少见。如先天性肺动脉瓣狭窄伴风心病二尖瓣狭窄。

二、病理生理

血流动力学特征和临床表现取决于受损瓣膜的组合形式和各瓣膜受损的相对严重程度。

(一)严重损害掩盖轻的损害

各瓣膜损害程度不等时，严重者所致血流动力学异常和临床表现突出，常掩盖轻的损害，导致后者漏诊。

(二)近端瓣膜损害较显著

各瓣膜损害程度大致相等时，近端(上游)瓣膜对血流动力学和临床表现的影响较远端者大。例如二尖瓣和主动脉瓣的联合病变时，二尖瓣对血流动力学和临床表现更为有影响。

(三)总的血流动力学异常

多瓣膜明显受损时，总的血流动力学异常较各瓣膜单独损害者严重。两个体征轻的瓣膜损害可产生较明显的症状。

三、常见多瓣膜病

(一)二尖瓣狭窄伴主动脉瓣关闭不全

常见于风心病。由于二尖瓣狭窄使心排血量减少，而使左心室扩大延缓和周围血管征不明显，易将主动脉瓣关闭不全的胸骨左缘舒张早期叹气样杂音误认为Grallam Stell杂音，诊断为单纯二尖瓣狭窄。约2/3严重二尖瓣狭窄患者有胸骨左缘舒张早期杂音，其中大部分有不同程度的主动脉瓣关闭不全，并非Grallam Steell杂音。

(二)二尖瓣狭窄伴主动脉瓣狭窄

严重二尖瓣狭窄和主动脉瓣狭窄并存时，后者的一些表现常被掩盖。二尖瓣狭窄使左心室充盈受限和左心室收缩压降低，而延缓左心室肥厚和减少心肌氧耗，故心绞痛不明显。由于心排血量明显减少，跨主动脉瓣压差降低，可能导致低估主动脉瓣狭窄的严重程度。

(三)主动脉瓣狭窄伴二尖瓣关闭不全

此为危险的多瓣膜病，相对少见。前者增加左心室后负荷，加重二尖瓣反流，心搏量减少较二者单独存在时明显，肺淤血加重。X线见左心房，左心室增大较二者单独存在时重。

(四)主动脉瓣关闭不全伴二尖瓣关闭不全

左心室承受双重容量过度负荷，左心房和左心室扩大最为明显，这可进一步加重二尖瓣反流。

（五）二尖瓣狭窄伴三尖瓣和(或)肺动脉瓣关闭不全

常见于晚期风湿性二尖瓣狭窄。

四、治疗

手术为主要治疗措施。多瓣膜人工瓣膜置换术死亡危险高，预后不良，术前确诊和明确相对严重程度对治疗决策至关重要。例如，严重二尖瓣狭窄可掩盖并存的主动脉瓣疾病，如果手术仅纠正前者，将致左心室负荷剧增，引起急性肺水肿，增加手术死亡率。左心人工瓣膜置换术时，若不对明显受累的三尖瓣作相应手术，会导致术后临床改善不佳。继发于主动脉瓣关闭不全的二尖瓣关闭不全，轻者于主动脉瓣置换术后可缓解，较重者需作瓣环成形术。因此，术前应进行左、右心导管检查和心血管造影以确定诊断。有些情况，如三尖瓣损害在手术中方可确诊。

第二节　感染性心内膜炎

一、概述

感染性心内膜炎(infective endocarditis, IE)是心脏内膜表面的微生物感染，以赘生物为主要特征性的病变。赘生物为大小不一，形状不定的血小板和纤维素团块，其网状结构内充满大量微生物和少量炎症细胞。心脏瓣膜最常受累；但感染也可发生在间隔缺损部位，腱索或心壁内膜。动静脉瘘、动脉瘘(如动脉导管未闭)或主动脉缩窄处的感染虽属动脉内膜炎，但临床与病理均类似于感染性心内膜炎。多个种群的细菌和真菌，以及分枝杆菌、立克次体、衣原体、支原体均可引起 IE；而最常见的病原体为链球菌、葡萄球菌、肠球菌和需复杂营养的革兰阴性球杆菌属。

根据病情的缓急，IE 可分为心急性感染性心内膜炎(acute infective endocarditis，AIE)和亚急性感染性心内膜炎(subacute infective endocarditis.SIE)。AIE 往往由毒力较强的病原体感染，有严重的全身中毒症状，未经紧急救治可在数天到数周内死亡。其特征是：①中毒症状明显；②病程进展迅速，数天至数周引起瓣膜破坏；③感染迁移多见；④病原体主要为金黄色葡萄球菌，但并非唯一的病原体。SIE 由毒力相对弱的病原体感染，病程较迁延，其特征是：①中毒症状轻；②病程数周至数月；③感染迁移少见；④病原体以草绿色链球菌多见，其次为肠球菌，凝固酶阴性葡萄球菌和革兰阴性球杆菌。

感染性心内膜炎又可分为自体瓣膜心内膜炎(native valve endocarditis, NVE)，人工瓣膜心内膜炎(prosthetic valve endocarditis,PVE)和静脉药瘾者心内膜炎(endocarditis of intravenous drug abusers)。

二、流行病学

20 世纪 70 年代，感染性心内膜炎的发病率相对稳定，约 4.2/10 万人年。20 世纪 80 年代早期，英国和荷兰 IE 的年发病率分别为 2.0/10 万和 1.9/10 万。1984～1999 年间发病率则较高；瑞典和费城的 IE 发病率分别为 5.9/10 万和 11.6/10 万。费城病例中约有一半与静脉药瘾有关。心内膜炎往往多发于男性；发病率男女性别比为 1.6：2.5。20 世纪 70～80 年代，在我国主要以风湿性心瓣膜病变为主的基础上发生的感染性心内膜炎，近年随着我国老年化人口的比例增加以及改革开放程度的增加，发生在老年瓣膜退行性变基础上的 AIE 也在增加；静脉药瘾有关的心内膜炎也呈逐年增加的趋势。

由于近几十年抗生素的预防应用和早期应用，IE 患者年龄中位数已由过去的 30～40 岁逐渐增至47～69岁。发达国家儿童及成人的风湿热及其继发的风湿性心脏病发病率已明显下降。作为 IE 危险因素之一的获得性瓣膜病变患者存活期大大延长。此外，这些患者病程晚期多需瓣膜置换手术，使得罹患 IE 的危险性增加。普通人群的寿命延长使得退行性心脏病也成为 IE 的主要基础病。最后，老年人由于各种基础疾病而频频入院，使得医院内心内膜炎发生率也随着住院率的增高而不断升高。

36%～75%自体瓣膜心内膜炎患者有易患因素：风湿性心脏病、先天性心脏病、二尖瓣脱垂、退行性心脏病、不对称性室间隔肥厚或者静脉药瘾史。7%～25%病例与人工瓣膜置换有关。仍有 25%～47%患者的易患因素尚不明确。自体瓣膜心内膜炎的易患因素和部分微生物学种类与患者年龄的关系见表9-1。

表 9-1　自体瓣膜心内膜炎的基础心脏病及微生物学

基础心脏病和微生物学	儿童(%)		成人(%)	
	新生儿	2 个月～15 岁	15～60 岁	>60 岁
基础心脏病				
风湿性心脏病		2～10	25～30	8
先天性心脏病	28	75～90	10～20	2
二尖瓣脱垂		5～15	10～30	10
退行性心脏病			罕见	30
胃肠外药品滥用			15～35	10
其他			10～15	10
无	72	2～5	25～45	25～40
微生物学				
链球菌	15～20	40～50	45～65	30～45
肠球菌	4	5～8	15	
金黄色葡萄球菌(后简称金葡菌)	40～50	25	30～40	25～30
凝固酶阴性菌(嗜血杆菌属、放线菌等)	10	5	3～5	5～8
革兰阴性杆菌	10	5	4～8	5
真菌	10	1	1	罕见
多种微生物	4		1	罕见
其他			1	2
培养阴性	4	0～15	3～10	5

三、病因与病理机制

(一)基础心血管病变

感染性心内膜炎大多数发生于伴有器质性心脏病患者的基础上，如风湿性心脏瓣膜病变、先天性心脏病、二尖瓣脱垂，老年心脏瓣膜退行性变等。此外，在 15～60 岁的成年组中胃肠外药品滥用也占相当的比例，该组患者可无基础心脏病的存在，三尖瓣、二尖瓣和主动脉瓣均可受累。

西方国家，二尖瓣脱垂(MVP)已成为最主要的 IE 易患心脏结构异常，在成人中占了与静脉药瘾或院内感染无关的自体瓣膜心内膜炎(NVE)病因的 7%～30%。IE 病例中伴发 MVP 的频率并不直接反映危险性的大小，而是一定程度上提高了发病危险，因为 MVP 在普通健康人群中也有一定的发生率(社区样本得出的发生率为2.4%)。

MVP 患者的心内膜炎相对危险度在 3.5～8.2 之间。心内膜炎危险性的增加也大多只局限于二尖瓣脱垂、瓣叶增厚（＞5mm）伴有二尖瓣反流杂音者。男性和 45 岁以上的患者，患病危险性也会增加。已出现收缩期反流杂音的 MVP 患者 IE 发病率为 52/10 万人年，而没有杂音的 MVP 患者或者普通人群 E 发病率则只有 4.6/10 万人年。MVP 患者 IE 的致病菌谐与非静脉药瘾自体瓣膜心内膜炎患者的致病菌谱相似，其病死率约为 14%，与总体 NVE 的病死率也相近。

西方国家，风湿性心脏病作为 IE 易感的心脏病变占 20 世纪 70 和 80 年代所有病例的 20%～25%。80 年代北美和欧洲的医院病例报告，风湿性心脏病诱发 IE 仅占所有病例的 7%～18%，风湿性心脏病患者的心内膜炎最常累及二尖瓣，并且多见于女性患者；主动脉瓣则位居第二，且多见于男性患者。根据我国的部分资料，IE 患者中 80% 左右有风湿性心脏病，约 8%～15% 发生于先天性心脏病，无器质性心脏病者约 2%～10%。

先天性心脏病作为 IE 的基础心脏疾病，在年轻成年人中占 10%～20%，而在老年人中占 8%。成年人常见的易感病变包括动脉导管未闭、室间隔缺损和主动脉瓣二叶瓣畸形；其中主动脉瓣二叶瓣畸形所致的 IE 多见于超过 60 岁。

静脉药瘾者的心内膜炎具有感染右心瓣膜的独特倾向。临床研究系列中累及瓣膜的分布情况为：三尖瓣 46%～78%，二尖瓣 24%～32%，主动脉瓣 8%～19%（多达 16% 患者为多瓣膜感染）。静脉药瘾者中 75%～93% 心内膜炎患者心瓣膜在未感染前是没有病变的。

在发达国家中流行病学调查发现 PVE 占所有 IE 病例的 10%～30%。在费城，每 10 万人中有 0.94 例 IE 与人工瓣膜有关。1965～1995 年 6 项临床研究观察的所有接受瓣膜手术患者中，PVE 后 12 个月累积发生率保守估计也在 1.4%～3.1% 之间，而 5 年累积发生率有 3.0%～5.7% 之间。但是随时间推移 PVE 危险性的增加并不是均匀的。瓣膜术后的头 6 个月内危险性最大（尤其在头 5～6 周），而之后危险性降低并稳定在较低水平（每年为 0.3%～0.35%）。PVE 可以分为"早期"和"晚期"两种类型，前者指的是症状发生于瓣膜术后 60d 以内，而后者指的是症状发作于 60d 以后。

(二)病原微生物类型

除外静脉药瘾和院内疾病感染，成人 NVE 的微生物学特征与表 9-1 较为相符。Q 热立克次体，在美国是不常见的 IE 病原体，在英国占 1976～1985 年所有病例的 3%，而在法国则是 IE 主要病原体之一。巴尔通体已成为 IE 不可忽视的病因之一，占某一报道所有病例的 3%。

HIV 感染，除非有基础心脏病或静脉药瘾，否则并不是 IE 显著的危险因素。非静脉药瘾的 HIV 感染人群的 IE 致病菌既包括 NVE 典型致病菌，也包括 HIV 感染人群中特有的菌血症相关的致病菌，如沙门菌属和肺炎链球菌。值得注意的是 40% 的病例属于院内感染。

静脉药瘾者 IE 的微生物学特征有以下几方面特点。与普通成年人 NVE 的病原学不同，金葡菌引起该人群的超过 50%IE 病例，60%～70% 累及三尖瓣。静脉药瘾者对金葡菌的相对易感，既可以发生于异常的或正常的左心瓣膜。尽管静脉药瘾者正常的右心瓣膜受金葡菌感染并不特异，但的确高发于普通人群。静脉药瘾人群原有异常的二尖瓣或主动脉瓣感染链球菌和肠球菌的机会，与普通 NVE 人群相当。相比之下，左右心脏瓣膜受铜绿假单胞菌和其他革兰阴性菌感染的机会和左心瓣膜受真菌感染的机会在静脉药瘾人群中均有所增高。此外，一些不常见微生物，如棒状杆菌属、乳酸杆菌、蜡样芽孢杆菌和非致病性奈瑟菌属，也可以引起该人群的心内膜炎，这种情形很可能与静脉注射受污染的物质有关。多微生物所致的心内膜炎占该人群 IE 病例的 3%～5%。

PVE 的微生物学特征相对容易预见，并且部分反映了医院或社区获得性感染公认的病原体类型，凝固酶阴性葡萄球菌，主要归属于表皮葡萄球菌，是瓣膜术后 60d 内 PVE 的主要病因。金葡菌、革兰阴性杆菌、类白喉杆菌（特别是杰氏棒状杆菌）和真菌（特别是念珠菌属）

也是早期 PVE 常见的病因。偶见由军团菌属，非典型分枝杆菌，支原体和念珠菌以外的真菌引起的院内 PVE 病例报告。

（三）发病机制

在正常情况下自不同途径进入血循环中的致病微生物可被机体的防御机制所消除。当有心血管器质性病变存在时，血流由正常的层流变为涡流和喷射束，并从高压腔室分流至低压腔室，形成明显的压力阶差，使受血流冲击处的内膜损伤，内层胶原暴露，白细胞和纤维蛋白、血小板积聚，形成所谓的白色血栓，也叫无菌性赘生物，从而为病原微生物的侵入创造了条件。反复发生的菌血症可使机体循环中产生抗体如凝集素，有利于病原体在损伤部位黏附，赘生物表面的破坏，胶原进一步暴露，白细胞和纤维蛋白、红细胞、血小板积聚，使赘生物加大，形成所谓的红色血栓，即感染性赘生物。赘生物成为细菌的庇护处，其内的细菌受到保护，血小板-纤维素聚集而逐渐增大，使瓣膜破坏加重；当赘生物破裂时，碎片脱落导致栓塞，细菌被释放入血流中产生菌血症和转移性播种病灶。免疫系统的激活可引起关节炎、血管损害，慢性缺氧可致杵状指等。

（四）病理

1. 心内感染和局部扩散

（1）赘生物呈小疣状结节或菜花状，息肉样，小至不足 1mm，大至可阻塞瓣口。赘生物导致瓣叶破损、穿孔或腱索断裂，引起瓣膜关闭不全。

（2）感染的局部扩散产生心肌脓肿、传导组织破坏、乳头肌断裂或室间隔穿孔和化脓性心包炎。

2. 赘生物碎片脱落致栓塞

（1）动脉栓塞导致组织器官梗死，偶可形成脓肿。

（2）脓毒性栓子栓塞动脉血管壁的滋养血管引起动脉管壁坏死；或栓塞动脉管腔，细菌直接破坏动脉壁。上述两种情况均可形成细菌性动脉瘤。

3. 血源性播散

菌血症持续存在，在心脏以外的其他部位播种化脓性病灶，形成迁移性脓肿。

4. 免疫系统激活

持续性菌血症刺激细胞和体液介导的免疫系统，引起：①脾大。②肾小球肾炎（循环中免疫复合物沉积于肾小球基底膜）。③关节炎、心包炎和微血管炎（可引起皮肤、黏膜体征和心肌炎）。

四、临床表现

感染性心内膜炎的潜伏期一般较短，NVE 从菌血症到出现症状约在 2 周以内，PVE 的潜伏期可较长，偶可达 2～5 个月或更长。

（一）发热

发热是 IE 患者最常见的症状体征，约占 80%～90%。在老年人或者患有充血性心衰，极度虚弱，慢性肾衰和有些凝固酶阴性葡萄球菌引起的 NVE 患者中，可以没有发热或者发热很轻微。

亚急性者可有全身不适、乏力、食欲不振和体重减轻等非特异性症状。热型：可有弛张性低热，一般＜39℃，午后和晚上高。头痛、背痛和肌肉关节痛常见。急性者呈暴发性败血症过程，可高热寒战。突发心力衰竭者较为常见。

（二）心脏杂音

80%～85%患者心脏听诊可以闻及心脏杂音，代表已经存在诱发 IE 的内膜损伤。但是三尖瓣 IE 患者往往听不到杂音。

金葡菌引起的急性 NVE 患者中，起病初期仅有 30%～45%患者可以闻及杂音，但最终可以在 75%～85%患者中发现新出现的杂音或者杂音发生变化（多提示瓣膜功能失调的反流性杂音）。

杂音的变化在亚急性 NVE 相对少见，而较普遍存在于急性 IE 和 PVE，也是充血性心衰重要的前驱体征。15%～50%患者发现有脾大，这更常见于长病程的亚急性 IE。

（三）周围体征

多为非特异性，目前已不多见，包括：

1.瘀点，可出现于任何部位，以锁骨以上皮肤、口腔黏膜和睑结膜常见，病程长者较多见。

2.指和趾甲下线状出血。

3.Roth 斑，为视网膜的卵圆形出血斑，其中心呈白色，多见于亚急性感染。

4.Osler 结节，为指和趾垫出现的豌豆大的红或紫色痛性结节，较常见于亚急性者。

5.Janeway 损害，为手掌和足底处直径 1～4mm 无痛性出血红斑，主要见于急性患者。引起这些周围体征的原因与微血管炎或微栓塞有关。

（四）其他表现

①脾大：见于病程＞6 周 15%～50%的患者，急性者少见。②贫血：IE 时贫血较为常见，尤其多见于亚急性者，有苍白无力和多汗。主要由于感染抑制骨髓所致。多为轻、中度贫血，晚期患者有重度贫血。③部分患者可见杵状指、趾。

五、并发症

（一）心脏疾病

1.心力衰竭为最常见并发症，主要由瓣膜关闭不全所致，主动脉瓣受损者最常发生心内膜炎（75%），其次为二尖瓣（50%）和三尖瓣（19%）；瓣膜穿孔或腱索断裂导致急性瓣膜关闭不全时可诱发急性左心衰竭。

2.心肌脓肿常见于急性患者，可发生于心脏任何部位，以瓣周组织特别在主动脉瓣环多见，可致房室和室内传导阻滞，心肌脓肿偶可穿破。

3.急性心肌梗死大多由冠状动脉栓塞引起，以主动脉瓣感染时多见，少见原因为冠状动脉细菌性动脉瘤。

4.化脓性心包炎不多见，主要发生于急性患者。

5.心肌炎。

（二）细菌性动脉瘤

占 3%～5%，多见于亚急性者。受累动脉依次为近端主动脉（包括主动脉窦）、脑、内脏和四肢，一般见于病程晚期，多无症状，为可扪及的搏动性肿块，发生于周围血管时易诊断，如发生在脑，肠系膜动脉或其他深部组织的动脉时，往往直至动脉瘤破裂出血时，方可确诊。

（三）迁移性脓肿

多见于急性患者，亚急性者少见，多发生于肝、脾、骨髓和神经系统。

（四）神经系统

约 1/3 患者有神经系统受累的表现：

1.脑栓塞占其中 1/2，大脑中动脉及其分支最常受累。

2.脑细菌性动脉瘤，除非破裂出血，多无症状。

3.脑出血，由脑栓塞或细菌性动脉瘤破裂所致。

4.中毒性脑病，可有脑膜刺激征。

5.脑脓肿。

6.化脓性脑膜炎，不常见。

后 3 种情况主要见于急性患者，尤其是金黄色葡萄球菌性心内膜炎。

六、实验室检查

(一)血、尿常规与生化检查

IE患者血液学参数普遍存在异常改变。70%～80%的患者有正常细胞正常色素性贫血、低血清铁水平和低血清铁结合力。贫血随着病程的迁延而加重；急性IE可能不伴有贫血。亚急性IE的白细胞计数大多正常；相反的，急性IE则常见以分叶核粒细胞为主的白细胞增多。血小板减少症可以发生，但是极少。

尿液分析结果往往也可异常，即使肾功能仍是正常，但约50%患者存在蛋白尿和镜下血尿。

红细胞沉降率(ESR)在几乎所有的IE患者中均增高(平均水平在55mm/h左右)。其他实验室检查结果往往提示免疫刺激或炎症状态：循环免疫复合物、类风湿因子、免疫球蛋白定量、冷球蛋白和C反应蛋白。虽然这些检查结果与疾病活动相一致，但是耗费昂贵，并且不是诊断IE以及监测治疗反应的有效方法。测定循环免疫复合物和补体的浓度有助于评估弥漫性免疫复合物性肾小球肾炎引起的氮质血症。

(二)血培养

持续菌血症是IE的典型特征。在评估阳性血培养结果时，必须将持续性菌血症(持续时间在1h以上)同一过性菌血症区分开。在24h内或者更长的时间跨度内的多份血培养结果为阳性，则必须考虑IE的诊断。临床疑IE者，应在第一日间隔1h采血1次，共3次。如次日未见细菌生长，重复采血3次后，开始抗生素治疗。在近期未接受过抗生素治疗的患者血培养阳性率可高达95%以上，其中90%以上患者的阳性结果获自入院后第一日采取的标本。病情凶险者的急性患者，应在入院后3h内，每隔1h/1次共取3个血标本后开始治疗。部分亚急性IE患者，如已用过抗生素，病情许可时，可考虑停药2～7d后采血，有助明确诊断。每次取得血标本均须要放入两个培养基，一个需氧培养基；另一个是硫胶质肉汤培养基(厌氧培养基)，每个培养基内注入的血液不少于10mL。

此外，为了达到最佳的培养结果，应当告知实验室心内膜炎是可能诊断之一，如果有怀疑的不常见病原体(军团菌、巴尔通体等微生物)也应当向实验室说明。如果怀疑是真菌性心内膜炎，血培养则应用溶解-离心法。应当要求实验室保留致病菌株直到完成成功的治疗。血清学试验有时候也可以用于布氏杆菌、军团菌、巴尔通氏体、衣原体等病原学推测诊断。利用特别的技术，包括PCR，这些病原体以及其他难以在血培养中发现的病原体，可以从血标本或者赘生物中确认出来。

(三)心电图

偶可见急性心肌梗死或房室、室内传导阻滞，后者提示主动脉瓣环或室间隔脓肿。

(四)X线检查

肺部多处小片状浸润阴影提示脓毒性肺栓塞所致肺炎。左心衰竭时有肺淤血或肺水肿征。主动脉细菌性动脉瘤可致主动脉增宽。细菌性动脉瘤有时需经血管造影诊断。CT扫描有助于脑梗死、脓肿和出血的诊断。

(五)超声心动图

超声心动图是诊断IE的重要手段之一，经食管超声心动图(TEE)比经胸壁超声心动图(TTE)具有更高的敏感性与特异性，超声心动图不应当作为血培养阳性和不明原因发热但临床上患IE可能性低的患者非选择性的筛查手段。然而，必须对大多数临床上疑似IE而血培养阴性的患者进行超声心动图检查评估。TEE利用双平面或多平面技术，结合彩色血流成像和脉冲多普勒连续成像，已臻于完美。TEE可以显示更小的赘生物，具有TTE无法比拟的图像分辨率。TEE不仅对临床疑似IE而TTE检查不能充分显示的患者是一种可取的检查手段，而且对肺动脉瓣成像、PVE患者(尤其是二尖瓣部位)、有心内并发症高危因素的患者也是一个可选择的方法。

TTE 检测出 NVE 赘生物的敏感度约为 60%。相比之下，TEE 检测出 NVE 赘生物的敏感度则在 85%～95%之间。对于 PVE 患者而言，由于受到人工瓣膜的屏蔽效应，尤其是二尖瓣部位，TTE 的诊断敏感度降至 15%～35%。但是，TEE 检测 PVE 赘生物，无论是机械瓣膜还是生物瓣膜，主动脉瓣位置或者二尖瓣位置，敏感度都仍达 82%～96%。TTE 检测脓肿的敏感度和特异性分别为 28%和 98%，相比之下，TEE 则分别为 87%和 95%。对于识别主动脉下侵袭性感染和瓣膜穿孔，TEE 也比 TTE 更加敏感和准确。

虽然 TEE 发现确证 IE 者心内膜赘生物的敏感度这么高，但病因的确定仍需要血培养确认或者直接的病理解剖和微生物学确证。超声心动图既不能区分感染性赘生物与消耗性损伤，也不能鉴别赘生物与血栓或人工瓣膜血管翳。而且，它也往往不能辨别 NVE 患者活动性赘生物与已治愈的赘生物。瓣膜增厚、腱索或瓣膜断裂、瓣膜钙化和瓣膜瘤都可能被误认为赘生物。这说明单独超声心动图检查的特异性是有限的，单靠超声心动图本身不能确立诊断，但可以提供赘生物和瓣膜功能失调，以及治疗效果，评价预后等宝贵的临床资料。

（六）磁共振和计算机体层显像

这些技术可以发现瓣膜旁的感染扩散、主动脉根部动脉瘤和瘘管；但是与超声心动图相比，它们还不够实用。

（七）核素扫描

目前已经尝试使用镓[67]的柠檬酸盐、铟[111]标记粒细胞和铟[111]标记血小板对 IE 患者和 IE 动物模型进行核素扫描以辨别内膜赘生物和心内脓肿。但是这些方法尚不够敏感，也不能准确解剖定位，故在临床上并不常用。

七、诊断对策

（一）有 NVE 可能的人群

有基础心脏病变存在或 IE 行为模式，同时临床上有难以解释发热者，即应考虑 IE 的可能；如有菌血症、栓塞现象和心内膜活动性病变（包括心脏杂音改变）的证据，就必须认真考虑心内膜炎的诊断。心内膜炎的症状和体征常是全身性的，而局部症状常为感染性心内膜炎的并发症，并不反映心脏内本身的感染。因此，临床医师为了避免漏诊 IE，必须保持高度警惕性。

（二）有 PVE 可能的人群

由于瓣膜置换术后患者是罹患 PVE 的高危因素，这类患者一旦出现发热或植入瓣膜的功能障碍，如超声心动图提示有新近出现的瓣周漏等，这时应考虑到心内膜炎可能的诊断。对于有罹患心内膜炎危险性的患者，出现可以引起 IE 类似证候群的并发症时应当仔细考虑以求正确诊断。当然，最后的确诊仍需有细菌学证据和（或）符合 Duke 诊断标准。

（三）提高鉴别诊断的意识

有多种疾病临床症状与 IE 类似，但细菌培养阴性，如心房黏液瘤、急性风湿热，系统性红斑狼疮或其他胶原血管病、非细菌性栓塞性心内膜炎、淋巴瘤腹腔内感染、结核病、抗磷脂抗体综合征、类癌综合征、伴高心输出量的肾细胞癌和血栓形成性血小板减少性紫癜。急性者应与金黄色葡萄球菌、淋球菌、肺炎球菌和革兰阴性杆菌败血症鉴别。应该清楚，即使有典型的心内膜炎症状与体征，最后的确诊也要求有阳性血培养结果或者赘生物，栓子细菌培养结果（或者微生物 DNA 的组织学或 PCR 证据）为阳性。密切结合超声心动图结果与 Duke 诊断标准，以防误诊与漏诊。

八、诊断措施与标准

根据临床表现，实验室及超声心动图检查制订了感染性心内膜炎的改良 Duke 诊断标准。

(一)诊断主要标准

1.两次血培养阳性,而且病原菌完全一致,为典型的感染性心内膜炎致病菌。

2.超声心动图发现赘生物,或新的瓣膜关闭不全。

(二)诊断次要标准

1.基础心脏病或静脉滥用药物史。

2.发热,体温≥38℃。

3.血管现象

栓塞、细菌性动脉瘤、颅内出血、结膜瘀点以及 Janeway 损害。

4.免疫反应

肾小球肾炎、Osler 结节、Roth 斑及类风湿因子阳性。

5.血培养阳性,但不符合主要诊断标准。

6.超声心动图发现符合感染性心内膜炎,但不符合主要诊断标准。

诊断为"可能心内膜炎"患者也需要接受心内膜炎患者相同的治疗方案。Duke 诊断标准要求至少收集到 1 个主要标准或者 3 个次要标准才能诊断"可能心内膜炎",从而降低了过度诊断和给予未发生感染者治疗的可能性。

诊断凝固酶阴性葡萄球菌或类白喉棒状杆菌(可以引起 IE 但是也常常是血培养的污染菌)心内膜炎诊断时,要求血培养必须持续阳性或者多次偶发阳性培养发现的微生物必须是同一克隆。

九、治疗对策

有效治疗 IE 必须实现两个主要目标。第一,赘生物内感染的微生物必须清除。如果无法清除则可能导致感染复发。第二,侵袭性,破坏性的心内和心外感染并发症也必须矫正,这样才能将发病率和病死率降到最低。第二个目标的实现往往超出有效抗生素治疗的能力范围,这还要求心脏或其他部位的外科干预。

(一)IE 治疗的基本原则

强调采用:杀菌性抗生素;高血浆药物浓度;静脉给药;联用药物;长疗程用药。

赘生物内细菌当繁殖到每克组织 $10^9 \sim 10^{10}$ 个的菌群密度时就会转入代谢静止状态,变得难以清除了。临床经验和动物模型试验提示最佳的治疗是应用杀菌性抗生物或联合应用抗生素,而不是单用抑菌性抗生素。此外,微生物通过被动扩散到达无血管赘生物的中心。为了达到赘生物内的有效抗生素浓度,用药时必须首先达到高血浆药物浓度,即使这样,一些抗菌药物的穿透力在此时仍受到限制。只要可行均应静脉给予抗生素,以达到合适的血浆抗生素浓度,并且可以避免口服给药可能带来的药物吸收水平波动。强调要长疗程用药以保证休眠细菌的清除。

在选择治疗 IE 的抗生素种类时,不但要考虑到抗生素本身的杀菌能力,还必须考虑到这些抗生素的最小抑菌浓度(MIC)和最小杀菌浓度(MBC)。MIC 指的是抗生素抑制细菌繁殖生长的最低浓度,MBC 指的是抗生素在 24h 内清除 99.9%标准接种细菌的最低浓度。对于大多数链球菌和葡萄球菌来说,青霉素、头孢菌素和万古霉素的 MIC 和 MBC 两者几乎相同或者仅仅相差 2%~4%分位数。使得这些抗生素 MBC 比 MIC 大 10 倍或更多的微生物很少见。而这种现象被称做耐药性。大多数耐药菌株仅仅比非耐药菌被杀死得更慢一些而已,在延长的治疗潜伏期后(48h)它们的 MIC 和 MBC 也趋于相同。肠球菌在接受青霉素和万古霉素抗菌测试时表面上表现出耐药性,但是事实上,哪怕经过再长的治疗时间这类细菌也不被这些抗生素杀死而是仅仅被抑制。肠球菌可以被青霉素或万古霉素两者中一种与氨基糖苷类抗生素合用的联合活性杀死。如果治疗强度充分,这种联用药物对肠球菌互相加强的抗菌活性则被称为协同作用或协同杀菌效应。相同的效应也可见于联用药物治疗链球菌和葡萄球菌时。

协同杀菌效应原理可以用来制订肠球菌心内膜炎的最佳治疗方案,也可以用以制订其他微生物引起的 IE 更有效的治疗方案或者有效的短疗程治疗方案。虽然机体内已经表明链球菌或葡萄球菌也可存在耐药性,但是在动物模型试验中耐药性却与治愈率下降或对青霉素,头孢菌素或万古霉素的延迟反映无关。与此相对应的,链球菌或葡萄球菌存在耐药性时并不要求联合治疗,并且实际上,是参考这些耐药菌的 MIC 来制订给药方法已达到良好的治疗效果。

特定细菌引起的 IE 治疗推荐给药方案必须保证血浆中和赘生物中的抗生素浓度在大多数给药间期也均要高于该细菌的 MIC。虽然 IE 患者赘生物内抗生素浓度并不常测定,但是成功地按照推荐的给药方案给药就足以表明已经实现了赘生物内足够高的抗生素浓度。相应的,对于最佳治疗方案,严格遵守推荐的给药方案是十分重要的。

(二)确定抗生素治疗的时间概念

1.开始的时间

由于目前存在降低成本的压力,因而常常一获得血培养标本就开始对可疑的心内膜炎进行抗生素治疗。这种方式适合用于高度破坏性和急剧进展的急性 IE 患者和表现为血流动力学失代偿急需手术干预患者。即时治疗可以对这类患者的预后产生好的影响。但是,对于血流动力学稳定的可疑亚急性心内膜炎患者,仓促地开始抗生素治疗并不能预防早期并发症,而且影响之后的血培养,从而使心内膜炎的病原学诊断变得困难。对于后面这类患者,更谨慎的处理是暂时延缓抗生素治疗,等待初始的血培养结果。如果这些培养没有立刻表现出阳性结果,治疗上的延迟使得有机会再次取血标本进行培养,而结果不受试验性治疗的混淆。这对于近期曾接受过抗生素治疗的患者尤其重要。

2.各类 IE 的疗程

对青霉素敏感的细菌至少用药 4 周;对青霉素耐药的链球菌主张联合用药 4 周;肠球菌心内膜炎,疗程 4～6 周;金黄色葡萄球菌和表皮葡萄球菌至少用药 4～6 周;真菌性心内膜炎用药时间甚至长达数月;静脉药瘾性心内膜炎一般主张用药 4 周;人工瓣膜心内膜炎,疗程 6～8 周。

3.心内膜炎治疗的监测

患者在治疗过程中及疗程完成后的数月内均要接受严密地观察。抗生素治疗失败、心肌或迁徙性脓肿、栓子、抗菌药物的超敏反应和其他治疗并发症(导管相关感染、血栓性静脉炎)或病程中并发的疾病可以表现为持续或者反复的发热。应用 β-内酰胺类抗生素特别是青霉素和氨苄西林,治疗的 IE 患者中有 33%发生药物副反应。这些副作用包括发热,皮疹和中性粒细胞减少;在治疗时间超过 15d 后这些副作用出现的频率逐渐增高。这些临床表现提示需要对抗生素治疗方案或者辅助的手术治疗加以改良,以便拯救患者的生命。

有必要定期地测定万古霉素或氨基糖苷类抗生素的血浆浓度,这可帮助调整用药剂量保证最佳治疗的同时避免副作用发生。此外,应用这两种抗生素的患者必须监测肾功能,而接受大剂量 β 内酰胺类抗生素或万古霉素治疗的患者必须至少每周测定一次全细胞计数。

在治疗刚开始的几天内或者持续发热需要明确菌血症是否控制时需要重复抽血进行血培养。对于治疗后发热复燃的患者,即时血培养对评价心内膜炎复发的可能性也是必须的。

十、特定微生物的抗生素治疗

心内膜炎的抗微生物治疗不但应该清除病原微生物,而且应该引起很小的毒性或者不引起毒性。治疗过程还要求改良治疗方案以兼顾患者可能存在的器官障碍,已有的过敏史和其他预计可能存在的毒性。

对于大多数细菌引起的心内膜炎来说,治疗 PVE 的抗生素推荐给药方案其疗程要长于 NVE,葡萄球菌性心内膜炎例外,因两者的给药方案相似。

(一)青霉素相对抵抗链球菌

对于青霉素 MIC 在 0.2～0.5μg/mL 之间(表 9-2)的链球菌引起的心内膜炎患者,推荐静脉应用高剂量青霉素,持续 4 周,并在头两周内联用氨基糖苷类抗生素(主要是庆大霉素,原因已在前文提及)。由于即时超敏反应而不能耐受青霉素治疗的患者,可给予万古霉素单药治疗。青霉素高度耐药(MIC>0.5μg/mL)的链球菌心内膜炎患者必须选用肠球菌心内膜炎推荐治疗方案(表 9-3)中的一种方案治疗。

这些链球菌引起的心内膜炎或者对抗生素治疗不敏感,或者可致广泛的瓣膜损害。推荐青霉素 300 万 U 每 4 小时 1 次持续 4 周治疗 A 组链球菌心内膜炎。G、C、B 组链球菌引起的 IE 比青霉素敏感链球菌引起的更难治疗。由此,往往提倡应用头两周联用庆大霉素的大剂量青霉素 4 周疗法(表 9-2)。约有半数病例需要早期心脏手术以纠正心内并发症,改善预后。

表 9-2　草绿色链球菌和牛链球菌青霉素 G 相对抵抗

(最小抑菌浓度≥0.1μg/mL,<0.5μg/mL)菌株引起的自体心内膜炎的治疗

抗生素	给药剂量和途径	持续时间(周)
水溶性青霉素 G	1800 万 U/24h iv 持续静滴或分为 6 等份每 4 小时 1 次静滴	4
联用	1mg/kg im 或 iv 每 8h/1 次	2
庆大霉素	30mg/(kg·24h)iv 分成 2 等份 iv,除非有条件监测血浆浓度否则总量不超过 2mg/24h	1

表 9-3　肠球菌心内膜炎的标准治疗方案

抗生素	给药剂量和途径	持续时间(周)
水溶性青霉素 G	1800 万～3000 万 U/24h 持续静滴或分为 6 等份每 4h/1 次静滴	4～6
联用		
庆大霉素	1mg/kg im 或 iv 每 8h/1 次	4～6
氨苄西林	12mg/24h 持续静滴或分为 6 等份每 4h/1 次静滴	4～6
联用		
庆大霉素	1mg/kg im 或 iv 每 8h/1 次	4～6
万古霉素	30mg/(kg·24h)iv 分成 2 等份 iv,除非有条件监测血浆浓度否则总量不超过 2mg/24h	4～6
联用		
庆大霉素	1mg/kg im 或 iv 每 8h/1 次	4～6

治疗肺炎链球菌 IE 时,感染菌种的耐药性和是否合并脑脊膜炎均是重要的影响因素。治疗青霉素敏感的肺炎链球菌引起的 IE,有或者无伴发脑脊膜炎,可采用青霉素 G400 万 U iv 每 4 小时 1 次,头孢曲松 2mg iv 每 12 小时 1 次,或者头孢噻肟 4mg iv 每 6 小时 1 次。如果不伴发脑脊膜炎,这些治疗方案对于青霉素相对耐药(MIC 0.1 to 1.0μg/mL)肺炎链球菌引起的 IE 也是有效的。但是,如果青霉素耐药(MIC=2.0μg/mL)或者头孢噻肟抵抗(MIC=2.0μg/mL)肺炎链球菌所致的伴发脑脊膜炎 IE,治疗上则最好是头孢曲松 2mg iv 每 12 小时 1 次(或者头孢噻肟 4mg iv 每 4 小时 1 次)联用万古霉素 15mg/kg iv 每 12 小时 1 次。心衰与病死率有关,而非青霉素耐药性。

(二)肠球菌

肠球菌心内膜炎的最佳治疗方案需要利用破坏细菌细胞壁的抗生素(青霉素、氨苄西林或万古霉素)和对细菌具有致死效应的氨基糖苷类抗生素(主要是链霉素或庆大霉素)两者的协同杀菌效应。高度耐药,定义为高浓度链霉素(2000μg/mL)或庆大霉素(500～2000μg/mL)

不能抑制肠球菌生长，表明该药不能对细菌产生致死效应，从而在试管内或在体内都不能参与协同杀菌相互作用。肠球菌心内膜炎推荐的标准治疗方案（表9-3）是为了达到协同杀菌作用而制订。协同杀菌的联合用药可以达到85%的治愈率，相比之下，单药、非杀菌治疗方案仅能达到40%。

一些医疗界权威偏好庆大霉素以1.5mg/kg每8小时1次给药，但是由于该剂量可能引起肾毒性危险增大，其他专家则提倡1mg/kg每8小时1次的给药剂量。这两种给药方式各自的庆大霉素血浆峰值浓度分别为5μg/mL和3.5μg/mL左右。如果致病菌株对链霉素不存在高度耐药性，则链霉素7.5mg/kg im给药可达到大约20μg/mL的血浆峰值浓度，作为标准治疗方案中庆大霉素的替代用药。对于青霉素过敏患者，建议采用万古霉素-氨基糖苷类抗生素给药方案（表9-3）；而青霉素脱敏疗法也是另外一种可行的治疗方法。如果之前已有的肾功能障碍要求最好避免采用具有潜在肾毒性的万古霉素-氨基糖苷类抗生素联合给药方案，那么脱敏疗法就显得更加必要。头孢菌素治疗肠球菌心内膜炎效果不佳。治疗必须持续4～6周，但IE患者症状持续时间已超过3月者，有并发症，或肠球菌PVE者，均应延长疗程。为了预防肾毒性和耳毒性，需要在治疗过程中密切地临床随访患者和追踪观察氨基糖苷类抗生素血药水平。

目前最大的临床试验组中，93例肠球菌心内膜炎患者（66例NVE，27例PVE），75例（81%）治愈，15例（16%）死亡，3例（3%）复发。达到治愈的治疗方案是中疗程抗细菌细胞壁抗生素分别与42d或者15d疗程氨基糖苷类抗生素联用。治愈患者中有39例应用氨基糖苷类抗生素疗程仅21d或更少。氨基糖苷类抗生素短疗程治疗方案也能达到良好的治疗效果，这表明如果肾毒性明显时，可以减少联合用药方案中氨基糖苷类抗生素这一组分的用药水平。所有肠球菌引起的心内膜炎都必须经过谨慎的临床评估以选择有效的治疗方案。致病菌株必须经实验室检测是否具有链霉素和庆大霉素的高耐药性，也必须确定是否对青霉素、氨苄西林和万古霉素敏感。如果细菌对可达到的最高血浆浓度水平的抗细菌细胞壁抗生素耐药或者对氨基糖苷类抗生素高度耐药，包含了无活性抗生素的标准给药方案则不能达到协同联合用药和最佳用药。不仅如此，对庆大霉素的高度耐药也预示着对除链霉素以外所有其他的氨基糖苷类抗生素耐药。这些对抗生素的敏感度资料可以辅助选择联合杀菌用药方案中的一种可行方案，如果均不可行，则要寻找替代治疗方案。

（三）葡萄球菌

超过90%的凝固酶阳性和凝固酶阴性葡萄球菌对青霉素耐药。耐甲氧西林现象普遍存在于凝固酶阴性葡萄球菌，并在金葡菌中也越来越常见。耐甲氧西林菌株对所有β内酰胺类抗生素耐药，但是往往仍对万古霉素敏感。极少葡萄球菌对万古霉素敏感型减弱或耐万古霉素。可被抗细胞壁活性抗生素杀死的葡萄球菌中，这些药物的杀菌效果可以为氨基糖苷类抗生素所加强。半合成耐青霉素酶青霉素或万古霉素与利福平联用并不能达到预期的协同杀菌效果；然而，利福平对异体材料相关的葡萄球菌感染有独特的活性。同种葡萄球菌引起的人工瓣膜感染和NVE的治疗不同。

（四）葡萄球菌自体瓣膜心内膜炎

半合成耐青霉素酶青霉素是治疗甲氧西林敏感葡萄球菌所致心内膜炎的基石。如果患者对青霉素过敏不是荨麻疹这类急性过敏反应，则可以选用一代头孢菌素。β-内酰胺类抗生素与氨基糖苷类抗生素的协同作用并不能提高葡萄球菌心内膜炎的治愈率；但是这种联合用药方法可以轻度加速赘生物和血中葡萄球菌的清除速率。为了达到可能的益处，应在β-内酰胺类抗生素治疗金葡菌心内膜炎的用药方案头3～5d内加用庆大霉素。更长疗程应用庆大霉素可增加肾毒性，因此应当避免。目前，尚未很好地确定凝固酶阴性葡萄球菌所致NVE应用联合用药方案的治疗作用，混合的资料提示联合治疗方案的治愈率较高。

对于静脉药瘾者甲氧西林敏感金葡菌所致的心内膜炎，不伴有并发症并且局限于右心瓣膜者，给予2周半合成耐青霉素酶青霉素联用氨基糖苷类抗生素。但是，一些金葡菌所致的右侧心内膜炎患者在治疗的第一周内出现提示并发左心感染的症状；这些患者不应当接受短期疗法。

耐甲氧西林葡萄球菌所致的心内膜炎要求给予万古霉素治疗。复方新诺明治疗对该药敏感的金葡菌引起的右侧心内膜炎仅仅能达到中等疗效。万古霉素真正合适的替代药物是不存在的。耐甲氧西林葡萄球菌往往对利奈唑胺和达托霉素敏感；但是，应用其中任何一种治疗心内膜炎的临床经验都还很有限。替考拉宁，一种类似于万古霉素的糖肽类抗生素（目前在美国没有用于临床），被认为是可能的替代药物。然而，金葡菌一些菌种已经开始对替考拉宁产生耐药性。替考拉宁的起始用量为6mg/kg每天2次，持续3～4d，直到血浆谷值浓度达到20～30μg/mL；之后，为了达到最佳治疗效果，须每日给予10mg/kg的剂量以维持这样的谷值浓度。如果耐甲氧西林菌种对庆大霉素敏感，则可将氨基糖苷类抗生素同万古霉素联用以增强抗菌活性。但是，肾毒性损害的概率也随着联合用药增高了。增加利福平与万古霉素联合治疗耐甲氧西林金葡菌所致的NVE并没有益处。耐甲氧西林金葡菌引起的右侧心内膜炎不能使用2周给药方案。

（五）葡萄球菌人工瓣膜心内膜炎

人工心瓣膜的葡萄球菌感染必须应用3种抗生素联合治疗。当感染与异体物质有关时，利福平表现出独特的抗葡萄球菌活性。然而，当利福平单独用药或与万古霉素或β-内酰胺类抗生素联用治疗葡萄球菌PVE时，往往会迅速诱发葡萄球菌的利福平耐药性。因而葡萄球菌PVE须应用两种抗生素联合利福平治疗。有认为暂时延迟利福平的用药，直到两种有效抗葡萄球菌药物给药时间满48h后才联用利福平。

对于耐甲氧西林葡萄球菌引起的PVE，治疗上先给予万古霉素和庆大霉素，如果致病菌对庆大霉素敏感，再加用利福平。如果致病菌对庆大霉素耐药，必须寻找另外一种致病菌敏感的氨基糖苷类抗生素替代。而如果致病菌对所有氨基糖苷类抗生素均耐药，可以选择一种细菌敏感的喹诺酮药物替代。对于甲氧西林敏感葡萄球菌引起的PVE，治疗上应使用一种半合成耐青霉素酶青霉素以替代联合用药方案中的万古霉素。

有延迟青霉素过敏史的患者可予一代头孢菌素代替半合成青霉素治疗。在人工瓣膜置换术后1年内发生的凝固酶阴性葡萄球菌PVE往往并发瓣膜周围感染扩散，这种情况下须行瓣膜重新置换以清除感染病灶和维持正常瓣膜功能。金葡菌PVE患者经常伴有心内并发症，病死率特别高。早期外科干预与恰当的联合抗生素治疗才有可能治愈金葡菌PVE。

（六）真菌性心内膜炎

念珠菌性心内膜炎推荐应用足剂量两性霉素并常常联用5-氟尿嘧啶治疗。也有报告多例无心内并发症的念珠菌性NVE和PVE患者经延长疗程的氟康唑治疗后痊愈。尽管如此，在两性霉素治疗后即给予外科干预仍是念珠菌性心内膜炎的标准治疗方案。并且提倡不论是用内科还是外科方式治疗念珠菌性心内膜炎，都应给予长疗程或者不定疗程的氟康唑治疗。真菌感染用静脉滴注两性霉素B，首日1mg，之后每日递增3～5mg，直至25～30mg/d，总量3～5g，应注意两性霉素的毒副作用。两性霉素用够疗程后口服氟胞嘧啶100～150mg/（kg·d），每6h/1次，用药数月。脂质体两性霉素因比两性霉素去胆酸盐毒性更小而更为有用，尽管并不常用。棘球白素和吡咯类药物等新药也可以作为紧急抑制性治疗的替代药物。

（七）其他病原体心内膜炎

不常见微生物引起的IE患者的抗微生物治疗基于有限的临床经验和从动物模型及离体实验研究得到数据。

必须谨慎地评估导致心内膜炎棒状杆菌对抗生素的敏感性。很多仍然对青霉素、万古霉素和氨基糖苷类抗生素敏感。氨基糖苷类抗生素敏感菌种可以被青霉素与氨基糖苷类抗生素的协同作用杀死。杰氏棒状杆菌，尽管往往对青霉素和氨基糖苷类抗生素耐药，但是仍可被万古霉素杀死。棒状杆菌属所致 NVE 或 PVE，可以采用青霉素和氨基糖苷类抗生素或万古霉素联用治疗，取决于致病菌的敏感程度。

肠杆菌科（大肠埃希菌、克雷白杆菌、肠杆菌属、黏质沙雷菌和变形杆菌）对第三代头孢菌素、亚胺培南和氨曲南高度敏感。这些抗生素中选择一种以大剂量用药与氨基糖苷类抗生素联用治疗肠杆菌科引起的 IE。

Q 热立克次体所致 IE 难以清除病原体。提倡应用长疗程（至少4年）多西环素（100mg/bid）或者其他四环素类抗生素与喹诺酮联用的治疗方案。18～48 个月疗程（平均31个月，中位数26个月）的多西环素与羟氯喹联合治疗可比疗程更长的多西环素联用喹诺酮治疗方案更加有效。有效的治疗中手术也不可或缺。

（八）细菌培养阴性的心内膜炎

厌氧细菌和其他微生物引起的心内膜炎必须特殊诊断。因此，除非临床上或者流行病学上提供了病原学诊断的线索，否则仍推荐采用氨苄西林联合庆大霉素（见肠球菌心内膜炎标准治疗方案。治疗细菌培养阴性的 NVE；因为在非混合应用抗生素治疗的条件下，肠球菌和链球菌不可能引起培养阴性 NVE，所以头孢曲松可以用以替代治疗方案中的氨苄西林。对于培养阴性的 PVE 患者，则在该治疗方案中加用万古霉素。在未获得血培养结果就接受抗生素治疗，并在治疗的第一周内体温即回降至正常的培养阴性心内膜炎患者病死率较低。在处理培养阴性 IE 患者时必须仔细鉴别是否为非细菌性栓塞性心内膜炎。对试验性抗生素治疗反应不佳的患者应考虑手术干预。如果进行手术治疗，就必须对术中切出的组织进行详细的微生物学和病理学检查以明确病原学诊断。

（九）心内膜炎并发症的外科治疗

心脏外科干预在心内膜炎心内并发症的治疗中扮演着越来越重要的角色。回顾性资料表明单用抗生素治疗这些并发症其病死率很高，而结合抗生素和外科治疗则可以降低病死率。相应地，这些并发症便成为心脏手术治疗的指征。

感染性心内膜炎患者的心脏外科治疗：

1. 绝对指征

（1）瓣膜功能失调引起的中到重度充血性心力衰竭

（2）不稳定人工新膜，人工瓣膜口阻塞

（3）理想抗生素治疗方案仍无法控制感染

（4）缺乏有效抗生素治疗方案：真菌、布鲁杆菌，铜绿假单胞菌（主动脉瓣或者二尖瓣）

（5）伴心内并发症的金葡菌 PVE

（6）理想治疗后复发的 PVE

（7）通向心包的瘘管

2. 相对指征

（1）瓣膜周围感染扩散，心内瘘管，伴持续发热的心肌脓肿

（2）低反应性金葡菌 NVE（主动脉瓣或者二尖瓣）

（3）理想抗生素治疗后复发的 NVE

（4）伴持续发热的培养阴性 NVE 或 PVE（≥10d）

（5）巨大（>10mm diameter）高移动性赘生物（有或者无前驱动脉栓子）

（6）抗生素高度耐药肠球菌所致的心内膜炎

（十）瓣膜功能失调

新出现或恶化的瓣膜功能失调所致中到重度充血性心衰（CHF）（纽约心脏病协会分级 NYHA Ⅲ和Ⅳ级的 NVE）经内科治疗后的病死率为 50%～90%。类似患者组接受抗生素和心脏手术联合治疗的存活率可达 60%～80%。尽管并发瓣膜功能失调和 CHF 的 PVE 患者接受手术治疗后存活率仅在 45%～85%，但是若只接受抗生素单独治疗的 PVE 患者极少存活时间超过 6

个月。恶化的主动脉瓣关闭不全引起的 CHF 比二尖瓣关闭不全引起者更为严重，进展更为迅速。因而，主动脉瓣心内膜炎患者不但占据手术治疗患者的大多数，而且在并发心衰时急需手术治疗。然而，严重二尖瓣关闭不全也可导致不可逆转的心衰，最终需要外科干预。心内膜炎治疗头 1 周内多普勒超声心动图和彩色血流成像指示明显的瓣膜反流，并不能可靠地预示患者需要在心内膜炎活动期行瓣膜置换术。换言之，即使早期超声心动图没有发现明显瓣膜反流，也仍有可能发生显著 CHF。由此，决定是否行手术治疗必须结合经过细心连续性观察获得的临床资料和超声心动图发现。有时二尖瓣，尤其是人工二尖瓣上极大的赘生物，引起严重的阻塞而需要手术治疗。

（十一）不稳定人工瓣膜

受感染的人工瓣膜裂开是瓣膜周感染的表现，往往导致严重血流动力学紊乱瓣膜功能失调。对于伴有此类并发症的 PVE 患者，推荐给予手术治疗。PVE 发病于瓣膜置换后 1 年内及感染累及人工主动脉瓣的患者，发生侵袭性感染的危险增高。这类患者的心内膜炎往往由侵袭性耐药微生物所致，因而，结合内科与外科治疗也更为有益。有些患者临床上貌似稳定，但人工瓣膜明显不稳定，高活动性，并且已经具备了提示瓣环裂开超过 40% 的证据，其瓣膜不稳定型可能会不断进展，必须行手术治疗。偶见非侵袭性，抗生素高度敏感微生物，如链球菌，所致的 PVE 患者在抗菌治疗过程临床病程良好，治疗晚期可见较小瓣膜裂开而并不引起人工瓣膜不稳定或血流动力学状况恶化。

（十二）难以控制的感染或缺乏有效的抗生素治疗

对于最大程度的抗菌治疗都无法清除感染，或者在某些情况甚至无法抑制菌血症者，外科干预可改善该类患者的预后。对念珠菌性心内膜炎，推荐两性霉素 B 治疗后不久行外科治疗。对于一些革兰阴性杆菌，如铜绿假单胞菌，氧化木糖无色杆菌引起的心内膜炎，即使给予最大可耐受量的抗生素治疗也无法清除感染，这也要求手术切除感染组织以达治愈。布氏杆菌所致心内膜炎的标准治疗方案也包含了手术治疗，因为单纯药物治疗极少成功。对协同杀菌治疗耐药的肠球菌所致心内膜炎，包括初次治疗没有反应或者在治疗后复发，也要求手术治疗。瓣膜周围感染在某些情况下也属难清除的感染类型。PVE 在最佳抗菌治疗后复发，提示累及异体材料的感染难以清除，故 PVE 复发患者需要手术治疗。相比之下，NVE 患者复发，除非复发与高度耐药菌或瓣膜周围感染有关，否则往往再次给予加强的长疗程抗生素治疗。

十一、预后评估

未治疗的急性患者几乎均在 4 周内死亡。亚急性者的自然史一般 ≥6 个月。预后不良因素中以心力衰竭最为严重，其他包括主动脉瓣损害、肾衰竭、革兰阴性杆菌或真菌致病，瓣环或心肌脓肿、老年等。死亡原因为心力衰竭、肾衰竭、栓塞、细菌性动脉瘤破裂和严重感染。除耐药的革兰阴性杆菌和真菌所致的心内膜炎者外，大多数患者可获细菌学治愈。但本病的近期和远期病死率仍较高，治愈后的 5 年存活率仅 60%～70%。10% 在治疗后数月或数年内再次发病。

十二、预防

有易患因素（人工瓣膜置换术后、感染性心内膜炎史、体-肺循环分流术后、心脏瓣膜病和先天性心脏病）的患者，接受可因出血或明显创伤而致短暂性菌血症的手术和器械操作时，应予预防感染性心内膜炎的措施。

（一）口腔、上呼吸道手术或操作

针对草绿色链球菌预防用药。

1.阿莫西林 2.0g 术前 1h 口服。

2. 不能口服者，氨苄西林 2.0g，术中 30min 内肌注或静注。

3. 对青霉素过敏者，克林霉素 600mg 术前 1h 口服或术前 30min 静滴；或头孢氨苄 2.0g 术前 1h 口服；或头孢唑啉（先锋 V 号）1.0g 术前 30min 静注或肌注；或头孢羟氨苄 2.0g 术前 1h 口服；或克拉霉素（甲红霉素）500mg 术前 1h 口服。

高危患者（人工瓣、心内膜炎史、复杂发绀型先天性心脏病或体-肺循环分流术后）术后 6h 需重复应用抗生素半量。

（二）泌尿、生殖和消化道手术或操作

针对肠球菌预防用药。

1. 高危患者

可用氨苄西林加庆大霉素：氨苄西林 2.0g 加庆大霉素 1.5mg/kg 术中 30min 内静注或肌注，术后 6h，氨苄西林 1.0g 静注或肌注；或阿莫西林 1.0g 口服。青霉过敏者（万古霉素加庆大霉素）：万古霉素 1.0g 术前 30min 静滴 1～2h 加庆大霉素 1.5mg/kg 术前 30min 静注或肌注。术后不必重复用药。

2. 中危患者（瓣膜病和除外房间隔缺损的先天性心脏病）。莫西林或氨苄西林：阿莫西林 2.0g 术前 1h 口服，或氨苄西林 2.0g 术前 30min 肌注或静注。青霉素过敏者可用万古霉素 1.0g 术前 30min 静滴 1～2h。术后不必重复。

第十章　心包疾病

第一节　急性心包炎

急性心包炎（acute pericarditis）为心包脏层和壁层的急性炎症，心包炎常是某种疾病表现的一部分或为其并发症，但也可以单独存在。

一、病因

(一)感染

病毒、细菌、真菌、寄生虫、立克次体。

(二)自身免疫

风湿热及其他结缔组织疾病，如系统性红斑狼疮、结节性多动脉炎、类风湿关节炎、贝赫切特综合征、获得性免疫缺陷综合征。

(三)肿瘤

原发性、继发性。

(四)代谢疾病

尿毒症、痛风。

(五)物理因素

外伤、放射性。

(六)邻近器官疾病

急性心肌梗死、胸膜炎、主动脉夹层、肺梗死等。

二、病理

急性心包炎可以分为纤维蛋白性或渗出性两种。在急性期，心包壁层和脏层上有纤维蛋白、白细胞及少许内皮细胞的渗出。此时尚无明显液体积聚，为纤维蛋白性心包炎；随后如液体增加，则转变为渗出性心包炎，常为浆液纤维蛋白性，液体量可由100mL至2～3L不等，多为黄而清的液体，偶可浑浊不清、化脓性或呈血性。积液一般在数周至数月内吸收，但也可伴随发生壁层与脏层的粘连、增厚或缩窄。液体也可在较短时间内大量积聚引起心脏压塞。急性心包炎时，心外膜下心肌有不同程度的炎性变化，如范围较广可称为心肌心包炎。此外，炎症也可累及纵隔、横膈和胸膜。

三、临床表现

(一)症状

以纤维蛋白性为主时心前区疼痛为主要症状，疼痛性质可尖锐，与呼吸运动有关，常因咳嗽、深呼吸、变换体位或吞咽而加重；位于心前区，可放射到颈部、左肩、左臂及左肩胛骨，也可达上腹部；疼痛也可呈压榨样，位于胸骨后。本病所致的心前区疼痛可能与心肌梗死疼痛类似，需注意鉴别。以渗出性为主时呼吸困难是最突出的症状，可能与支气管、肺受压及肺淤血有关。

呼吸困难严重时，患者呈端坐呼吸，身躯前倾、呼吸浅速、面色苍白，可有发绀。也可因压迫气管、食管而产生干咳、声音嘶哑及吞咽困难。此外，尚可有发冷、发热、心前区或上腹部闷胀、乏力、烦躁等。

（二）体征

心包摩擦音是纤维蛋白性心包炎的典型体征，呈抓刮样粗糙音，与心音的发生无相关性，往往盖过心音又较心音更接近耳边；典型的摩擦音可听到与心房收缩，心室收缩和心室舒张相一致的 3 个成分，但大多为与心室收缩、舒张相一致的双相性摩擦音；多位于心前区，以胸骨左缘第 3、4 肋间最为明显；坐位时身体前倾、深吸气或将听诊器胸件加压可更容易听到。心包摩擦音可持续数小时或持续数天、数周；当积液增多将两层心包分开时，摩擦音即消失，但如有部分心包粘连则仍可闻及。心前区听到心包摩擦音就可做出心包炎的诊断。渗出性心包炎时心脏叩诊浊音界向两侧增大，皆为绝对浊音区；心尖冲动弱，位于心浊音界左缘的内侧或不能扪及；心音低而遥远；在有大量积液时可在左肩胛骨下出现浊音及左肺受压迫所引起的支气管呼吸音，称心包积液征(Ewart 征)；少数病例中，在胸骨左缘第 3、4 肋间可闻及心包叩击音。

大量渗液可使收缩压降低，而舒张压变化不大，故脉压变小。按积液时心脏压塞程度，脉搏可正常，减弱或出现奇脉。大量渗液可累及静脉回流，出现颈静脉怒张、肝大、腹水及下肢水肿等。心脏压塞可出现明显心动过速、血压下降，脉压变小和静脉压明显上升，如心排血量显著下降，可产生急性循环衰竭、休克等。如积液积聚较慢，可出现亚急性或慢性心脏压塞，表现为体循环静脉淤血、颈静脉怒张、静脉压升高、奇脉等。奇脉是指大量积液患者在触诊时桡动脉搏动呈吸气性显著减弱或消失，呼气时复原的现象。也可通过血压测量来诊断，即吸气时动脉收缩压较吸气前下降 10mmHg 或更多，而正常人吸气时收缩压仅稍有下降。

四、辅助检查

（一）生化检查

感染性者常有白细胞计数增加、血沉增快等炎症反应。

（二）X 线检查

对纤维蛋白性心包炎诊断价值不大，对渗出性心包炎有一定价值；可见心脏阴影向两侧增大，心脏搏动减弱或消失；尤其是肺部无明显充血现象而心影显著增大是心包积液的有力证据，可与心力衰竭相区别。成年人液体量少于 250mL、儿童少于 150mL 时，X 线难以检出其积液。可对继发于结核及恶性肿瘤等诊断提供线索。

（三）心电图

急性心包炎时心电图异常，主要表现为：①ST 段抬高，见于除 aVR 导联以外的所有常规导程中，呈弓背向下型，aVR 导联中 ST 段压低；②一至数日后，ST 段回到基线，出现 T 波低平及倒置，持续数周至数月后 T 波逐渐恢复正常；③心包积液时有 QRS 低电压，大量渗液时可见电交替；④除 aVR 和 V₁ 导联外 P-R 段压低，提示包膜下心房肌受损；⑤无病理性 Q 波，无 QT 间期延长；⑥常有窦性心动过速。

（四）超声心动图

超声心动图对诊断心包积液简单易行，迅速可靠。M 型或二维超声心动图中均可见液性暗区以确定诊断。心脏压塞时的特征为：右心房及右心室舒张期塌陷；吸气时右心室内径增大，左心室内径减少，室间隔左移等。可反复检查以观察心包积液量的变化。

（五）心包穿刺

心包穿刺可证实心包积液的存在并对抽取的液体做生物学(细菌、真菌等)、生化、细胞分类的检查，包括寻找肿瘤细胞等；抽取一定量的积液也可解除心脏压塞症状；同时，必要时可经穿刺在心包腔内注入抗菌药物或化疗药物等。

（六）其他

心包镜检及心包活检有助于明确病因。

五、心包穿刺

（一）适应证

Ⅰ类：心脏压塞；超声心动图下积液厚度超过 20mm（舒张期）；怀疑化脓性或结核性心包积液。

Ⅱa类：超声心动图下积液厚度在舒张期为 10～20mm，如除外化脓性或结核性心包炎，可进行诊断性穿刺（心包液和组织的分析，心包活检、心外膜活检）；怀疑肿瘤性心包积液。

Ⅱb类：超声心动图下舒张期积液厚度＜10mm，如除外化脓性、肿瘤性或结核性心包炎，可进行诊断性穿刺（心包液和组织的分析、心包活检、心外膜活检）。有症状的患者进行诊断性心包穿刺应该在专门的中心进行。

（二）禁忌证

相对禁忌证包括未纠正的凝血性疾病，应用抗凝药物，血小板减少＜50×10^9/L，少量、后位和隔断性积液；当通过其他手段可明确诊断或积液量小，在应用抗炎药物治疗后积液吸收的患者，没必要行心包穿刺。

（三）穿刺方法

1. 获取近期可靠的超声心动图资料（最好是穿刺前即刻的）。穿刺术者需要亲自观察超声结果。

2. X线指引下的心包穿刺应该在局部麻醉下于心脏导管室进行。剑突下途径是最常用的，应用 8～17cm 长的钝头穿刺针（如 Tuohy-17），其中可允许导丝通过，指向左肩并与颌面成 30°。

3. 超声引导下的心包穿刺可在重症监护病房或在床旁进行。超声应找到从肋间到心包的最短路径（通常是腋前线第 6 到第 7 肋间）。应在靠近肋上缘处进行穿刺以免损伤肋间动脉。

4. 穿刺针务必在持续手动抽吸下（负压）缓慢进针至心包，一旦有积液流出，通过穿刺针递入"J"形头软导丝，皮下扩张后交换送入多孔猪尾导管。

5. 严格无菌操作，ECG 和血压监测必备，自穿刺处直接行 ECG 并不安全。

6. 可同时置入右心导管，以评价心脏压塞情况，监测心包穿刺时的血流动力学并除外缩窄。

7. 大量心包积液时首次心包穿刺抽液应＜1L 以避免急性右心室扩张；心包穿刺后建议给予持续的心包引流，直至间断心包抽吸（每 4～6 小时）每日抽出量＜25mL。

（四）心包积液的分析

1. Ⅰ类

①怀疑恶性疾病时应进行细胞学检查；②在怀疑结核的患者，应行细菌抗酸染色，结核菌 PCR 分析，分枝杆菌培养（首选可对细菌生长进行放射分析的培养基，如 BACTEC-460），腺苷脱氨酶（ADA），γ 干扰素（IFN）和心包溶菌酶测定；③在怀疑细菌感染的患者，必须对心包积液进行需氧菌和厌氧菌培养，并同时抽取 3 份血培养。培养如为阳性随后应进行抗生素敏感测定。

2. Ⅱa类

①嗜心脏病毒的 PCR 测定可鉴别病毒性心包炎和自身反应性心包炎；②在怀疑肿瘤性心包炎时应测定肿瘤因子[癌胚抗原（CEA），甲胎蛋白（AFP），糖类抗原 CA125、CA72-4、CA15-3、CD-30、CD-25 等]；③对上皮细胞膜抗原，CEA 和 Vimentin 染色可鉴别反应性间皮细胞和腺癌细胞。

3. Ⅱb类

测定心包积液的比重（＞1.015），蛋白水平（＞30g/L；积液/血清＞0.5），乳酸脱氢酶（LDH）（＞200mg/dL；血清/积液＞0.6），以及糖的水平[渗出液为（4.3±2.31mmol/L），漏出液为（5.3±2.8)mmol/L]，可区分渗出液和漏出液，但不是直接诊断。

六、诊断及鉴别诊断

常见心包炎病因类型包括急性非特异性心包炎、结核性心包炎、化脓性心包炎、肿瘤性心包炎、心脏损伤后综合征等。

根据临床表现、X线、心电图及超声心动图检查可做出心包炎的诊断，然后需结合不同病因性心包炎的特征及心包穿刺，活体组织检查等资料对其病因学做出诊断。本病应同急性心肌梗死、急性肺梗死相鉴别。

七、治疗

急性心包炎的治疗与预后取决于病因，也与是否早期诊断及正确治疗有关。各种心包炎如出现压塞综合征，均应行心包穿刺排液以缓解症状。结核性心包炎如不积极治疗常可演变为慢性缩窄性心包炎。

(一)症状处理

1.限制体力活动

住院以明确病因，并观察心脏压塞情况及治疗效果。

2.疼痛处理

非甾体类消炎药物(NSAID)是主要用药。布洛芬常因其低不良反应，对冠状动脉血流的有利作用以及大的剂量范围作为首选用药。根据严重程度和治疗反应，初始剂量可每6～8小时给予300～800mg，持续数天至数周，最好服至积液消退。阿司匹林每4～6小时服用300～600mg是另一种治疗方案；吲哚美辛因可减少冠状动脉血流，应避免在老年患者中应用；必须进行胃肠道保护。

(二)治疗及预防复发

秋水仙碱每日(0.5～1mg)与NSAID合用或单用对初次发作以及预防复发也显示有效。其易耐受，与NSAID相比不良反应较少。对药物治疗无效的病例可考虑经皮球囊心包切开术。糖皮质激素应该仅用于一般情况较差或处于危险期的患者。

常见错误用法是剂量过小难以起效或减量太快。推荐剂量为泼尼松1～1.5mg/kg，至少服用1个月。如果患者无明显反应，可加用硫唑嘌呤(每日75～100mg)或环磷酰胺。皮质激素减量期应超过3个月。

心包切除术只适用于少数症状严重，反复发作且对药物治疗无效的患者。在心包切除术前，患者应停用激素数周。

八、注意事项

1.临床上以急性心包炎和慢性缩窄性心包炎为最常见。

2.心包炎常是某种疾病表现的一部分或为其并发症，故常被原发疾病所掩盖，但也可以单独存在。

3.纤维蛋白性心包炎的临床表现：心前区疼痛为其主要症状，体征是心包摩擦音。

4.渗出性心包炎临床表现取决于积液对心脏的压塞程度，急性心包炎的治疗与预后取决于病因，也与是否早期诊断及正确治疗有关。

5.复发性心包炎是急性心包炎最难处理的并发症。

第二节　心包积液

一、急性心包炎所致心包积液

(一)病因

急性心包炎(acute pericarditis)是由心包脏层和壁层急性炎症引起的综合征。临床特征包括胸痛、心包摩擦音和一系列异常心电图变化。急性心包炎临床表现具有隐袭性，极易漏诊。急性心包炎的病因较多，可来自心包本身疾病，也可为全身性疾病的一部分，临床上以结核性、非特异性、肿瘤性者为多见，全身性疾病如系统性红斑狼疮、尿毒症等病变易累及心包引起心包炎。

(二)病理

急性心包炎根据病理变化，可分为纤维蛋白性亦即干性心包炎和渗液性心包炎。后者可为浆液纤维蛋白性、浆液血性、化脓性等不同类型，急性纤维蛋白性心包炎时，心包的壁层和脏层有纤维蛋白、白细胞和少量内皮细胞构成的渗出物，渗出物可局限于一处，或布满整个心脏表面，但渗出物量一般不很大，若其中液体量增加，则转变为浆液纤维蛋白性渗液，其量可增至2～3L。其外观通常为黄而清的液体，有时因有白细胞及脱落的内皮细胞而变混浊，若红细胞含量多则呈血色，为浆液血性渗液。渗液性质可随不同的病因而各具特色，结核心包炎，为纤维蛋白性或浆液血性，量较大，存在时间长，可达数月或更久，渗液吸收后心包脏层和壁层可增厚，粘连而形成缩窄性心包炎；化脓性心包炎渗液含有大量多形核白细胞，成为稠厚的脓液；肿瘤引起的渗液多为血性，红细胞较多伴肿瘤细胞。急性心包炎时心外膜下心肌亦可受累，如范围较广可称之为心肌心包炎。若心包炎的病变严重，炎症可波及纵隔、横膈及胸膜。心包积液一般在数周至数月内吸收，但可伴随发生壁层与脏层的粘连、增厚及缩窄，也可在较短时间内大量聚集产生心脏压塞。

(三)病理生理

急性纤维蛋白性心包炎不会影响血流动力学，若渗出性心包炎渗液量大，可使心包腔内压力升高，导致血流动力学发生相应变化。当心包腔内压力高至一定程度，心室舒张充盈受限，引起体循环静脉压、肺静脉压增高，心输出量减少等心脏受压症状，称为心脏压塞。心脏填塞的发生与心包积液量的大小，积液的性质，积液蓄积的速度，心包的柔韧性及心肌功能等多种因素有关。大量渗液固然可使心包内压大幅上升，引起心脏填塞症状和体征，然而短期内快速增长的少量浆液，即使仅有200～300mL也可造成心脏舒张功能障碍，产生心脏压塞。

(四)临床表现

1.症状

可出现全身症状，如发热、出汗、乏力、焦虑等。最主要的症状为胸痛，尤以急性非特异性心包炎和感染性心包炎时多见；缓慢发展的结核性心包炎或肿瘤性心包炎则不明显。心包炎时胸痛轻重不等，有的疼痛性质较尖锐，位于心前区，可放射至颈部、左肩、左臂、左肩胛骨，有时也可下达上腹部，这类疼痛除心包受累外，胸膜也被波及，所以是胸膜性疼痛，和呼吸运动有关，常因咳嗽或深呼吸而加重。有的是一种沉重的压榨样胸骨后疼痛，与心绞痛或心肌梗死相似，可能与冠状动脉内心神经输入纤维受刺激有关。也有少数患者胸痛可随着每次心脏跳动而发生，以心脏左缘及左肩部明显。上述不同类型的胸痛有时可同时存在。

2.体征

急性纤维蛋白性心包炎的典型体征是心包摩擦音，在心前区可听到心脏收缩期和舒张期都有的双相声音(它不出现在心音之后)，往往盖过心音，较表浅，是因心包表面有纤维蛋白渗出，在心脏搏动时不光滑的心包与心脏间的摩擦所致。双相来回粗糙的摩擦音有时需与主动脉瓣的收缩期，舒张期杂音相区别。有时摩擦音很轻而多被漏诊。它持续时间长短不等，有的持续数小时，但可重新出现，也有持续数天或数周之久，结核性心包炎持续时间较长，尿毒症心包炎持续时间较短。如出现渗液，心包摩擦音可消失。

3.辅助检查

(1)实验室检查：结果取决于致病因素。一般都有白细胞计数增加，红细胞沉降率加速等炎症性反应。心包穿刺液的实验室检查，有助于病因学诊断。结核性心包炎渗液，常为血性，比重高，蛋白阳性，可找到结核杆菌；肿瘤心包积液除为血性外尚可找到肿瘤细胞。因此心包渗液都应行穿刺液的常规化验。

(2)心电图检查：急性心包炎因累及心包脏层下的心肌和心包渗液的影响，可出现一系列心电图变化。①ST段和T波改变：与心外膜下心肌缺血、损伤和复极延迟有关；急性心包炎的ST-T呈现动态变化，可分4个阶段：ST段呈弓背向下抬高，T波振幅增高，急性心包炎一般为弥漫性病变，上述改变可出现于除aVR和V_1外的所有导联，持续2天~2周，V_6的J/T≥0.25；几天后ST段回复到等电位线，T波低平；T波呈对称型倒置并达最大深度，无对应导联相反的改变(除aVR和V_1直立外)，可持续数周、数月或长期存在；T波恢复直立，一般在3月内；病变较轻或局限时可有不典型改变，出现部分导联的ST段、T波的改变和仅有ST段或T波改变。②PR段移位：除aVR和V_1导联外，PR段压低，提示心包膜下心房肌受损；③QRS波低电压和电交替；④心律失常：窦性心动过速多见，部分发生房性心律失常，如房性期前收缩、房性心动过速、心房扑动或心房纤颤，在风湿性心包炎时可出现不同程度的房室传导阻滞。

(3)其他：X线、超声心动图、磁共振成像等检查对渗出性心包炎有重要价值。

(五)诊断和鉴别诊断

急性心包炎的诊断可依据症状、体征、X线和超声心动图做出诊断，有明显胸痛伴全身反应如发热等症状时要考虑到本病的可能若听到心包摩擦音则诊断可肯定，但心包摩擦音延续时间长短不一，故应反复观察以免漏诊。患者有呼吸困难、心动过速、心浊音界扩大及静脉瘀血征象时，应想到心包渗液的可能，经X线和超声心动图检查一般都能确立诊断。如怀疑急性心包炎，检查发现心电图异常表现者，应注意和早期复极综合征、急性心肌缺血相鉴别。不同病因的心包炎临床表现有所不同，治疗也不同，因此，急性心包炎诊断确立后，尚需进一步明确病因，为治疗提供方向，至于不同病因所致心包炎的临床特点详后。

(六)治疗

急性心包炎的治疗包括病因治疗和对症治疗。患者应卧床休息，胸痛者可给予吲哚美辛，阿司匹林，必要时可用吗啡类药物和糖皮质类激素；有急性心脏填塞时，行心包穿刺术以解除压迫症状。化脓性心包炎除用抗生素外，一般需行心包引流术。全身性疾病引起者则根据原发病进行治疗。少数病例反复发生心包渗液可考虑心包切除术。

二、慢性和复发性心包炎所致心包积液

慢性心包炎(病史3月以上)包括渗出性、粘连性和缩窄性心包炎，重要的是对炎性渗出和非炎性心包积液(心力衰竭时)的鉴别，其临床表现与慢性心脏压塞及残余心包炎症的程度有关，通常仅有胸痛、心悸和疲乏等轻微症状。

慢性心包炎的临床诊断类似于急性心包炎，对病因明确者治疗成功率高，如结核、弓形体病、黏液水肿、自身免疫病和全身性疾病，对症治疗方面同急性心包炎，同样，心包穿刺可用于诊断和治疗目的，对自身反应性心包炎，心包内滴注非吸收性皮质激素晶体非常有效。慢性心包炎若频繁复发，心包胸膜穿通术和经皮球囊心包切开术可能适用，一旦出现大量心包积液，应考虑行心包切除术。

复发性心包炎包括如下。

(一)间断型

未经治疗，存在无症状期，后者可长可短。

(二)持续型

抗炎药治疗中断导致复发。

导致复发的机制有：①自身免疫性心包炎患者抗炎药或皮质激素的剂量和(或)疗程不足；②早期皮质激素治疗使心包组织病毒 DNA/RNA 复制增多，导致病毒抗原暴露增加；③再感染；④结缔组织病恶化。复发性心包炎的特征性表现为心前区疼痛，其他临床表现包括发热、心包摩擦音、呼吸困难及血沉增快，亦可出现心电图的异常变化，很少出现心脏压塞或心包缩窄。

复发性心包炎患者应限制剧烈运动，饮食治疗同急性心包炎。老年患者应避免使用吲哚美辛，因其可减少冠状动脉血流。秋水仙碱与微管蛋白结合，抑制细胞核有丝分裂及多形核细胞功能，干扰细胞间胶原移动，因而对复发性心包炎有效，尤其在非类固醇消炎药(NSAID)和皮质激素无效时，推荐剂量为 2mg，1～2 天，随后 1mg/d。用皮质激素时，应避免剂量不足和撤药太快，推荐方案为泼尼松(强的松)1.0～1.5mg/kg，至少用 1 月，撤药时间不少于3 月，如撤药期间症状复发，返回前次剂量 2～3 周后，再开始逐渐减量，撤药行将结束时，建议加用消炎药秋水仙碱或 NSAID，皮质激素疗效不佳时，可加用硫唑嘌呤或环磷酰胺。药物疗效不佳、症状严重且复发率高者，在停用激素数周后方可考虑心包切除术，心包切除术后再复发者可能系心包切除不完全所致。

三、不伴心脏压塞的心包积液

(一)病因

正常心包腔有 20～50mL 液体，为血浆的超滤液，大于 50mL 称为心包积液，分为漏出液和渗出液。渗出液包括浆液纤维蛋白性(蛋白浓度 2～5g/dL、化脓性、浆液血性(血细胞比容约 10%)、血性(血细胞比容＞10%)。另外还有胆固醇及乳糜性积液。渗出性心包积液常见于急性非特异性心包炎、结核、肿瘤、放射治疗及创伤等。药物和结缔组织病、心包切开术后综合征和 Dressler 综合征等也占一定比例。艾滋病是新出现的心包积液的原因。

(二)诊断

1.临床表现

心包积液的症状和体征与积液增长速度、积液量和心包伸展特性有关。少量心包积液，增长速度慢，心包腔内压力升高不显著，可无任何症状。大量心包积液压迫周围组织和器官可产生各种症状，如呼吸困难、咳嗽、吞咽困难、声音嘶哑、呃逆等。心包积液少于 150mL，可无阳性体征。积液量多时，心浊音界向两侧扩大；心底部浊音界卧位时增宽，坐位时缩小，呈三角形；心尖搏动消失；听诊心音低而遇远或有心包摩擦音；左肩胛角下触觉语颤增强、叩诊呈浊音、可闻及支气管呼吸音，称为 Ewart 征，为心包积液压迫左下肺叶所致。

2.超声心动图检查

超声心动图检查对心包积液诊断极有价值。积液超过 50mL 即可发现，小量心包积液以M 型超声心动图像较清晰。由于心脏形状很不规则，心包积液分布也不均匀很难精确计算，为临床需要分为小、中和大量心包积液。二维超声心动图检查，少量积液的液性暗区在左室后外侧壁及心尖；中量积液扩展到后壁，暗区大于 1cm，特别在收缩期；大量心包积液右心室前壁见暗区，右房受压，在心动周期中暗区围绕心脏。超声心动图检查可提示心包有无粘连，有无分隔性积液，还能观察到心包厚度及心内结构，心脏大小，确定心包穿刺位置。

3.胸部 X 线检查

心包积液在 250～300mL 时，心影可在正常范围，中至大量心包积液时心影普遍向两侧扩大，心脏正常弧度消失，上腔静脉影增宽，主动脉影变短，呈烧瓶状，心脏搏动明显减弱，肺野清晰。

4.实验室检查

心包液实验室检查包括生物化学、细菌学、细胞学和免疫学等。

5.CT 和 MR 检查

CT 扫描很容易发现心包积液，少于 50mL 液体均可检出。正常心包厚度在 CT 上测量上限为 4mm，大于 4mm 为异常。仰卧位 CT 扫描时，少量的心包积液位于左室与右房之后外侧。心上隐窝扩张是心包积液的一个重要征象，较大量积液形成带状水样密度影包围心脏，积液约在 200mL 以上。渗出液与血性积液密度较高，似软组织密度。CT 不能区分良性还是恶性病变积液。

MR 和 CT 一样对少量心包积液和局限性心包积液的检出很有价值。右室前壁液体厚度大于 5mm 示中等量积液。非出血性的心包积液在 T_1 加权像大多为均匀低信号，而慢性肾功能不全、外伤、结核性心包炎，在心包腔某些区域呈中信号或不均匀高信号。提示含高蛋白及细胞成分液体。信号强度增加区域表示炎性渗出物伴大量纤维物质。血性积液或心包积血，视含血液成分的多少，呈中或高信号。恶性肿瘤所致心包积液为不均匀中或高混杂信号。

四、心脏填塞

心脏填塞(cardiac tamponade)系指心包腔内心包积液量增加到压迫心脏使心脏舒张期充盈障碍，心室舒张压升高和舒张顺应性降低，心输出量和全身有效循环血量减少。临床表现取决于心包积液增长的速度，心包顺应性和心肌功能。增长速度快，心包来不及适应性伸展，即使积液量为 100mL，足使心包腔内压力突然上升至 200mmHg 以上，引起急性心脏填塞。急性心脏填塞可在几分钟或 1～2h 内发生，此时静脉压不能代偿性升高来维持有效血循环，而是通过增加射血分数至 70%～80%(正常 50%)，增加心率及周围小动脉收缩 3 种代偿机制，保证心、脑、肾脏的灌注。如心包积液增长速度缓慢，心包逐渐扩张适应积液量的增加，超过 2000mL 时才出现心脏填塞，表现为亚急性或慢性心脏填塞。结核性或肿瘤性心包炎伴严重脱水血容量不足的患者，当心包腔和右房压均衡上升至 5～15mmHg 就可引起心室充盈受限，心搏量下降，而出现所谓的低压性心脏填塞。

（一）症状

呼吸困难，端坐呼吸或前倾坐位，口唇青紫，全身冷汗，严重者出现烦躁不安，精神恍惚。

（二）体征

1.血压下降，心率增快及脉压差变小

心包积液使心输出量降低，心率代偿性增快以维持心输出量和动脉压，保证心、脑、肾脏灌注，同时，外围小动脉阻力增加，结果脉压差缩小。

2.颈静脉怒张，呈现 Kussmaul 征象，即吸气时颈静脉充盈更明显，其产生机制为右房不能接纳吸气时静脉回心血量。急性心脏填塞、颈部过短，循环血容量不足时可无颈静脉怒张或 Kussmaul 征象。

3.奇脉

吸气时桡动脉搏动减弱或消失。因吸气时心包腔内压力下降，回心血量增多，但心脏受束缚，不能相应扩张，导致室间隔左移使左室充盈减少，收缩期血压下降。用袖带测血压检查奇脉，吸气时收缩压下降大于 10mmHg(正常人吸气收缩压下降小于 10mmHg)，同时肱动脉处听诊，吸气时动脉音比呼气时减弱或消失。检查奇脉不应令患者深呼吸，深呼吸如同 Valsalva 动作，可使脉搏减弱而做出错误的判断。奇脉也见于其他疾病，如阻塞性呼吸道疾病、心源性休克、限制型心肌病、肥胖、高度腹水或妊娠者。

4.心尖搏动不明显，心音遥远，50%可闻及心包摩擦音。

5.肝大、腹水，体循环瘀血征象：见于亚急性或慢性心脏压塞。通过代偿机制使肾脏对水钠的重吸收增多，以增加有效循环血量，而血液大部分滞留在体循环的静脉系统，再加之不同程度的静脉收缩，导致静脉压进一步升高。

（三）辅助检查

1.心电图

QRS波振幅降低，P、QRS、T波出现电交替时应考虑心脏填塞。若呼吸频率过快，而影响QRS电轴变化，常出现假性QRS电交替现象。

2.心导管检查

心包腔内压力升高，使心脏在整个心动周期过程中持续受压，心房、心室及肺动脉压升高，舒张充盈不足，心搏量降低。血流动力学特征为肺毛细血管楔压、肺动脉舒张压、右室舒张末压与右房压相等；心搏量降低；同时记录心包内、右心、左心压力显示心包内、右房、右室和左心室舒张末压几乎相等，压力升高一般＞15mmHg。但需注意下列情况：①当心脏填塞时伴有严重低血容量的患者中，心包内压和右房压力相等但只有轻升高；②若在心脏填塞前左心室舒张压已经升高，此时心包内压力和右心压力升高仍相等，但低于左心室舒张末压；③肺动脉和右心室收缩压一般低于50mmHg，并伴有脉压差变小，反映了每搏量的降低；④重度心脏填塞，右室收缩压只稍高于右室舒张压。

3.超声心动图

右房舒张期塌陷，右室舒张早期塌陷，左房塌陷。吸气时通过三尖瓣血流速度增加，而二尖瓣血流速度降低＞15%。吸气时右室内径增大而左室内径缩小。二尖瓣EF斜率下降。下腔静脉瘀血，内径随呼吸的正常变化消失。左室假性肥厚。心脏摆动。心包腔见大量液性暗区。

（四）治疗

心包穿刺或心外科手术排出心包积液，解除心脏填塞是最主要的治疗方法。在紧急情况下某些支持疗法也有一定的治疗作用。静脉输液有助于中心静脉压升高，促进心室充盈，维持心输出量。此外，静脉滴注异丙基肾上腺素和多巴酚丁胺是维持心脏填塞时血循环的有效药物，它可增强心肌收缩力、扩张周围小动脉、缩小心脏体积以减轻心脏填塞，增加心输出量。心脏填塞时避免使用β-受体阻滞剂，也不宜单独使用血管扩张剂。

心包穿刺：20世纪70年代前，心包穿刺是在没有超声心动图检查和血流动力学监测下进行的盲目的床边穿刺，危及生命的并发症和死亡的发生率高达20%。目前依据二维超声心动图检查选择穿刺部位，心电监护下心包穿刺，可降低并发症发生率。有人推荐联合进行右心导管检查、动脉压监测和心包穿刺引流和测压，可以评价压塞解除是否充分，可以彻底引流无分隔的心包液体；可以了解存在右房压高的其他原因，在血流动力学监测和透视下行心包穿刺，增加了操作的安全性。心包穿刺时最好使用三通接头，接于18号穿刺针上。三通接头侧管与压力传感器相连，后端连接含有1%利多卡因的注射器，之后可用于抽吸心包积液。穿刺针针座或近端可以经一金属夹与心电图胸导联相连，观察穿刺是否太深损伤心外膜。但必须保证心电图机或心电图监护仪接地以免漏电引起心室纤颤。

心包穿刺部位以剑突下最常用，患者取半卧位20°～30°，背部可垫枕使剑突隆起，穿刺点定在剑突下约5cm和中线左旁1cm处。穿刺针与皮肤成锐角，进针后针头向上略向后沿胸骨后推进。此处穿刺优点为肺脏、胸膜不遮盖心脏，穿刺针不穿过胸腔；不会损伤乳内动脉；心包后下方的积液易抽取，但穿刺针需穿过致密组织，如用力较大可能进针过深而撕裂右室、右房或冠状动脉。左第5肋间也是常用的穿刺部位。取坐位于心浊音界内1～2cm，二维超声心动图定位。穿刺向内、后，按定位方向进针。因左侧心肌较厚，穿通心肌机会少，但针头需经胸腔可使心包积液流入胸腔。若同时伴有左胸腔积液，心包穿刺抽取液体不易辨别液体来源于何处。少量心包积液选此点行心包穿刺不易成功，且有刺伤心肌危险。

五、不同病因所致的急性心包积液

（一）感染性心包积液

1.特发性（非特异性或病毒性）心包炎

急性特发性心包炎（acute idiopathic pericarditis）在国外占心包炎的首位，国内近年有渐增趋向。病因尚不十分清楚，可能是病毒直接侵入感染或感染后自身免疫反应。在这类心包炎患者中，曾有学者分离出柯萨奇B、埃可8型病毒。目前即使在医疗技术先进的国家，对心包液、血液咽部分泌物和粪便等进行病毒分离和培养。提供病原诊断的可能性仍不大。推测临床上许多特发性心包炎就是病毒性心包炎，因此急性特发性心包炎亦有称之为急性非特异性心包炎或病毒性心包炎（viral pericarditis）。另因此病预后良好，又有学者将其称为急性心包炎。

（1）病理：早期表现呈急性炎症反应，中性粒细胞浸润，纤维蛋白沉积是急性纤维蛋白性或干性心包炎。心包脏层与壁层表面出现含有灰黄色的纤维蛋白白细胞及内皮细胞组成的渗出物，呈条团块及微细颗粒状，毛茸茸的样子。炎症反应可累及心外膜下心肌，或心包与心外膜之间、心包与邻近的胸骨和胸膜之间发生炎症性反应至纤维粘连。心包炎症进一步发展，液体渗出增加呈渗出性心包炎。

（2）临床表现

1）症状：本病多见于男性青壮年，儿童与老年人也有发生。半数以上病例在发病前1～8周曾有上呼吸道感染。前驱症状有发热和肌痛。典型"心包痛"的症状是突然剧烈心前区疼痛，部位和性质多变，常局限于胸骨后和左心前区，可放射至斜方肌、颈部及上肢。咳嗽、深呼吸、吞咽动作、躯体转动时疼痛加剧，前倾坐位疼痛缓解。偶有疼痛局限于上腹部，酷似"急腹症"。若疼痛性质呈压榨感并放射至左上肢又酷似"急性心肌梗死"。有时又与胸膜炎疼痛相似。一般症状持续数日至数周。呼吸与体位变化疼痛加重易与急性肺梗死胸痛相混淆，然而急性肺动脉栓塞后数日，4%患者会并发急性心包炎，应予注意。

心包的痛觉神经经膈神经入胸椎第4、5节的脊髓。心包只有壁层前壁，相当于左侧第5、6肋间处对痛敏感。疼痛除心包壁层反应外，心包周围组织和胸膜炎症反应及心包积液心包膜伸展等原因，均可引起胸痛。

呼吸困难表现为呼吸浅速，以减轻心包和胸膜疼痛。发热或大量心包积液压迫邻近支气管和肺实质或并发肺炎，呼吸困难加重。

2）体征：心包摩擦音是急性心包炎特有的体征。由于心包膜壁层与心外膜炎症性纤维蛋白渗出，表面粗糙在心脏跳动时两者相互摩擦而产生。听诊时有似搔抓、刮擦高频声音，似近在耳旁，心前区胸骨左缘和心尖部摩擦音最清楚，最好取呼吸暂停或前俯坐位，采用模式听诊器加压听诊。大多数心包摩擦音与呼吸周期无关，但有时吸气状态下声音较响。心包摩擦音由3个时相成分组成，包括心房收缩（收缩期前）、心室舒张快速充盈期和心室收缩。心室收缩期成分，是心包摩擦音最响的成分。心包摩擦音由三相成分组成占58%～60%，双相24%，单相仅有心室收缩成分者占10%～15%，且多在心包炎早期和消退期听到。单相和双相心包摩擦音，需排除器质性心脏病、纵隔嘎吱音和听诊器接触皮肤的人工摩擦音。

（3）辅助检查

1）心电图检查：典型心电图变化分4个阶段。第1阶段，在起病几小时或数天之内，除对应的aVR、V_1导联ST段常压低外，其他所有导联ST段抬高呈凹形，一般<0.5mV，部分病例可见P-R段压低，约1w内消失；第2阶段，ST和P-R段回到正常基线，T波低平；第3阶段，在原有ST抬高导联中T波倒置，不伴有R波降低和病理性Q波；第4阶段，可能在发病后数周、数月，T波恢复正常或因发展至慢性心包炎使T波持久倒置。当心包炎心外

膜下心肌受损或心包膜不同部位的炎症恢复过程不一致，心电图呈不典型变化，如只有 ST 段抬高或 T 波变化；局限性 ST 和 T 波改变；一份心电图可同时出现心包炎演变过程中不同阶段的 ST 和 T 波变化。如心电图见有 I 度房室传导阻滞或束支传导阻滞，则提示合并广泛性心肌炎症。第 1 阶段 ST 抬高需与以下疾病鉴别：①急性心肌梗死，心包炎不出现病理性 Q 波，ST 段抬高时无 T 波倒置，演变过程中在 T 波倒置之前表现为正常心电图；②变异性心绞痛，ST 段抬高多为暂时性；③早期复极综合征，ST 段抬高常见于青年人，特别是黑种人、运动员和精神科患者，ST 段没有动态演变，P-R 段不偏移。

2)胸部 X 线检查：急性纤维蛋白性心包炎阶段或心包积液在 250mL 以下，心影不增大，即使有血流动力学异常，胸部 X 线检查亦可正常。

3)血白细胞正常或增多：分类以淋巴细胞为主。血沉增快，心肌酶谱正常，但当炎症扩展到心外膜下心肌时酶谱水平可升高。

（4）鉴别诊断

1)急性心肌梗死：急性心包炎早期易与之混淆。发病后 24～36h，依临床经过，一系列特征性心电图改变和心肌酶升高可鉴别。

2)急性主动脉夹层：主动脉夹层发生心包积血，呈血性心包炎时可误诊为急性特发性心包炎，通过超声心动图、CT 或 MRI 检查可获得正确诊断。

（5）治疗：本病自然病程一般为 2～6 周，多数患者可自愈，急性期卧床休息，密切观察心包积液的增长情况，出现心脏压塞即行心包穿刺。胸痛给予止痛药，阿司匹林 0.9mg，每日 4 次或非类固醇消炎药，如吲哚美辛 75mg/d、布洛芬 600～1200mg/d，经上述治疗数日后仍有剧烈胸痛，心包积液量增多或出现血性心包积液倾向，在排除合并感染后采用激素治疗，泼尼松 40～60mg/d。症状一旦缓解即迅速逐渐减量和停用。急性特发性心包炎治疗后，头数周或数月内可复发，复发率达 25%。少数慢性复发性心包炎需用小剂量泼尼松 5～10mg/d，维持治疗数周甚至半年。病情进展至心包缩窄时，可行心包切除术。

2.结核性心包炎

研究表明，结核病患者中约 4%引起急性心包炎，其中 7%发生心脏压塞，6%发展成心包缩窄，在我国结核病是心包炎的主要原因。患者多通过肺门、纵隔、支气管、胸骨等处直接蔓延，也可通过血行途径将病菌播散至心包，常是急性起病，亚急性发展。急性期心包纤维蛋白沉积伴有浆液血性渗出主要含有白细胞，1～2 周后以淋巴细胞为主，蛋白浓度超过 2.5g/dL，结核性心包积液的产生可能由于对结核杆菌蛋白的高敏反应。亚急性期心包炎呈现肉芽肿性炎症并有内皮组织细胞，朗格汉斯细胞及干酪样坏死。心包渗液或心包组织中也可出现极低浓度的结核杆菌，与脏、壁层心包增厚伴成纤维细胞增生使两层粘连，若同时伴有渗出，即成慢性或粘连期，此种渗出缩窄性心包炎不常见。其后心包腔内无渗液而心包钙化，部分发展为缩窄性心包炎。

（1）临床表现：有全身性疾病的一般症状及心包炎表现，常有发热、胸痛、心悸、咳嗽、呼吸困难、食欲缺乏、消瘦乏力及盗汗等，心界扩大、心音遥远、心动过速，偶有心包摩擦音。40%～50%并胸腔积液，大量者可致心脏填塞，出现颈静脉怒张、奇脉、端坐呼吸、肝大、下肢水肿。

（2）诊断：绝对证据应是心包渗液或心包膜病检证实有结核杆菌，但阳性率极低(包括培养)，活检系创伤性难以接受。其他如体内任何部位查结核杆菌或干酪性坏死肉芽肿组织学证据，即可高度提示为结核性心包炎。结核菌素皮试强阳性或抗结核治疗有效，仅是间接依据。聚合酶联反应(PCR)技术检测结核菌 DNA 的方法尚待进一步完善。

（3）治疗：确诊或怀疑结核性心包炎患者，能排除病因(如病毒、恶性肿瘤、结缔组织病等者)可予抗结核治疗。三联抗结核化疗：异烟肼 300mg/d，利福平 600mg/d 与链霉素 1g/d 或乙胺丁醇 15mg/(kg·d)，治疗 9 月可以达满意疗效。

抗结核治疗中仍有心包渗出或心包炎复发，可加用肾上腺皮质激素如泼尼松 40～60mg/d。可减少心包穿刺次数、降低死亡率，但不能减少缩窄性心包炎的发生。

外科治疗：心包缩窄、心脏填塞或渗出缩窄心包炎均是手术切除心包的指征，争取及早进行。

3.细菌性(化脓性)心包炎

化脓性心包炎自抗感染药物使用后，较以往减少，主要致病菌由肺炎球菌、溶血性链球转为葡萄球菌及革兰阴性杆菌、沙门杆菌属、流感嗜血杆菌和其他少见病原体。通常感染由邻近胸、膈下疾病直接蔓延或血行传播。当前成年人化脓性心包炎与胸外科术后或创伤后感染、感染性心内膜炎有关。

(1)临床表现：化脓性心包炎发病开始为感染所致的高烧、寒战、盗汗和呼吸困难。多数无"心包痛"。心包摩擦音占半数以下，心动过速几乎都有，易被漏诊，颈静脉怒张和奇脉是主要的心包受累依据，且预示将发生心脏填塞。

(2)诊断：根据病史、体检再结合辅助检查白细胞升高、胸部 X 线示心影扩大，纵隔增宽。ECG 示 ST-T 呈心包炎特征改变，交替电压示有心脏填塞可能。P-R 延长、房室分离或束支传导阻滞。

心包液检查多核白细胞增多、可有脓球，葡萄糖定量水平降低蛋白含量增加，乳酸脱氢酶(LDH)明显增高。

对高度怀疑患者应迅速作超声心动图检查确定是否心包积液或判断有无产气菌感染所形成的粘连所致的小腔积液。

(3)治疗：使用足量抗生素外，应行心包切开引流。必须彻底引流，大剂量抗生素控制感染后维持 2 周。

4.真菌性心包炎

(1)病因：组织孢浆菌是真菌性心包炎(fungal pericarditis)最常见的病因，多见于美国。年轻者和健康人由于吸入鸟或蝙蝠粪便中的孢子而患病。在城市则与挖掘或建筑物爆破有关。

球孢子菌性心包炎与吸入来自土壤与灰尘的衣原体孢子有关。

其他真菌感染引起心包炎包括曲菌、酵母菌、白色念珠菌等。引起真菌感染传播的危险因素，包括毒瘾者、免疫功能低下、接受广谱抗生素治疗或心脏手术恢复期。

(2)病理解剖：组织孢浆菌性心包炎，心包液增长迅速、量大，可为浆液性或血性，蛋白量增加，多形核白细胞增加。其他病原真菌性心包炎，渗液增长较慢。组织孢浆菌和其他真菌性心包炎，心包渗出液偶尔可机化，心包增厚，心包缩窄和钙化。

(3)临床表现：几乎所有组织孢浆菌心包炎患者都有呼吸道疾病、明显的"心包痛"及典型心电图改变。胸片异常，95%心影增大，胸腔积液和 2/3 患者胸腔内淋巴结肿大。组织孢浆菌心包炎典型表现为急性自限性播散感染，40%以上患者有血流动力学变化或心脏填塞症状，罕见发生严重长期播散感染，如发热、贫血、白细胞计数下降、肺炎-胸腔综合征、肝大、脑膜炎、心肌炎或心内膜炎等症状不常见。严重播散感染多半在婴幼儿、老年男性和应用免疫抑制剂者。

(4)诊断：组织孢浆菌心包炎诊断依据：①永久居住或旅行至流行病区；②青年人或健康成年人，疑心包炎时，补体结合滴定度升高至少 1∶32；③免疫扩散试验阳性。多数患者滴定度并不进行性升高，因为心包炎通常发生在轻或无症状肺炎后，则第 1 次测定时滴度已升高。组织孢浆菌素皮试对诊断没有帮助。组织孢浆菌心包炎多发生在严重播散性感染情况下，必须与结节病、结核、霍奇金病及布氏菌病鉴别。组织孢浆菌进行性播散时，组织学检查和培养是重要的，可从肝、骨髓、溃疡渗出液或痰接种于萨布罗骨髓溃疡渗出液或痰接种于萨布罗(Sabouraud)琼脂培养基或荷兰猪，随后传代培养。

球孢子菌感染是一局限性或播散性疾病。一般为良性，有时少数发展为急性的播散性致死性的真菌病。此病常发生在美国圣华金山谷，后又在南美、非洲发现。本病不经人传染，多因吸入孢子后感染。本病不易由流行区带至其他非流行区，因非流行区不具备流行区的条件。

诊断球孢子菌性心包炎依据：①有接触流行病区尘土的病史；②有球孢子菌播散至肺和其他器官的特征性临床表现；③感染早期血清学检查沉淀反应，补体结合试验阳性；④活体组织病理检查见特征性的小体。球孢子菌素皮试往往阴性。明确诊断要根据萨布罗琼脂培养鉴定。

其他真菌性心包炎如怀疑由其他真菌引起的心包炎，应做相应的补体结合试验。念珠菌性心包炎对血清学检查和沉淀试验不敏感，也不具有特异性，心包膜活检见真菌感染的特征和心包渗液培养有真菌生长，对诊断念珠菌心包炎有重要意义。

(5)治疗：组织孢浆菌心包炎一般属良性，在2周内缓解，不需要两性霉素B治疗，可用非固醇类消炎药治疗胸痛、发热、心包摩擦音和渗出。大量心包积液至心脏填塞，则需紧急心包穿刺或心包切开引流。心包钙化缩窄不常见。若同时伴有全身严重感染播散可静脉注射两性霉素B。

非组织孢浆菌心包炎生产诊断较罕见，不会自然缓解，多死于原发病或真菌性心包炎及心肌受累。心包炎伴有球孢子菌播散，曲菌病、芽生菌病时的药物治疗可用两性霉素B静脉注射。南美型芽生菌病尚需用氨苯磺胺(subforamide)。伴有真菌败血症和播散感染的念珠菌性心包炎用两性霉素B治疗并心包切开引流。许多非组织孢浆菌的真菌性心包炎，慢性心包炎真菌感染能发展为严重性心包炎，慢性心包炎真菌感染能发展为严重的心包缩窄，而心脏填塞并不常见，因此，心包切开引流是常用的治疗方法。心包内注射抗真菌药不一定有帮助。

长时间应用两性霉素B常伴随严重毒性反应，故强调组织学检查或培养后获得正确诊断的重要性。

伊氏放线菌病和星形诺卡菌属真菌与细菌中间类型，这类病原体可引起无痛性感染，也可由胸腔、腹腔或颜面脓肿侵入心包，发展至心脏填塞和慢性缩窄性心包。

5.寄生虫性心包炎

寄生虫性心包炎(parasite pericarditis)极为少见。肠溶组织阿米巴可通过血源性播散或肝脓肿破入心包而引起心包炎。文献已报告100例棘球蚴引起的心包炎，它常由入侵部位蔓延至心包或在心肌形成的囊肿破入心包腔而引起心包炎。

(二)非感染性心包积液

1.急性心肌梗死后综合征(Dressler综合征)

急性心肌梗死后综合征(Dresslersyn drome)，多发生于急性心肌梗死后数周至数月，最常见是2~3周。急性起病伴发热、心包炎和胸膜炎。估计Dressler综合征发生率约40%。近年发生率有显著下降。急性心肌梗死溶栓治疗成功再灌注者中，Dressler综合征极罕见。其发生机制尚不完全清楚，可能是机体对坏死心肌组织的一种自身免疫反应，因Dressler综合征患者血中可测到抗心肌抗体；抑或是心肌梗死处血液渗入心包腔引起心外膜迟发免疫反应；也可能由于心肌梗死创伤激活心脏内静止或潜在的病毒。

临床表现需与急性心肌梗死、早期心包炎、梗死延展和梗死后心绞痛相鉴别。

(1)病理解剖：心包膜呈非特异性炎症改变、纤维蛋白沉着。与梗死早期心包炎不同，早期心包炎，心包膜炎症改变仅覆盖在梗死灶局部范围，Dressler综合征病理改变呈弥漫性。

(2)临床表现：急性心肌梗死后数周至数月内偶见于1年后发病，可反复发作。急性起病，常见症状为发热、全身不适、心前区疼痛和胸痛。疼痛性质与程度有时易误诊再梗或梗死后心绞痛。查体可闻及心包摩擦音，有时可听到胸膜摩擦音，持续2周。心包积液少至中等量，大量心包积液心脏填塞少见。心包积液为浆液性或浆液血性，偶为血性积液。血化验检查白细胞增多，血沉增快，X线胸片心影扩大，单侧(常为左侧)或双侧胸腔积液，有时可见肺内渗出阴影。超声心动图检查示心包积液。而心肌梗死后可有1/4患者出现少量心包积液，且临床无症状，但并非是Dressler综合征。心电图表现除原有的心肌梗死，ST-T改变外，部分患者有急性心包炎典型ST-T改变。

(3)鉴别诊断

1)急性心肌梗死早期心包炎：多于梗死后1周内发生，常为前壁和广泛前壁心肌梗死，扩展到心外膜引起局限性心包炎。急性心肌梗死头48h即可听到心包摩擦音，持续2~3天，超过3天提示预后不良。

2)心肌梗死延展或再梗死(Dressler综合征)：①具有特征性"心包痛"，与呼吸，体位有关，对硝酸甘油治疗无反应。②心电图无新Q波出现。③CK-MB无明显上升，有时心包炎症浸润心外膜下心肌，使CK-MB轻度升高。

3)心肌梗死后长期抗凝治疗继发血性心包积液：X线胸片发现心包积液，肺部浸润性阴影，少数有咯血症状者，还需与肺炎和肺梗死相鉴别。

(4)治疗：Dressler综合征是自限性疾病，易复发，预后良好。突发的严重心包炎应住院观察，以防发生心脏压塞。发热、胸痛应予卧床休息，常用阿司匹林或非类固醇消炎药治疗。Dressler综合征为中等或大量心包积液或复发者，可短期内用肾上腺皮质激素治疗，如泼尼松40mg/d，3~5天后快速减量至5~10mg/d，维持治疗至症状消失，血沉恢复正常为止。有报道秋水仙碱(colchicine)可治愈Dressler综合征复发性激素依赖性心包炎，其效果有待进一步证实。患Dressler综合征后停用抗凝剂，以免发生心包腔内出血。心脏填塞即行心包穿刺。Dressler综合征引起缩窄性心包炎则行心包切除术。

2.肿瘤性心包积液

(1)病理解剖：尸解资料肿瘤性心包炎(neoplastic pericarditis)占心包病的5%~10%。肺癌、乳腺癌、白血病、霍奇金病和非霍奇金淋巴瘤占恶性心包炎的80%，除此之外还包括胃肠道癌肿、卵巢癌、宫颈癌、肉瘤、平滑肌肉瘤、多发性骨髓瘤、纵隔畸胎瘤、胸腺瘤和黑色素瘤。

1)原发性心包肿瘤：原发性心包恶性肿瘤罕见，以间皮瘤占优势，其次为良性局限性纤维间皮瘤、恶性纤维肉瘤、血管肉瘤、脂肪瘤和脂肪肉瘤、良性和原发性恶性畸胎瘤。原发性心包肿瘤罕见，偶有与先天性疾病，如结节性硬化症并存报告。分泌儿茶酚胺嗜铬细胞瘤，也是罕见的原发性心包肿瘤。在一些艾滋病患者中，由于卡波济肉瘤和心脏淋巴瘤，引起心包膜和心脏恶性肿瘤病例数增多。感染艾滋病毒早期可出现心脏填塞，必须与化脓性心包炎及心包恶性肿瘤鉴别，以排除这些疾病。

2)心包转移肿瘤：癌肿转移途径有：①纵隔恶性肿瘤扩散和附着到心包；②肿瘤小结由血行或淋巴播散沉积于心包；③肿瘤弥漫性浸润心包；④原发性心包肿瘤，心包膜局部浸润。大多数病例，心外膜和心肌不受累。

3)肿瘤性心包积液：肿瘤性心包炎渗液呈现浆液血性，发展迅速，可致急性或亚急性心脏压塞。心包肿瘤如肉瘤、间皮瘤和黑色素瘤，能侵蚀心室腔和心包腔内血管，引起急性心包扩张和意外的致死性心脏压塞。心包增厚和心包腔内渗液(渗出-缩窄性心包炎)或肿瘤生长把整个心脏包裹，形成缩窄性心包炎。

4)纵隔肿瘤并发心包积液：并非均为恶性，纵隔淋巴瘤和霍奇金病常出现无症状心包渗液，这些暂时性心包渗液，推测可能是淋巴回流障碍的结果。纵隔胸腺瘤和原发性心脏肿瘤也可并发暂时性心包积液。

(2)临床表现：肿瘤心包炎可无症状仅在尸解时发现。在不明原因的急性心包炎中，估计肿瘤病因占 5%。心脏填塞有时是某些癌肿、白血病，或原发性心包肿瘤的首发症状。

呼吸困难是恶性心包炎常见症状，其次包括胸痛、咳嗽、胸廓畸形和咯血。心音遥远和偶闻心包摩擦音。大多数患者是在心脏填塞、颈静脉怒张、奇脉及低血压时而被确诊。

（3）辅助检查：胸部 X 线 90%以上有胸腔积液、心脏扩大、纵隔增宽、肺门肿块或偶见心脏阴影轮廓呈不规则结节状。

（4）心电图检查：心电图呈非特异性改变。心动过速、ST-T 改变、QRS 低电压和偶见心房纤颤。有些患者的心电图呈持续心动过速、心包炎早期心电图表现。心电图出现房室传导障碍，暗示肿瘤已浸润心肌和心脏传导系统。

（5）诊断和鉴别诊断：癌肿患者并发心包炎并非均是癌肿疾病本身所引起，如放射治疗后心包炎，免疫抑制剂治疗诱发结核性或真菌性心包炎。有少数报告，静脉注射化疗药物多柔比星(阿霉素)、柔红霉素时发生急性心包炎。

肿瘤性心包炎心脏压塞，必须与癌肿患者因其他原因出现的颈静脉怒张、肝大、周围水肿相鉴别。弓起这些症状重要原因包括：①多柔比星的心肌毒性或原有心脏病者，左右心功能不全进行性加重；②上腔静脉阻塞；③肝肿瘤门脉高压；④肿瘤播散至肺微血管继发性肺动脉高压。

超声心动图检查可帮助探测心包腔中不规则肿块。CT 和 MRI 检查除可显示心包积液外，还能了解肿瘤位置与心包膜、纵隔和肺之间关系。

心包穿刺和心导管：超声心动图检查发现大量心包积液疑有心脏填塞的癌肿患者，采用心包穿刺留置导管同时联用，可以鉴别：①上腔静脉阻塞，可能同时并存肿瘤性心包炎，心脏填塞，致面部水肿，颈静脉扩张。心导管还能协助区分；②发绀、低氧血症和肺血管阻力升高，不一定是心脏填塞特征。当心包穿刺后，患者的低氧血症和持续性呼吸困难仍存在，强有力支持肺微血管肿瘤(肿瘤性淋巴炎肺播散)。在右心导管肺毛细血管嵌顿处取血样标本，进行细胞学检查能获得诊断的证据。

由于心包积液外观不能区别心包炎的原因是肿瘤性、放射性抑或是特异性病因，需要精细的心包积液细胞学检查鉴别。细胞学检查结果对 85%的恶性肿瘤心包炎可提供诊断依据。癌肿性心包炎，假阴性细胞学是不常见，但不包含淋巴瘤和间皮瘤。对怀疑肿瘤性心包炎者，心包积液检查应包括癌胚抗原以提高诊断的阳性率。假如细胞学检查结果阴性，可能要求切开心包进行活检。心包活检的标本要够大，能对 90%以上病例提供组织学诊断，如标本太小可有假阴性诊断。对危急患者切开心包活检有一定危险，值得注意。经皮光导心包腔镜活检是一种新的介入检查方法，可用于怀疑心包腔肿瘤者。

（6）预后：肺癌和乳腺癌是肿瘤性心包炎心脏压塞最常见原因。肿瘤性心包炎自然史根据原发恶性肿瘤疾病类型而决定。两组统计分析，恶性肿瘤心脏压塞经治疗患者的自然史，平均生存 4 月，25%生存 1 年。乳腺癌致肿瘤性心包炎预后明显好于肺癌或其他转移癌性心包炎。有学者报告肺癌患者的心包炎心脏压塞外科治疗，平均生存期仅 3.5 月，相反乳腺癌平均生存 9 月，有幸者最长生存 5 年以上。

（7）治疗：肿瘤性心包积液根据患者具体情况而定，如有无心脏压塞的临床表现，有无特异性有效的治疗和恶性肿瘤病程的阶段。终末期衰竭患者，通过治疗改变预后是无希望的，在这种情况下，诊断顺序要简化，治疗目的是减轻症状，改善最后数日或数周的生活质量。90%～100%肿瘤性心包炎心脏压塞者，采用心包穿刺留置导管方法抽取心包积液，能有效地缓解相关症状，出现并发症风险低(<2%)。若心脏压塞复发，可在局麻下行剑突下心包切开术，缓解症状成功率高，并发症发生率低。左侧开胸部分心包切开术(开窗术)与剑突下心包切开术相比，无更多的优点，现已少用。

一种经皮球囊心包切开术，对恶性肿瘤心包积液处理是一种有前途的新技术。有用此种方法治疗 50 例大量心包积液和心脏压塞的经验。并发症包括 2%冠状动脉撕裂，12%发热，胸腔积液需行胸腔穿刺或放置引流者占16%。虽然，早期并发症发生率高，但对恶性心包积液的处理，尚无循证医学证据证实经皮球囊心包切开术的效果优于导管心包穿刺术或剑突下心包切开术。

已接受有效的化疗和激素治疗的恶性肿瘤患者，其无症状性心包积液可用超声心动图动态观察心包积液进展情况。大量心包积液和心脏填塞，除心包穿刺抽液外可并用药物治疗如四环素和其他化学制剂注入心包腔内，目的是使心包膜硬化和心包腔闭合。与导管心包腔穿刺和剑突下心包切开抽液比较，至今没有使人信服的证据证实心包腔内滴注药物能改善预后。心包腔内滴入药物的不良反应包括胸痛恶心、高烧，房性心律失常和迅速发展成心包缩窄。

对放射治疗敏感的肿瘤，放射治疗是一个重要的选择。大约一半恶性心包炎是对放射治疗敏感的肿瘤引发，对这种治疗有反应。一组16例乳腺癌患者并恶性心包积液，11例放射治疗后明显改善。7例白血病或淋巴瘤继发性恶性心包积液，放射治疗6例改善。

1/4恶性心包积液患者很可能生存时间少于1年。在癌肿者伴有复发性心包积液和心包缩窄，如有：①对系统性抗癌治疗有潜在反应；②期望生存时间延长1年以上，可考虑外科广泛心包切除术。

3. 尿毒症性心包炎

可分为尿毒症心包炎和透析后心包炎，由于透析疗法的进展，发生率较前明显降低。其发病多为综合因素：尿素氮等毒性物质所致包膜化学性炎症；营养不良免疫功能低下，频发细菌、病毒感染极易波及心包；患者血小板功能和凝血功能障碍、纤溶活性降低，导致出血性心包炎或出血纤维性心包炎，增加心脏压塞的危险；免疫功能异常；容量超负荷；患者甲状旁腺功能亢进，钙盐增加，沉积心包；伴有高尿酸血症、低蛋白血症，也增加其发生。

(1)临床表现：持续心前区疼痛，随体位变化而加剧、发热等。心包摩擦音、血压下降。心界扩大、肝大、奇脉等心脏压塞症状。如临床无典型心前区疼痛及心包摩擦音、仅靠超声心动图检查难以诊断尿毒症心包炎。

(2)治疗：血液透析是有效的治疗措施，应尽早进行。尽量减少肝素用量，避免出血致心脏填塞，必要时行无肝素透析或作体外肝素化法。积液量大者可行心包穿刺或心导管心包腔内引流术，放液后心包腔内注入甲泼尼龙60~100mg可助炎症吸收。若心脏填塞持续存在或反复出现心包积液，上述治疗无效或已发展至心包缩窄可行心包切除术。

4. 放射性心包炎

(1)病因：放射性心包炎(radiation pericarditis)是乳腺癌、霍奇金病和非霍奇金淋巴瘤放射治疗的严重并发症。放射治疗对心肌和心包的损伤取决于：①放射治疗的剂量；②治疗次数和治疗时间；③放疗照射区所包括心脏的容积；④^{60}Co与直线加速器比较，^{60}Co照射量分布不均匀。

霍奇金病放射治疗过程中60%心影在照射野内，经4周剂量小于4000rad治疗，放射性心包炎发生率5%~7%，超过此剂量放射性心包炎发生率急速上升。当整个心包膜暴露在照射野内，心包炎发生率为20%。若隆突下用防护垫保护心脏，发生率可降至2.5%。

乳腺癌放射治疗，在照射野内心脏容积少于30%，可耐受6周以上，6000rad治疗，放射性心包炎发生率小于5%。

目前认为放射性心包炎多发生在放射治疗后数年，临床表现呈慢性心包积液或缩窄性心包炎。

(2)病理解剖：放射性心包炎表现为纤维蛋白沉积和心包膜纤维化。急性炎症阶段心包积液可以是浆液性、浆液血性或血性，蛋白和淋巴细胞成分增多。初期炎症反应性渗液可以自然消退，若浓稠的纤维蛋白渗液继续增多，使心包粘连、心包膜增厚和心包小血管增殖则形成慢性渗出性心包积液、缩窄性心包炎及放射治疗常引起的渗出-缩窄性心包炎。

放射治疗有时可损伤心肌，致心肌间质纤维化、瓣膜增厚、主动脉瓣关闭不全、主动脉炎、不同程度房室传导阻滞，心肌内小动脉纤维变性增厚，可伴有心内膜纤维化或弹力纤维增生、心肌纤维化，亦可发展成限制型心肌病，与放射治疗后缩窄性心包炎并存。

(3)临床表现：少数表现为急性心包炎症状，发热、心前区痛、食欲减退、全身不适，心包摩擦音和心电图异常。迟发性心包炎常在放射治疗后 4 个月至 20 年，最常见在 12 个月内，出现急性非特异性心包炎或无症状性心包积液和胸腔积液，在数月或数年内逐渐消退。约 50%患者呈慢性大量心包积液，伴有不同程度心脏压塞，病程长者可出现心包缩窄的临床表现。

(4)诊断及鉴别诊断：放射性心包炎常与原有的恶性肿瘤所引起的心包炎相混淆。肿瘤转移或浸润的心包炎常为大量心包积液、心脏填塞。心包积液细胞学检查，85%病例能确定原发灶。若霍奇金病临床治愈数年后心包炎、心包积液症状仍存在，则放射损害比恶性肿瘤转移的可能性更大。放射治疗可诱发甲状腺功能低下，而发生心包积液，发生率约 25%。病毒感染所致而发生心包炎均需与放射性心包炎相鉴别。

(5)治疗：放射治疗后无症状心包积液，定期随访，不需特殊治疗。大量心包积液、心脏填塞或为明确诊断进行组织学检查需做心包穿刺术。严重顽固疼痛和威胁生命的心包积液可用激素治疗。反复大量心包积液，严重渗出-缩窄性心包炎行心包切除术，手术死亡率 21%，而非特异性缩窄性心包炎手术死亡率则为 8%，明显低于放射性心包炎。术后随访 5 年生存率 5%，而其他病因心包切除术，5 年随访生存率 83%。

5.风湿性心包炎

在 19 世纪心包炎最常见病因是急性风湿热，它与严重的风湿性心内膜炎多并存。目前，风湿性心包炎(rheumatic pericarditis)不常见，发生率约 59%～10%。风湿性心包炎为自限性心包炎，可自然消退，发展为慢性钙化缩窄性心包炎极罕见。

(1)病理解剖：风湿性心包炎特点为浆液纤维蛋白或脓性渗液。急性活动期 IgG、IgM 和补体沉着在心包膜表面，但心包炎发病机制是免疫机制或是单纯的非特异性炎症反应尚不清楚。

(2)临床表现及诊断：风湿性心包炎常发生在急性风湿热初期，无临床症状或有典型心前区痛和急性风湿热的其他症状，如发热、全身不适和关节痛。出现心包炎常表示有弥漫性全心炎。风湿性心包炎诊断依据包括胸痛、心包摩擦音或超声心动图显示出心包积液，结合 Jones 修正的急性风湿热临床诊断标准和 A 族溶血性链球菌感染证据。儿童风湿性心包炎并不少见，所以对心包炎患儿应迅速查找急性风湿热的相关证据。

儿童或青年人出现心包炎、发热、关节痛和皮疹等，应与病毒疹、莱姆病，感染性心内膜炎、青年型类风湿性关节炎、系统性红斑狼疮、克罗恩病、Henoch-Schonlein 紫癜或镰状细胞危象相鉴别。

(3)治疗：按急性风湿热治疗，包括卧床休息，注射青霉素，若发生心力衰竭时加用地高辛。胸痛者可给予阿司匹林 600mg，每日 3 次或 4 次，也可用激素治疗。少量或中等量心包积液常可自然退，不需要进行心包穿刺抽液，除非为了明确急性风湿热的诊断。

6.系统性红斑狼疮性心包炎

系统性红斑狼疮性心包炎(systemic lupus erythemato sus pericarditis)多发生在疾病活动期，是该病最常见的心血管系统表现。临床发生率为 20%～45%。超声心动图检查发现异常的百分率更高。尸解检出率为 43%～100%，平均 62%，心包炎多为纤维蛋白性或渗出性。心包液可能是血浆性或肉眼血性。蛋白含量高，葡萄糖量正常或减少，白细胞计数小于 $10×10^9$/L，补体水平低，偶可发现红斑狼疮细胞。

心脏填塞发生率小于 10%，发展为缩窄性心包炎者罕见。有时心脏填塞是红斑狼疮首发症状。红斑狼疮心包炎可伴有心肌炎、心内膜炎，传导系统炎症和冠状动脉炎，偶可引起心肌梗死。

(1)临床表现：红斑狼疮患者出现胸痛，心包摩擦音或X线检查心影增大，心电图呈急性心包炎的特点。因心包炎常发生在疾病活动期，常与肾炎同时并存，其血清补体明显升高，抗核抗体阳性和血沉增加，可查到红斑狼疮细胞。

红斑狼疮患者，用免疫抑制药物、激素和细胞毒性制剂治疗过程中，若超声心动图发现新近心包积液，胸部X线检查心影增大，胸腔积液和肺实质性浸润，需细心的体格检查、血培养、结核菌素皮试以排除并发化脓性、真菌性或结核性心包炎。

(2)治疗：针对原发病治疗，如激素和免疫抑制剂。可采用中到大剂量糖皮质激素类药物。如泼尼松 $1.0\sim1.5mg/(kg \cdot d)$，$1\sim5$ 天内不见症状好转，可考虑在原剂量上增加 10% 剂量，待病情缓解，减少用量，泼尼松 15mg/d 或隔日 30mg 维持治疗，一般为 $6\sim12$ 个月不等。大量心包积液心脏压塞时行心包穿刺术，反复出现心包积液和发展成缩窄性心包炎，可选择心包切除术。

7. 类风湿心包炎

尸检发现，50%类风湿关节炎患者合并陈旧性纤维蛋白粘连性心包炎。生前诊断约 $10\%\sim25\%$，表现为一过性或大量心包积液心包炎征象。50%慢性类风湿关节炎者，超声心动图检查可显示有心包积液。心包炎多见于严重类风湿关节炎，包括关节强直、畸形、皮下类风湿结节、肺炎和类风湿因子阳性。偶尔，血清类风湿因子阴性患者亦可发生类风湿性全心炎。

成人类风湿性心包炎(rheumatoid pericarditis)能引致心脏填塞和渗出性缩窄心包炎及缩窄性心包炎。成人 Still 病、约6%青年型类风湿关节炎，可出现心包炎心脏填塞。心包炎同时伴有心肌炎的发生率以男性为主。

(1)病理解剖：心包膜典型病理改变为心包血管炎，非特异性纤维素性增厚粘连，偶见类风湿结节。心包渗液呈浆液性或血性，蛋白超过 5g/dL，葡萄糖小于 45mg/dL，胆固醇水平升高，白细胞计数在 $20\times10^{9}/L\sim90\times10^{9}/L$ 之间，类风湿因子阳性，补体活性减低，心包膜见 $CD8^{+}$ T 细胞浸润。当类风湿结节侵犯心肌、心瓣膜时，能引致主动脉瓣、二尖瓣关闭不全。

(2)临床表现：关节肿胀僵痛、发热、心前区痛和心包摩擦音、胸膜炎。胸部 X 线检查心影扩大，65%患者出现单侧或双侧胸腔积液。心电图表现为非特异性 ST-T 改变、房室传导阻滞。超声心动图检查几乎一半患者有心包增厚和积液。虽然类风湿性心包炎是自限性和良性的，但 $3\%\sim25\%$ 患者突然出现心脏填塞或因免疫复合物沉着在心包膜上而发展为渗出-缩窄性或缩窄性心包炎，且男性多于女性。

(3)治疗：有症状的心包炎者可用阿司匹林 $0.6\sim1.0$，每日 $3\sim4$ 次，或非类固醇消炎药如吲哚美辛 25mg，每日 2 次～3 次。大量心包积液、心脏填塞行心包穿刺术，$4\%\sim20\%$ 患者需心包切除术，使血流动力学得到最大的改善。

8. 心包切开术后综合征

心包切开术后综合征(postpericardiotomy syndrome)是指心脏手术一周后出现发热、心包炎、胸膜炎。此综合征首先发生在风湿性心脏病二尖瓣手术患者，认为是风湿热的复发，随后，在非风湿性心脏病的患者进行心脏手术后也会出现这一综合征。在埋藏式心脏起搏器起搏导管引起心脏穿孔、胸部钝挫伤、心外膜植入心脏起搏器及冠状动脉成形术导致冠状动脉穿孔时，可同样出现心包切开术后综合征的临床特征。

心包切开术后综合征发病率在 $10\%\sim40\%$ 之间，儿童发病率高于成人。有报道预激综合征心脏外科手术治疗导致本综合征的发生率为 31%。

同 Dressler 综合征类似，心包切开术后综合征被假设为心肌自身的免疫反应，可能同一种新的或再活化的病毒感染有关。Engle 及其同事曾用实验证明，进行过心包切开术的某些患者其血浆中出现抗心肌抗体，效价水平同综合征发病率呈正比关系。约 70%心包切开术后综合征患者血浆抗心肌病毒抗体效价升高，而无此综合征患者仅 8%升高，抗心肌抗体阴性，这暗示，病毒感染可能是个触发或随意因素。在 2 岁以下进行心脏手术的儿童中，患心包切开术后综合征甚为罕见。这一发现，说明同各种病毒暴露的时间有关，或是对经由胎盘的保护性抗体有关。

(1)病理解剖：心包切开术后综合征，心包组织无特异性改变，心包操作和积血可能引起心包粘连，心包膜增厚，偶有纤维化心包腔闭合，导致缩窄性心包炎。心包膜产生的组织型纤维蛋白溶解酶原激活素，在心脏手术拖长时间，伴随心包间皮损伤和炎症时，分泌激活素减少影响心包纤维蛋白的溶解，导致术后心包炎和心包粘连。心包积液呈稻草黄色、粉红色或血性，其蛋白含量大于 4.5g/dL，白细胞计数 $0.3×10^9/L$～$8.0×10^9/L$。

(2)临床表现：通常在心脏手术后 2～3 周急性起病，其特征为发热、乏力和胸痛。有些病例手术后一周内即持续发热。胸痛是急性心包炎的特征，胸痛性质类似胸膜炎。其他非特异性的炎症表现包括血沉加快，多形核白细胞升高。

几乎所有患者在心脏手术后头几天可闻及心包摩擦音，大多数于 1 周内消失而不发生此综合征。X 线检查约 1/3 的患者左侧或双侧胸腔积液，1/10 患者有肺浸润，半数患者有短暂性的心影扩大。心电图表现为非特异性 ST-T 改变和阵发性房性心动过速。超声心动图可提示心包积液存在和心脏填塞的证据。心脏手术后心包渗血极为普遍，术后 10 天内有 56%～84%患者有心包积液。诊断心包切开术后综合征需与术后其他原因，包括感染引起发热相鉴别。

(3)治疗：心包切开术后综合征有自限性，但长期迁延可致残。发热和胸痛可用阿司匹林或非类固醇消炎药加以缓解。用药后 48h 内无效可使用激素治疗。手术后头 6 月此综合征多有复发。约 1%成年人心脏手术后平均 49 天发生心脏填塞，同时伴有发热、心包摩擦音及典型"心包痛"。抗凝治疗与心包切开术后综合征伴发心脏压塞无关。心脏填塞行心包穿刺处理，反复的心脏压塞需要进行心包切除术。发生缩窄性心包炎罕见，多出现在心包切除术后综合征后的数月至数年。

9.创伤性心包炎

创伤性心包炎(traumatic pericarditis)除贯通伤和非贯通伤，其他外伤性心包炎的重要原因，包括食管癌、食管腐蚀或 Boerhaave 综合征突发食管破裂，食管内容物流入心包腔或为食管胃切除术后的并发症。意外事件，吞咽牙签或鱼骨致食管穿孔而发生心脏填塞和迟发缩窄性心包炎。食管破裂外伤性心包炎，常伴随严重糜烂性心包炎症和感染。食管破裂或穿孔可发展成食管心包瘘。上述病情，虽有内科治疗瘘管可以自然闭合报道，也常需外科立即手术，但死亡率高。心包炎也可继发于胰腺炎，此时心包积液淀粉酶含量高，而心脏填塞或胰腺心包瘘罕见。急性酒精性胰腺炎，心包积液发生率明显高于对照组(47%比 11%)。恶性疾病或胃、胆管、大肠和气管外科手术并发溃疡形成，可致心包瘘管。

心包外伤也可出现不常见的外伤性症状，包括心脏通过心包裂口形成心脏疝或心脏半脱位所引发心血管虚脱和心包内膈疝。心脏疝能被 CT 和 MRI 所诊断。左肺根部切除术和部分心包切除术可发生在胸心脏疝。脐疝手法复位引起肠襻心包内疝罕见，超声心动图可提供诊断。

10.心脏手术及心导管术后心包积血

心脏外科术后或心导管检查、安装起搏器过程中或术后并发心包积血，可导致急性心脏填塞和慢性缩窄性心包炎。一组报道 510 例进行心脏外科手术后连续发病者，其中 2%在术后 1～30 天内(平均 8 天)发生心脏压塞。心脏外科手术后至少有一半患者，可用超声心动探测出小量心包积液，大量心包积液心脏压塞常见于服抗凝药者，且比服用阿司匹林患者多 10 倍。术后心脏填塞占心脏外科术后不明原因低血压病例的 10%，会与血容量不足或心力衰竭相混淆，右室压缩继发肝充血可能误诊术后肝炎等。

床旁作食管超声检查是鉴别术后完全性或局限性心脏填塞的必不可少的诊断工具。两者在临床和超声心动图上的心脏填塞表现是有区别的。对心脏周围或大面积局限性心包积液的处理可用二维超声心动图引导下作经皮导管心包穿刺术。对心脏后壁局部心包积液或局部血栓的患者，应在手术室内作外科心包切开清除处理。Friedrich 等在 6 年中连续观察 11845 例，心导管操作时心脏穿孔和急性心脏填塞发生率，二尖瓣球囊成形术时心脏穿孔占 4.2%，主动脉瓣球囊成形术占 0.01%，对这类患者实施心包穿刺术半数有效，而其余患者则要外科手术修补穿孔。经静脉的右心室内膜心肌活检，心脏穿孔和(或)心脏填塞发生占 1.5%，冠状动脉成形术 0.02%，冠状动脉内支架植入较少见。引起心包积血和心脏填塞其他原因，包括胸骨骨穿，食管镜，和纵隔镜检查。近年报道，食管静脉曲张用内镜硬化治疗亦是引起急性心包积血和随后发展为心包炎和心脏填塞的原因。植入螺旋固定心房电极的起搏器约 5% 发生急性心包炎并伴有心包积液，需要抗感染治疗。

11. 黏液水肿性心包炎

黏液水肿患者常并发心肌病，1/3 并心包积液胸腔积液和腹水。心包积液机制可能是水钠潴留，淋巴液引流缓慢和毛细血管外渗蛋白增加。心包积液常呈清或淡黄色，偶尔像黏液胶状物。积液所含蛋白和胆固醇浓度升高，少量白细胞或红细胞。黏液水肿患者心包积液增长速度很缓慢，容量可达 5～6L，虽已压迫心脏，但仍无代偿性心动过速和其他心脏压塞症状，胸部透视时意外发现心脏明显扩大。曾有报道巨舌可作为甲状腺功能低下和心包积液静脉压升高的特征。大量心包积液患者，常是甲状腺功能低下特征，尤其是婴儿和老年患者，往往心包积液是唯一的体征。纵隔放射治疗后，患者出现心包积液应考虑为甲状腺功能低下的表现，有报道 25% 妇女在放射治疗中可诱发甲状腺功能紊乱。甲状腺替代治疗，已恢复具有正常甲状腺功能数月后，黏液水肿心包积液会缓慢减少最终消失。

12. 胆固醇性心包炎

胆固醇心包炎(cholesterol pericarditis)是由于心包损伤伴胆固醇结晶沉积和对炎症反应的单核细胞，包括泡沫细胞、巨噬细胞浸润而形成。心包腔内出现胆固醇结晶是慢性炎症表现。心包积液典型特征，包括微小胆固醇结晶，像闪闪发光的"金子"。心包积液中胆固醇增多机制不清，可能原因：①心包表面细胞坏死放出细胞的胆固醇；②红细胞溶解释放出胆固醇；③心包炎减少了淋巴引流，减少胆固醇的吸收，产生胆固醇结晶；④一些胆固醇心包炎患者，心包积液的胆固醇量与血浆胆固醇含量相似，心包腔内高胆固醇可能是单纯渗出物。大多数胆固醇心包炎常缺乏明确的基础疾病。治疗包括确定伴有的任何因素如结核病、风湿病或黏液性水肿高胆固醇血症。胆固醇心包炎心包积液容量大，发展缓慢，心脏压塞并发症少见。当大量心包积液引起呼吸困难和胸痛，或发展成缩窄性心包炎的可进行心包切除术。

13. 乳糜性心包积液

特发性乳糜性心包积液(chylopericardium)罕见，常是由于胸导管阻塞，其原因可以为外科手术或外伤致胸导管破裂或因肿瘤阻塞淋巴管。胸导管阻塞，使正常的淋巴回流系统受阻，结果乳糜通过淋巴引流反流心包。多数患者无症状，心包积液缓慢增加，多在胸部 X 线和超声心动图检查时发现。损伤的胸导管和心包腔之间的淋巴引流，可凭借 ^{99m}Tc 硫黄锑胶体放射核素淋巴管造影发现。心包积液常似乳白色牛奶，含有高胆固醇及甘油三酯，蛋白含量高于 35g/L，用苏丹Ⅲ号脂肪染剂染色，显微镜下见到细微脂肪滴。

乳糜心包积液发生心脏填塞和缩窄性心包炎罕见。有报道心脏手术后并发乳糜性心包积液可致心脏压塞。对有症状的乳糜性心包积液患者的处理，尽可能减少复发，包括限制摄入含丰富甘油三酯的食物，如不成功可考虑胸导管手术，切开心包壁排出乳糜液和防止再蓄积。

14. 妊娠与心包积液

没有证据表明妊娠会影响心包疾病的易感性，但是，许多孕妇在妊娠后 3 月出现小至中量心包积液，罕见心脏填塞，由于妊娠期血容量增加，可使原来隐伏的心包缩窄表现出来。

妊娠期的急性心包炎心电图须与正常妊娠状态下心电图上轻微的 ST-T 改变相鉴别。妊娠期大多数心包疾病的处理与非妊娠者类似，值得注意的是，大剂量阿司匹林可使胎儿动脉导管提早闭合，秋水仙碱也应禁用。心包切开术或心包切除术并不增加随后妊娠的风险，必要时可以进行。妊娠 20 周后，可通过超声心动图检出胎儿心包液，深度在 2mm 以内为正常，如心包液过多，应考虑到胎儿水肿、溶血、低蛋白血症、免疫系统疾病、母婴传播的支原体或其他感染和肿瘤形成的可能。

第十一章　主动脉疾病

第一节　主动脉夹层

一、概述

主动脉夹层(aortic dissection)又称主动脉夹层动脉瘤(dissecting aneurysm of aorta)，是一种较为常见的主动脉疾病。据国外统计其发病率为50~100人/(10万·年)，90%伴有高血压及Marfan综合征。我国高血压患病率高达11.8%，估计主动脉夹层发患者数也相应地多。本病病情危重，预后很差。

引起主动脉夹层的病因很多，主要有以下一些相关因素。

(一)国内资料约半数主动脉夹层患者有高血压史

急进性和恶性高血压患者中，本病发生率较良性高血压明显增高，可导致主动脉中层平滑肌细胞肥大、变性及坏死。主动脉壁应力增高，可导致主动脉中层内1/3的弹性纤维断裂和纤维化及内膜破裂。

(二)主动脉中层囊性坏死

Marfan综合征、主动脉缩窄、二叶主动脉瓣、主动脉发育不全、二尖瓣脱垂等先天性畸形的患者有血管壁结缔组织内在缺陷，表现为胶原和纤维组织变性伴囊性坏死，引起主动脉内膜缺乏支持，易致内膜破裂而形成主动脉夹层。

(三)动脉粥样硬化

动脉粥样硬化斑块内膜破溃可能是形成夹层的起因。

(四)其他

如外伤、主动脉内气囊反搏术以及炎症(梅毒性主动脉炎、巨细胞性主动脉炎、系统性红斑狼疮等)，心血管造影时造影剂误注入动脉内膜下等原因也可引起主动脉夹层。

二、诊断步骤

(一)病史采集要点

1.起病情况

本病分急性期(发病2周内)、亚急性期(发病3~4周)及慢性期(发病4周以上)，急性期较多见，起病急骤，临床症状危重；慢性期较少见，多为幸存者，临床症状较轻。由于本病累及部位与范围不同，临床表现多变，病情复杂。

2.主要临床表现

(1)突发剧烈疼痛：为发病开始时最常见的症状，常表现为前胸、后背或/和腹部剧烈疼痛，多为刺痛、撕裂样或刀割样疼痛，难以忍受，患者烦躁不安，大汗淋漓，这是主动脉内膜突然撕裂及夹层剥离的表现。转移性疼痛可由前胸或沿后背胸椎旁向下腹部或腰部传导，提示升主动脉或降主动脉夹层正在蔓延扩展，这是主动脉夹层的特征。有的患者疼痛自发生后一直持续至死亡。镇痛剂如吗啡等难以缓解。有的因夹层剥离远端内膜破裂使夹层血肿中的血流重新回到主动脉腔内而使疼痛消失。疼痛消失后如再反复出现，应警惕夹层剥离又继续扩展并向外膜破裂的可能。一部分无痛的患者多系发病早期出现晕厥而掩盖了疼痛症状。

(2)休克：在急性发病期约有1/3的患者了现颜面苍白、大汗淋漓、四肢皮肤湿凉、脉搏快而弱和呼吸急促等休克现象。血压改变与休克表现不呈平等关系，患者有休克表现，但血压仅稍有下降，甚至不下降或反而升高。

1)心血管系统：Debakey Ⅰ型和Ⅱ型夹层剥离常累及主动脉瓣，若主动脉瓣区突然出现舒张期杂音或伴有收缩期杂音时，对诊断具有临床意义。此杂音的产生可能是：①夹层剥离累及主动脉瓣或使主动脉瓣移位，或引起主动脉瓣环扩大，导致主动脉瓣关闭不全；②内膜破裂碎片引起血流漩涡所致；③由于"真腔"内压力波动，血液从"真空"和"假腔"之间流入或流出。主动脉瓣关闭不全时，可出现脉压增宽，水冲脉及毛细血管搏动等周围血管症，此时极易发生左心衰竭。

夹层累及冠状动脉者，可引起急性心肌缺血甚至心肌梗死。夹层剥离破裂至心包腔时，很快发生心包积血，引起心包堵塞症状，病情迅速恶化，以致死亡。

本病常在发病后数小时出现周围动脉阻塞现象，必须反复检查观察颈动脉、肱动脉、桡动脉及股动脉搏动变化。若动脉搏动消失或两侧强弱不等，或两臂血压出现明显差别或上、下肢血压差距减小均提示动脉阻塞。在主动脉夹层部位可听到血管杂音。

2)神经系统：当夹层累及供应脑或脊髓供血不足时，可引起一系列的神经系统症状。夹层沿着无名动脉或颈总动脉向上扩展，可出现头晕、神志模糊、定向力障碍、嗜睡或晕厥，甚至由于椎动脉供血不足，脑基底动脉环侧支循环不足，可发生对侧偏瘫，同侧失明，眼底检查呈现视网膜苍白。夹层剥离压迫喉返神经时则可发生声带麻痹所致声音嘶哑。病变累及肋间动脉或椎动脉，可发生阻塞，引起截瘫。

3)消化系统：夹层剥离累及腹主动脉及其大分支，患者可出现剧烈腹部疼痛，常伴有恶心、呕吐等症状，可类似各种急腹症的表现。夹层压迫食管，纵隔或迷走神经，则出现吞咽障碍。夹层破入食管可引起大呕血。夹层累及腹腔动脉，引起肝脏供血不足，可出现肝功能损害。夹层累及肠系膜上动脉，可致肠缺血坏死而发生便血。

4)泌尿系统：夹层累及肾动脉，可出现腰部疼痛，部分患者有肉眼血尿，严重者可出现肾功能衰竭和肾性高血压等。

5)呼吸系统：夹层破入胸腔，可引起胸腔积血，一般多见于左侧，可出现胸痛、呼吸困难、咳嗽等，同时伴有出血性休克。平层压迫气管或支气管，可引起呼吸困难。若夹层破入气管或支气管。出现大咯血甚至死亡。

6)外周血管：夹层累及锁骨下动脉时，可了现受累侧上肢缺血，而出现无力、疼痛、苍白、发凉等。若累及股动脉，可出现受累侧下肢缺血，而出现无力、疼痛、苍白、发凉及间歇性跛行等。

3.既往病史

若能发现可能致病的病因有较大意义。如患者是否有高血压史，尤其是急进性和恶性高血压，是否合并有主动脉中层囊性坏死、Marfan综合征、主动脉缩窄、二叶主动脉瓣、主动脉发育不全、二尖瓣脱垂等疾病。近期是否有外伤、主动脉内气囊反搏术史等。

(二)体格检查要点

1.一般情况

痛苦面容，颜面苍白，烦躁不安，大汗淋漓，累及神经系统时，可有神智模糊、嗜睡或昏迷。

2.心脏检查

主动脉瓣区出现舒张期杂音或伴有收缩期杂音，严重时可出现脉压增宽，水冲脉及毛细血管搏动等周围血管症。主动脉夹层病变部位有时可触及搏动性肿块或听到血管杂音。

3.周围血管检查

本病常在发病后数小时出现周围动脉阻塞现象，必须反复检查观察颈动脉、肱动脉、桡动脉及股动脉搏动变化。若动脉搏动消失或两侧强弱不等，或两臂血压出现明显差别或上、下肢血压差距减小均提示动脉阻塞。锁骨下动脉受侵时出现脉弱或者无脉。

4.其他

当出现休克时，出现四肢皮肤湿凉、脉搏快而弱和呼吸急促等休克症象。

(三)门诊资料分析

1.血常规

可有贫血，发病后数小时内白细胞增多，约在(10～20)×10⁹/L，中性粒细胞也可增多。

2.尿常规

多数患者有蛋白尿、管型及红细胞。肾功能受损时出现肉眼血尿、血尿素氮、肌酐升高。

3.血清酶学

肌酸激酶增高(creatine kinase CK)，同工酶 CK-MM 亦可增高。而 CK 同工酶的测定有助于与急性心肌梗死鉴别。当夹层累及冠状动脉致心肌梗死时，血清转氨酶升高，血沉增快。

(四)继续检查项目

1.心电图

主动脉夹层本身无特异性心电图改变，有时有非特异性的 ST-T 改变。原有高血压病者常有左室肥厚及劳损。病变累及主动脉瓣者，所致主动脉瓣全，可出现左室肥厚。病变累及冠状动脉时，可出现急性心肌缺血甚至急性心肌梗死心电图改变。心包积血时可出现急性心包炎的心电图改变。

2.胸部 X 线平片

后前位及侧位胸片可观察到上纵隔影增宽，主动脉增宽延长，主动脉外形不规则，有局部隆起。偶可见主动脉钙化影。此时可准确测量主动脉壁的厚度。正常在 2～3mm，增至 10mm 则提示夹层可能性，若超过 10mm 即可确定为本病。但胸部平片不具有确认价值，其确认有赖于其他影像学技术或主动脉造影。

3.超声心动图

超声心动图诊断主动脉夹层具有重要临床价值。可靠且易于识别，如心包积血和填塞，主动脉瓣关闭不全、胸腔积血等。

(1)M 型超声心动图

1)主动脉根部扩大，内腔径＞40mm。

2)夹层剥离处主动脉壁由正常的单条回声带变成两条分离的回声带，它们呈一致地平等运动，内侧回声带来源于主动脉内膜。二条回声带之间形成一个充满血液的假腔隙，主动脉瓣活动于两内侧回声带中间。

3)舒张期主动脉瓣关闭不全呈双线回声和二尖瓣前叶扑动，提示主动脉瓣关闭不全。

(2)二维超声心动图

1)主动脉内见剥离的内膜片，动态观察可呈内膜摆动征。

2)主动脉夹层剥离成主动脉"真腔"和"假腔"，中间为"真腔"，外侧为"假腔"，两腔之间由一内膜片分隔。主动脉"真腔"受压变形，有不规则回声。并可见主动脉根部扩张，主动脉壁增厚和主动脉瓣关闭不全症。

3)心包或胸腔积液。检查时应强调多个检查位置，因主动脉夹层剥离局限于某区域，仅做一个部位经常导致遗漏。二维超声检测内膜破口尚有一定困难。

(3)多普勒超声心动图：应用脉冲式或连续式多普勒将取样容积置于夹层部位的主动脉腔内可探及明显增高的收缩期流速，而在夹层内则可探及明显的正负双向湍流信号。在左室流出道可探及主动脉反流信号。由于主动脉前向血流量的增加，显示明亮的红色信号。但在Marfan 综合征合并主动脉夹层的患者，由于主动脉管腔显著扩大，则显示为红蓝镶嵌的湍流信号。而在主动脉管壁夹层内侧出现反向分流，显示为暗淡的蓝色。多普勒超声心动图不但能分辨出主动脉夹层剥离管壁双重回声之间的异常血流，而且对分型、内膜破口的事实，上位和主动脉瓣反流的定量分析都具有重要的诊断价值。近来应用食管超声心动技术观察升主动脉夹层病变非常可靠，诊断符合率几乎100%。

4.数字减影血管造影(DSA)和选择性动脉造影是诊断本病最可靠方法

目前DSA(digital substraction angiography,DSA)属少创性检查，几乎可以取代选择性动脉造影。静脉法DSA安全可靠，对乙型患者的诊断几乎可以取代选择性动脉造影。甲型患者需做动脉法DSA，多能显示内膜破口、剥离范围、主动脉瓣有无关闭不全及冠状动脉、弓部分支及腹主动脉分支等开口有无狭窄，这对手术方法的选择，具有指导意义。

5.计算机断层扫描(CT)

应用CT技术可显示主动脉扩张，测量主动脉外径往往在50～100mm之间；可显示主动脉钙化块，CT检查发现钙化块优于X线平片，此内膜片在CT图像上呈极薄的低密度线，此系诊断主动脉夹层最特异征象之一。此内膜片将主动脉夹层分为"真腔"和"假腔"。CT对降主动脉夹层准确性高，升主动脉、主动脉弓，由于动脉扭曲，可呈现假阳性和假阴性。CT对确定主动脉夹层的入口，出口以及主动脉分支血管的情况有困难，它不能估测主动脉瓣关闭不全的存在。

6.磁共振成像

MRI能直接显示主动脉夹层的"真腔"和"假腔"，可清楚地显示内膜撕裂的位置和剥离的内膜片或附壁血栓。当"假腔"内血流速度较快时，"真假腔"均为低信号，而内膜片为中等度信号，介于"真假腔"之间。当"假腔"内血流缓慢时，"假腔"表现为中等或较高等信号，与表现为低信号的"真腔"不同，"真假腔"交界面为内膜片。当"假腔"内出现血流信号时，要注意与血栓鉴别。

一般认为，机化血栓含纤维成分较多，因此，其在第二回波像上信号大致不变或减弱，而缓慢血流之信号明显增强，借此可资区别。MRI可行多方位显像，通过横断、矢状和冠状切面能清楚地确定主动脉夹层的位置、范围和分型，以及与主动脉分支的关系。MRI诊断主动脉夹层的特异性和敏感性均达90%以上。缺点是费用昂贵，不能检测主动脉瓣反流，不能用于装有起搏器、人工关节、人工心脏瓣膜和带有钢丝等金属物的患者。

三、诊断对策

(一)诊断要点

本病的诊断要点如下：

1.疼痛的特点发作开始即为撕裂样剧痛。

2.临床上虽有休克表现，但血压可不下降，在发病早期还可能升高。

3.突然出现主动脉瓣关闭不全体征，并伴有心力衰竭进行性加重。

4.在主动脉夹层病变部位触及搏动性肿块，或有血管杂音。

5.两侧颈动脉、肱动脉或股动脉搏动强弱不等，有时一侧脉搏消失，或两臂血压有明显区别。

6.急腹症或神经系统障碍等同时伴有血管阻塞现象。

4.胸部X线平片显示进行性主动脉增宽或外形不规则，或有局部隆起等，但不具确认价值。

8.本病确诊有赖于DSA或选择性动脉造影、CT、MRI和超声心动图等。

(二)鉴别诊断要点

本病应与下列疾病鉴别：

1.急性心肌梗死

急性心肌梗死疼痛一般逐渐加剧。疼痛部位局限胸骨后或向颈部或左臂放射，而主动脉夹层疼痛发作开始即为撕裂样剧痛，用吗啡等不能缓解，部位更为广泛，可能涉及头颈、后背、腰部、上腹部甚至下肢。心肌梗死引起脑动脉或周围动脉栓塞一般在发病后数日内发生，而在本病一般于数小时后发生。两病都可有休克发生，但主动脉夹层有休克时临床表现血压不一定降低。心电图呈现心肌梗死图形，并不能排除主动脉夹层累及冠状动脉而并发急性心肌梗死。

2.急腹症

主动脉夹层剥离到腹主动脉或其大分支时可产生各种腹症的临床表现，有时误诊为肠系膜动脉栓塞、急性腹膜炎、急性胰腺炎、急性胆绞痛、消化性溃疡穿孔或肠梗阻等。需密切观察身体相应部位有无血管阻塞体征，必要时用多普勒超声心动图或 DSA 等检查。

3.其他原因引起的主动脉瓣关闭不全

如感染性内膜炎所致主动脉瓣穿孔，让动脉窦瘤破裂，也可在胸痛后心底部突然出现舒张期杂音和连续性发生进行性充血性心力衰竭。这些疾病的胸痛一般并不剧烈，与主动脉夹层剥离鉴别除观察全身其他部位有无血管阻塞外，主要依靠多普勒超声心动图或其他影像学检查。

(三)临床类型

主动脉夹层的分类，DEBAKEY 等(1955 年)根据主动脉内膜破裂部位和扩展程度，分为三型。

Ⅰ型：内膜破口位于升主动脉近端，而夹层剥离扩展至腹主动脉。

Ⅱ型：内膜破口同Ⅰ型，但夹层扩展仅限于升主动脉或主动脉弓，而不累及降主动脉。

Ⅲ型：内膜破口位于降主动脉峡部，夹层扩展仅限于降主动脉，称Ⅲa 型；而夹层扩展累及腹主动脉，称Ⅲb 型。

近年来，多数学者是根据主动脉夹层剥离的临床表现和治疗方法不同，普遍采用 Miller(1979 年)提出的分类。

A 型：即内膜破口位于升主动脉，夹层扩展累及升主动脉或/和弓部，也可累及降主动脉或/和腹主动脉，相当于 Debakey Ⅰ、Ⅱ型，亦称近端型夹层。

B 型：即内膜破口位于降主动脉峡部，夹层扩展累及降主动脉或/和腹主动脉，相当于 DebakeyⅢ型，亦称远端型夹层。

四、治疗对策

(一)治疗原则

治疗原则：采取以外科治疗为主的综合性疗法。即非手术治疗和手术治疗相结合的综合性治疗。

(二)治疗计划

1.非手术疗法

适用于没有累及重要脏器的急性期病例。

(1)绝对卧床休息，镇静。如此能有效地减缓或防止主动脉中层进一步剥离扩展，缓解或消除疼痛。

(2)降血压，减低心肌收缩力和减慢左室收缩速度(dv/dt)。治疗目标是将收缩压控制在 100～110mmHg；心率：60～75 次/min。近年来，国内外学者普遍认为伴有高血压的患者，采用普萘洛尔静脉间歇给药与硝普钠静滴联合使用是比较理想的方案，前者降低(dv/dt)，后者降低血压。

(3)治疗过程中应在 CCU 连续监测血压、心率、心电图，并用微量泵精确高速用药量。待病情稳定后再做进一步检查，明确诊断，制订手术方案。需要注意的是，合并主动脉弓部分支狭窄的高血压患者，因降压能加重脑缺血，降压治疗需慎重，血压不高的患者不应使用降压药物，可用普萘洛尔减低心肌收缩力。4～6 周后手术治疗，成功率高。

药物治疗剂量方法、副作用及注意事项见表 11-1。

表 11-1 治疗急性主动脉夹层药物

药物	直接静注	持续滴注	副作用及注意事项
硝普钠	—	0.5～10 μg/(kg·min)	低血压,减低心排量,硫氰酸盐中毒,增加颅内压,抑制血小板聚集,通气/灌注失调
普萘洛尔	0.5mg iv,继后 1mg/15min	—	低血压,β受体阻滞作用心衰,心脏传导阻滞,哮喘
艾司洛尔	—	负荷量 500 μg/(kg·min),以后每 5min 增加 50 μg/kg	低血压,β受体阻滞作用
拉贝洛尔	每 10～15min,20～80mg	0.5～2.0mg/(kg·min)	恶心,呕吐,晕眩,性欲下降,多梦,哮喘,心衰
咪芬(阿方那特)		0.8～6mg/min	神经节阻滞作用(便秘,尿潴留,肠麻痹),低血压
维拉帕米(短效)	5～10mg	3～25mg/h	低血压,明显心动过缓,心脏传导阻滞

*并用利尿剂可以防止体液潴留。

(4)急性期,如病变已累及重要脏器并出现功能障碍,例如Ⅰ、Ⅱ型累及主动脉瓣致主动脉瓣关闭不全,出现左心功能不全;累及冠状动脉,引起心肌缺血或心肌梗死,累及弓部分支,导致脑缺血;Ⅲ型累及腹主动脉主要分支,出现腹腔脏器如肝、肾、胃肠等或坏死者,应果断行急诊手术,以挽救患者的生命。

2.手术治疗

近年来,国外多数学者主张急性期无论有无重要脏器受累,一旦诊断明确,应忙急诊手术,能挽救更多患者的生命。目的是切除主动脉夹层剥离的一部分,包括内膜破口闭合,涤纶血管移植,恢复血运。根据其不同类型选择不同式式。

(1)Bentall 手术:适用于 Marfan 综合征Ⅰ、Ⅱ型主动脉夹层者。

1)基本方法:中度低温体外循环,股动脉,右心房及右上肺静脉插管,建立体外循环,鼻温降至 26℃～28℃。心肌保护:左右冠状动脉灌注 4℃含钾停跳液及心脏表面冰屑降温。

2)手术方法:切开升主动脉,找到内膜破口,用 Teflon 垫片垫于主动脉外膜外及内膜内的"三明治"法闭合远段"假腔",用 4-0 prolene 线连续缝合。切除主动脉瓣,用青蝇吊客瓣涤纶血管组件行主动脉替换,升主动脉移植及左右冠状动脉移植。间断褥式将血管组件缝合于主动脉瓣环上,然后行左右冠状动脉开口涤纶血管吻合。升主动脉远心端吻口,用 3-0 prolene 线,先缝合吻合口呈拱形侧部分,然后从两侧向前缝合,最后两要线头打结前患者取头低位,充分排气,打结完成吻合口。在移植血管最高处插入针头抽吸排气。检查吻合口,如有活动性出血,重新阻断,加针止血。

(2)Wheat 手术:适用于Ⅰ、Ⅱ型伴主动脉瓣关闭不全患者(非 Marfan 综合征)。

1)基本方法:同 Bentall 手术。

2)手术方法:切开升主动脉,找到内膜破口,用"三明治"法闭合近、远段"假腔"。切除主动脉瓣,行常规主动脉瓣替换。然后用涤纶血管行主动脉移植,近端吻合于左右冠状动脉开口上方,远端吻合于升主动脉远端,均用 2-0 prolene 线连续缝合。

(3)升主动脉移植术:适用于Ⅰ、Ⅱ型患者,主动脉瓣正常者。

1)基本方法:同 Bentall 手术。

2)手术方法:切开升主动脉,找到内膜破口,用"三明治"法闭合近、远端"假腔",用涤纶血管行升主动脉移植,近、远端吻合均用 2-0 prolene 线缝合。

(4)次全弓移植术：适用于Ⅰ型伴弓部分支狭窄的患者。

1)基本方法：该手术复杂，时间长，需用深低温停循环联合采用无名动脉低流量或上腔静脉低流量逆行灌注技术。

2)手术方法：切开主动脉弓，保留弓部三分支"瘤壁岛"。用"三明治"法分别闭合降主动脉"假腔"、弓部三大分支"假腔"及升主动脉"假腔"。然后用涤纶血管行次全弓移植，近、远端及"瘤壁瘤"均用 2-0 prolene 线连续缝合。

(5)胸腹主动脉移植术：适用于Ⅲ2 型降主动脉及腹主动脉均有破口的患者。

1)基本方法：需采用股动脉-股静脉部分体外循环，肛温降至 30℃～32℃。

2)手术方法：采用左胸后外侧及腹部正中联合切口，游离出降主动脉、腹主动脉及双侧髂动脉，降主动脉近心端及双侧髂总动脉阻断，切开降主动脉及腹主动脉，先用"三明治"法闭合近、远段及腹主动脉分支处"假腔"。然后行涤纶血管移植。除了行近远端吻合外，还需行肋间动脉、腹腔动脉、肠系膜上动脉，左右肾动脉分别吻合于涤纶血管上。

3. 主动脉覆膜支架植入术

如果夹层累及升主动脉，原则上外科手术治疗。相反，如果夹层局限在降主动脉原则上给予药物治疗，除非夹层进展，不能控制的疼痛，终末脏器低灌注表现或夹层破裂。目前随着覆膜支架技术的出现，逐渐被介入治疗取代。

腔内覆膜支架植入治疗的主要目的是包含破口的胸主动脉段重建，导致假腔内血栓形成。真腔和分支血管血流的重建。1994 年报道了首例覆膜支架植入术。其操作时间和失血量明显低于外科手术，有一项研究报道支架术操作时间有 1.6h，而外科手术时间有 8h，缩短操作时间和减少失血量对于那些血流动力学不稳定的患者是非常重要的。术后并发症的发生率也明显低于外科手术，住院时间也大大减少，明显减少了经济上的消耗。

没有并发症的稳定地局限在降主动脉的夹层目前主要应用药物控制。IRAD 中 384 例 B型夹层患者中，73%的患者进行了药物治疗，这些患者住院期间死亡率为 10%。非交通性夹层患者的预后最佳。但是随着覆膜支架技术的不断改进，对此类患者考虑进行腔内介入治疗，但是和保守治疗相比，远期预后如何还不清楚。在合并并发症的患者中，目前在有经验的中心也越来越多地采取介入治疗的方法来取代外科手术。表 11-2 列出了 2001 年 ESC 关于植入覆膜支架的建议。

表 11-2　主动脉夹层中的介入治疗建议及分级

建议		分级
分支血管闭塞时对于闭塞分支血管的起源部		Ⅱa
撕裂内膜的球囊开窗术＋真腔植入支架		Ⅱa
支架保持窗口通畅		Ⅱa
开窗术为非穿通假腔提供回格		Ⅱa
真腔植入支架	封闭入口(覆膜支架)	Ⅱb
	扩大受压的真腔	Ⅱa

在同时需要植入多个支架时有发生截瘫的可能，但是目前由于支架覆盖长度很少超过16cm，因此很少发生截瘫的并发症。也有少数发生晚期瘘的形成，因此需要密切地随访。支架术后会引起炎症反应，表现为发热和 C 反应蛋白的升高，两种症状都会自动或短期应用非甾体类抗炎药物后消失。

由于预后直接与缺血时间的长短和缺血的严重程度相关，因此，目前还有主张对合并分支血管缺血的 A 型主动脉夹层在手术之前先行介入治疗缓解分支血管的缺血。但是该做法还有待进一步评价其临床效果。支架植入和(或)开窗术也已经开始应用于由于夹层引起低灌注综合征导致的主动脉分支血管闭塞的患者中。

另外，近来还进行附加手术的覆膜支架术。对于瘤颈长度＜1.5cm 的 B 型 AD，可将腔内移植物近端放置于左颈总动脉开口与左锁骨下动脉开口之间，左锁骨下动脉开口就会被封闭，为了避免相关并发症，特别对左椎动脉为优势且 Willis 环不完整的患者，可分期或同期行左椎动脉或左锁骨下动脉与左颈总动脉旁路术并结扎左颈总动脉和左锁骨下动脉的近心端，如此可将腔内移植物固定于无名动脉开口远端。另有半开放式腔内隔绝术的报道，在行升主动脉置换的同时，经开放的主动脉弓向远端真腔内导入腔内移植物，该方法和传统手术的"象鼻技术"有良好的继承性。缺点是不能在术中即时获得 DSA 对 AD 隔绝效果的评价。上述各种附加手术的腔内隔绝术均仍处在不断探索和蓬勃发展之中，它们在扩大腔内隔绝术治疗指征方面发挥了积极的促进作用。但应特别强调严格掌握手术指征和手术条件，以减少相关并发症和降低手术死亡率。

4.术后处理

近年来，由于提高了对本病的诊断水平，改进了基本方法和手术方法，移植材料方面也有较大突破，所以手术治疗效果较满意，有报道一组病例，手术死亡率为 6.25%。常见的死亡原因为：吻合口出血、感染心肌梗死及心力衰竭等。

五、预后评估

在长期随访中，5 年生存率为 50%，10 年为 25%，20 年为 5%。晚期死亡率高与患者年龄大、多伴有高血压及病变广泛，如心、肺、脑、肾等重要器官供血不足有关。支架植入方法越来越多地应用于复杂的病变中，短期和中期效果也显示优于外科手术治疗，但是远期效果如何还有待进一步评价。

六、主动脉夹层并发症及处理

主动脉夹层(aortic dissection，AD)是指主动脉腔内的血液从主动脉内膜撕裂口进入主动脉中膜，并沿主动脉长轴方向扩展，造成主动脉真假两腔分离的一种病理改变，通常因为其是继发瘤样改变，故将其称主动脉夹层动脉瘤。急性主动脉夹层是严重危及生命的急症，需要及时识别、紧急处理。

主动脉夹层的人群发病率较难确定，漏诊率可达 30%～40%。文献报道在美国主动脉夹层动脉瘤发病率为 5～10/100 万人，发病率与年龄呈正相关，50～70 岁为高发年龄，男性较女性高发。美国明尼苏达州 Olmested 县的调查显示，1080～1994 年间，平均每 100 万名登记入口中有 39 例被确诊为主动脉夹层。其中 15 例(38%)患者经尸检确证，其余 24 例患者经药物或外科治疗后 5 年存活率仅为 51%。Hirst 等研究显示，未经治疗的主动脉夹层第一个 24 小时内病死率为每小时 1%，48 小时内为 37%，2 周内为 74%，3 个月内为 90%。主要致死原因为主动脉夹层动脉瘤破裂至胸、腹腔或者心包腔，进行性纵隔、腹膜后出血，以及急性心力衰竭或者肾衰竭等。

(一)发病机制

主动脉夹层动脉瘤绝大多数是由于致动脉内膜撕裂后血流进入中层，部分患者是由于中层滋养动脉破裂产生血肿后压力过高撕裂内膜所致，血管壁撕裂后出现内膜瓣从而分离为真腔和假腔。内膜裂口多发生于主动脉应力最强的部位，多数位于升主动脉近心端，少部分位于左锁骨下动脉开口处下方 2～5cm 处，其他部位还包括主动脉弓和腹主动脉。心脏搏动引起主动脉移位，使得升主动脉、主动脉弓与相对固定的降主动脉交界处易受牵拉，可能是内膜撕裂多发生于升主动脉近心端和主动脉峡部的重要原因。左心室射血对主动脉壁的应力作用是引起内膜撕裂产生夹层动脉瘤的主要因素。当内膜撕裂形成夹层后，促发夹层蔓延扩大，恶化因素包括血压幅度、脉压、血液黏稠度、血液流速及涡流，其中以血压与脉压影响最大。另外，心脏收缩力与外周血管阻力也对夹层病理进程具有重要影响。尽管夹层血肿可以逆行扩张，但大部分为顺行发展撕裂的长轴常常与主动脉长轴相垂直。一旦向外膜破裂可引起大出血，发生心脏压塞、左侧血胸、纵隔及后腹膜积血以及出血性休克危及生命；若在下行过程中向内破入主动脉腔内形成双通道主动脉，病情则趋于稳定。由于受腹主动脉段内脏动脉开口的影响，使得主动脉夹层动脉瘤的走向多呈螺旋形延伸，而内脏动脉可开口于真腔、假腔或是骑跨真、假两腔，从而引起一系列的临床表现。

（二）易感因素

发生主动脉夹层易感因素有先天性因素和获得性因素。先天性因素包括马方综合征、Ehlers-Danlos 综合征、家族性胸主动脉瘤、二叶主动脉瓣疾病、主动脉缩窄 Noonan 综合征、Turner 综合征及多囊性肾病。获得性因素主要有高血压、严重外伤、医源性因素、妊娠、炎性主动脉炎及使用可卡因。最重要的两个因素是高血压和主动脉中层疾病。70%～80%主动脉夹层是由于高血压所致。在报告尸检中病理学检查提示有高血压的病理学改变，如左心室明显增厚或有肾动脉硬化者占 90%。高血压可使主动脉壁长期处于应激状态，弹力纤维常发生囊性变性或者坏死，导致夹层动脉形成。然而，在各型夹层动脉瘤中，高血压的检出率不同，以Ⅰ、Ⅲ型合并高血压者常见，其中Ⅲ型夹层合并高血压者占 88%。而型夹层伴有高血压百分比最少见。结缔组织疾病马方综合征患者因结缔组织病变，主动脉壁变薄易受损，可诱发主动脉夹层动脉瘤，约占主动脉夹层动脉瘤的 1/4，仅次于高血压。马方综合征是较年轻患者或非高血压患者引起夹层病变的重要病因。另外，在其他合并有动脉瘤或夹层的结缔组织疾病，如类马方氏综合征和 Loeys-Dietz 综合征中发现了转化生长因子 β（TGF）受体 1 和 2 的突变，提示 TGF-β 在减弱主动脉壁张力的过程中发挥了重要的作用，其中已发现 TGF-β 受体 2 上的 3P24-25 基因突变。Ehlers-Donlas 综合征病理表现为主动脉中层囊性坏死，平滑肌细胞和弹性组织丧失、瘢痕以及纤维化，亦可诱发主动脉夹层动脉瘤。文献中偶有 Erdheim 中层坏死或者 Behcet 病引起主动脉夹层动脉瘤的报道。

（三）病理特征

急性主动脉夹层动脉瘤的病理学特征为主动脉中膜因血流冲击引起进行性分离。主动脉解剖内腔称为真腔，在中膜内形成的壁间腔隙称为假腔。内膜撕裂口贯通真、假腔，两腔之间的主动脉壁结构称为瓣片。慢性期可有主动脉壁膨出，形成瘤样变。组织学可见主动脉中膜退行性改变，弹力纤维减少、断裂和平滑肌细胞减少等变化，慢性期可见纤维样改变。

（四）分型、分类与分期

1.分型

1955 年，Debakey 等根据内膜撕裂口的部位和主动脉夹层动脉瘤波及范围，将主动脉夹层动脉瘤分为 3 型。

（1）Ⅰ型：内膜裂口多位于主动脉瓣上 5cm 内，夹层病变顺逆行扩展，近端夹层动脉瘤可引起主动脉瓣关闭不全和冠状动脉闭塞；远端则可累及主动脉弓、胸降主动脉、腹主动脉，甚至可达髂动脉。

（2）Ⅱ型：内膜裂口与Ⅰ型相同，但夹层动脉瘤血肿仅限于升主动脉。马方综合征患者大多为此型。

（3）Ⅲ型：内膜裂口位于左锁骨下动脉开口处 2～5cm 内的主动脉峡部，夹层动脉瘤向近远端扩展。向远端可累及腹主动脉甚至髂动脉；向近端波及主动脉弓，但尚未累及主动脉根部，故此型不产生主动脉瓣关闭不全和心脏压塞等严重并发症。此型又分为仅限于膈上降主动脉的Ⅲa 型和夹层动脉瘤扩展到膈下腹主动脉的Ⅲb 型。

Sranford 大学 Daily 等根据手术的需要，将主动脉夹层动脉瘤又分为 A、B 两型。无论夹层起源于哪一部位，只要累及升主动脉者称为 A 型，相当于 Debakey Ⅰ型和Ⅱ型，夹层起源于胸（降）主动脉且未累及升主动脉者称为 B 型，相当于 DebakeyⅢ型。此种分型具有重要的临床意义，两者的治疗原则及预后也不尽相同。

2.分类

Svensson 将主动脉夹层分为 5 类。

（1）Ⅰ类：典型的主动脉夹层，即撕脱的内膜片将主动脉分为真、假两腔。其病理特征为主动脉内中膜撕裂，所形成的隔膜将主动脉管腔分为真、假两腔。假腔周径往往大于真腔，两腔经内膜撕裂口交通。夹层病变可以从裂口开始向近、远端发展，病变累及分支血管时可引起相应的并发症。

（2）Ⅱ类：主动脉中膜变性，内膜下出血并有继发血肿。由于主动脉内外膜弹力系数不同，加之主动脉中层变性等综合因素，易造成主动脉壁内滋养动脉破裂出血，并继发壁内血肿。影像学检查往往不能发现其内膜破口。此类病变占主动脉夹层的 10%～30%。依据超声检查又可分为两个亚类：A 类，表现为主动脉内壁光滑，主动脉直径＜3.5cm，主动脉壁厚度＜0.5cm。超声检查约 1/3 的患者可发现主动脉壁内低回声区，其内无血流信号，血肿的平均长度约 11cm。该类夹层常见于升主动脉。B 类，多发生于主动脉粥样硬化患者，主动脉壁内有粗糙的粥样斑块及钙化区，主动脉直径＞3.5cm，壁厚约 1cm，该患者中 70%可在超声中发现低回声区，多见于降主动脉。随访资料证实主动脉壁内出血及血肿形成的患者中28%～47%会发展成为Ⅰ型主动脉夹层，10%的患者可以自愈。

（3）Ⅲ类：微夹层继发血栓形成，常见微小的主动脉壁内膜破损且有附壁血栓形成。这种病变在随访中呈现两种预后。如果破裂处在继发血栓的基础上愈合，则称为不完全微小夹层；如果破损扩大，血流进入已经破裂的中膜，则形成典型的Ⅰ型主动脉夹层。

（4）Ⅳ类：主动脉斑块破裂形成主动脉壁溃疡，可经 CTA、MRA 或腔内超声检查等予以确诊。此类病变往往局限于胸降主动脉和腹主动脉，一般不影响主动脉主要分支，溃疡病变持续发展可导致主动脉破裂，假性动脉瘤或典型主动脉夹层。

（5）Ⅴ类：创伤性，包括外伤或医源性损伤引起的主动脉夹层。

3.分期

起病 2 周内为急性期，2 周～2 个月为亚急性期，超过 2 个月者则为慢性期。体格检查偶然发现的无症状的患者常为慢性期主动脉夹层。

（五）临床表现

本病临床表现取决于主动脉夹层动脉瘤的部位、范围和程度、主动脉分支受累情况、有无主动脉瓣关闭不全以及向外破溃等并发症。

1.疼痛

是本病最主要和常见的表现。约 90%患者以突发前胸或胸背部持续性、撕裂样或刀割样剧痛引起。疼痛可放射到肩背部，尤其可沿肩胛间区向胸、腹部以及下肢等处放射。疼痛部位与病变位置有关。A 型夹层可引起前胸及肩胛间区剧痛，有时可放射到颈、喉、下颌等，夹层动脉瘤扩大压迫右冠状动脉时易误诊为急性下壁心肌梗死。B 型夹层表现为前胸及后背剧痛，说明夹层动脉瘤较广泛。若疼痛向下累及腰背部和下肢，提示病变向远端发展；若夹层动脉瘤内血流重新破入主动脉内则疼痛减轻。本病常可伴有一个静止期或称潜伏期。夹层动脉瘤进展或者破裂时，疼痛可能再次剧烈发作或者突然死亡。1/3 以上患者伴有脸色苍白、出冷汗、四肢发凉、神志改变等休克样表现。

值得引起临床注意的是，发生夹层动脉瘤而无疼痛的病例，例如马方综合征、激素治疗者以及其他极少数病例。

2.高血压

95%以上患者合并高血压。这可能与主动脉弓压力感受器受累，释放儿茶酚胺或者肾动脉阻塞引起肾缺血导致肾素-血管紧张素系统(RAAS)激活有关。如果出现心脏压塞、血胸或冠状动脉供血受阻引起心肌梗死，则可能出现低血压。

3.心脏表现

约半数 A 型主动脉夹层患者出现主动脉瓣关闭不全,此时主动脉瓣区可闻及舒张期杂音。重度主动脉瓣关闭不全可致急性左心衰竭,出现呼吸困难、胸痛和咯粉红色泡沫痰等症状,其发生机制:①主动脉根部夹层使瓣环扩张。②主动脉根部一侧出现假腔,使该侧瓣叶明显下移。③瓣叶或瓣环的撕脱。慢性期可出现主动脉瓣关闭不全的体征,即股动脉杂音(Duroziez 征)、毛细血管搏动征(Quincke 征)、点头征(Musset 征)及股动脉枪击音(Traube 征)等。

4.脏器或者肢体缺血

(1)神经系统缺血症状:40%的患者出现神经系统症状,为夹层累及颈动脉、无名动脉造成动脉缺血所致,患者可有头晕、一过性晕厥、精神失常,甚至发生缺血性脑卒中。夹层压迫颈交感神经节常出现 Homner 综合征,压迫左侧喉返神经出现声音嘶哑,若向下延伸至第2腰椎水平,可累及脊髓前动脉,出现截瘫、大小便失禁等。

(2)四肢缺血症状:夹层动脉瘤累及腹主动脉或髂骨动脉可表现为急性下肢缺血,易误诊为下肢动脉急性栓塞。体检常发现脉搏减弱,甚至消失,肢体发凉和发绀等表现。主要是分支受压或内膜瓣片堵塞开口所致。

(3)内脏缺血:肾动脉供血受累时,可出现血尿、少尿以及其他肾功能损害症状。肠系膜上动脉受累可引起肠坏死、黄疸及血清氨基转移酶升高,则是肝动脉闭塞缺血的表现。

5.夹层动脉瘤破裂症状

主动脉夹层动脉瘤可破入心包腔、左侧胸膜腔引起心脏压塞或胸腔积液;也可破入食管、气管内或腹腔,出现休克以及呕血、咯血等症状。心脏压塞时可发现 Beck 三联征;血胸时患者肋间隙饱满,叩诊呈浊实音及听诊时呼吸音减弱,胸膜腔穿刺抽出血液等。

(六)影像学检查及诊断

1.胸部 X 线平片检查

胸部 X 线平片检查的诊断符合率为 67.5%。根据 X 线平片可大致估计病变类型与范围。如胸部 X 线平片检查提示主动脉夹层,应立即行主动脉 CTA 检查。X 线体征为:①主动脉弓增宽等改变。②纵隔内出现肿块影。③主动脉结消失伴气管左移。④主动脉弓出现局限性膨隆。⑤升主动脉与降主动脉直径比例不对称。⑥主动脉内膜钙化斑内移。

2.超声波检查

(1)经食管超声心动图(TEE):几乎可显示整个胸腹主动脉,特别是双平面和多平面探头使检查盲区降低到了最小范围。TEE 诊断敏感性与特异性分别为 99%和 98%,比血管造影或 CT 检查敏感性高,而特异性并无明显差别。TEE 可确定破口位置,动态观察内膜瓣片的活动,但主动脉弓部附近或者升主动脉根部局限性病变回声欠清晰,要结合超声心动图检查,提高诊断的准确性。TEE 检查时应充分做好口咽部麻醉,以防患者呃逆诱发血压升高导致病情加重。

(2)彩色多普勒(CDEF)检查:可进一步提高主动脉夹层动脉瘤诊断的准确性,不仅有助于确定夹层动脉瘤破口,区分真假腔,判定假腔中有无血栓,并可了解主动脉瓣反流情况。

(3)CT 检查:通过增强扫描可显示真、假两腔的大小及累及范围、弓上分支血管受累情况、内脏动脉开口、假腔内血栓和远端破口等。通过横断面扫描可了解支架近端锚定区的主动脉直径。另外,SCTA 三维重建可了解假腔形态、内脏动脉受累情况、髂骨血管有无扭曲等,为腔内修复术前评估提供一定依据。对于内膜破口、活动瓣片和一些小的继发破口显示欠清,但随着 128 排螺旋 CT 的面市,有望解决上述问题,结合三维重建的后处理技术,可更为精确地显示全程主动脉及分支血管。此外,休克者不宜进行 CT 检查。

(4)磁共振血管显影(MRA)检查:具有多体位、多层面成像的优点。①全程主动脉检查成像,能准确鉴别内膜撕裂部位、夹层范围,识别真、假腔及腔内有无血栓形成,若腔内无血流反映撕裂口已闭合或为血栓阻塞。②了解夹层动脉瘤是否累及头壁血管以及受累范围与程度。③了解心包或者胸腔积液情况。④清晰显示主动脉弓及其主要分支，此点优于CT检查。⑤鉴别纵隔肿物性质，但体内有金属物者不宜进行本检查。

(5)DSA检查：诊断主动脉夹层动脉瘤敏感性为80%。特异性可达95%。因为DSA是创伤性检查，仅在Ⅲ型主动脉夹层动脉瘤内膜撕裂位置不能确定时，才考虑进行本检查。当然，腔内治疗主动脉夹层动脉瘤一定要在DSA进行。一项对TEE、CTA和MRA检查诊断准确性的系统回顾认为，三者诊断的平均敏感性和特异性均超过95% MRA在疑似病例中显示夹层较好于其他两者，而CTA检查在排除夹层的诊断方面更为准确。

(七)诊断与鉴别诊断

剧烈胸痛(持续性)、高血压、突发主动脉瓣关闭不全、急腹症或下肢动脉缺血等，应考虑主动脉夹层，但应与急性心肌梗死、急性肺栓塞、急性心包炎、窦瘤破裂、胃肠道疾病和下肢动脉栓塞等相鉴别。

(八)治疗

本病是一种危重的心血管疾病，一旦诊断应立即住院进行监护治疗。

1.药物治疗

(1)控制高血压：血压与主动脉夹层有密切的关系，迅速有效地控制血压是防止病情恶化的一项重要措施。血压应控制在能保持重要脏器灌注的最低水平，通常为收缩压90~100mmHg，心率一般为60~80次/min，这样可有效地稳定夹层的进展，缓解症状。有学者报道认为平均动脉压过低可导致脊髓缺血，因此控制血压不宜过低，除了避免脊髓缺血的发生，还可有效灌注主动脉分支血管，保证各脏器的功能。

(2)降低左心室收缩：有报道单纯应用血管扩张剂反而引起心肌收缩力和速率的增加使夹层恶化，故主张β受体阻滞剂与血管扩张剂合用，前者比后者更为重要。静脉用药物控制血压后，如果病情允许可同时开始口服降压药。通常需要多种药物联合降压才能达到效果。

(3)镇静止痛等：口服镇静、止痛类药物缓解疼痛，稳定患者情绪从而降低血压。另外，避免患者用力或剧烈咳嗽、通畅排便等措施对预防严重并发症也有很大作用。

2.外科处理

主动脉夹层早期死亡率与撕裂部位与主动脉瓣的距离成反比。所有A型患者均应行急诊外科手术，无并发症的B型患者可以使用药物保守治疗。若药物保守治疗无效，出现破裂或趋于破裂征象、重要分支动脉受累导致脏器急性缺血，以及药物无法控制的高血压和(或)持续的胸背部疼痛应予以外科处理。对于慢性期夹层，如果夹层动脉瘤>5cm或每年增长;>1cm也应考虑手术。

3.经皮腔内隔绝术(TEVAR)

由于TEVAR技术的迅速发展，DebakeyⅢ型(Stanford B)夹层中绝大多数均可行TEVAR。目前，多数学者不主张在急性期主动脉壁水肿的情况下行腔内修复术，除非夹层破裂为抢救患者生命，或内脏严重缺血急需开通真腔而患者无法耐受手术的前提下，可试行腔内修复术。

(九)主动脉夹层并发症的处理

1.脏器或者肢体缺血

(1)神经系统缺血：夹层累及颈动脉、无名动脉造成颅内动脉缺血，这种情况多发生在A型患者，提示夹层撕裂范围较广，通常需要外科紧急升主动脉或全弓置换术。若B型夹层累及左锁骨下动脉引起优势左椎动脉供血不足，且Willis环不完整、既往行冠状动脉旁路移植术的患者，可分期或同期行左椎动脉或左锁骨下动脉的重建手术，同样的，对于A型夹层累及左颈总动脉的患者，也可将左颈总动脉及左锁骨下动脉序贯重建，然后再行TEVAR。

夹层压迫颈交感神经节常出现Homner综合征，压迫左侧喉返神经出现声音嘶哑，这通常与假腔过大或压力过大压迫神经有关，症状往往在外科修复术后可以恢复。

若夹层向下延伸至第2腰椎水平，少数情况下可累及脊髓前动脉，出现截瘫、大小便失禁等。此时应及时行通过外科手术或 TEVAR 开通真腔，使假腔内压力降低以减少对脊髓前动脉的压迫。但有时仍不能使脊髓前动脉供血恢复。

（2）冠状动脉缺血：若 A 型夹层累计主动脉根部有时可累计冠状动脉，严重时引起急性心肌梗死，此时应在行外科紧急升主动脉或全弓置换术的同时行冠状动脉旁路移植术。

（3）内脏缺血：夹层对内脏分支血管的影响分为以下几种类型：①真腔压迫型：夹层假腔压迫真腔造成由真腔供血的内脏动脉血流减少，真、假两腔之间并无沟通；此时假腔压力高于真腔。如果腔内支架修复原发破口后，真腔内重新得到血流灌注，压力增大，内脏动脉可完全恢复真腔供血。②内膜撕裂型：夹层造成内脏动脉内膜撕裂，真、假腔之间存在交通，内脏动脉主要有真、假腔同时供血；通常由于假腔压力高于真腔，往往以假腔供血为主；一旦近端破口封闭后，真腔压力增高，内脏动脉恢复真腔供血。③内膜断裂型：夹层造成内膜完全断裂，假腔将内脏动脉完全分开，远端破口暴露在假腔中，内膜动脉完全由假腔供血。此时行 TEVAR 应注意避免术后发生内脏缺血，可采用两项措施：一是，避免封堵远端破口，使得通过远端破口的血流反向维持内脏血供；二是，在内脏动脉处置放口径合适的支架，以恢复内脏动脉连续性血供避免缺血发生。Deeb 及同事报道，9 例存在严重灌注不良的行早期近端主动修补术的患者中，8 例出院前死亡。所有死亡均源于缺血所至的不可逆性器官损害和心肺转流后的再灌注损伤。目前观点认为，严重脏器灌注不良的患者应延迟外科手术，而应采取诊断性血管造影术、经皮开窗术或支架术恢复受压血管分支的血供，待灌注不良完全恢复后再择期行夹层修复术。

（4）四肢缺血：夹层动脉瘤累及腹主动脉或髂动脉可表现为急性下肢缺血，主要是分支受压或内膜瓣片堵塞开口所致。其处理原则与内脏缺血类似。对于真腔压迫型和内膜撕裂型，一旦近端破口封闭后，真腔压力增高，内脏动脉恢复真腔供血；对于内膜断裂型可在缺血动脉处置放口径合适的支架，以恢复内脏动脉连续性血供，避免缺血发生。

2.主动脉瓣关闭不全

发生原因包括：①主动脉根部夹层使瓣环扩张。②主动脉根部一侧出现假腔，使该侧瓣叶明显下移。③瓣叶或瓣环的撕脱。大部分患者主动脉瓣与主动脉外壁的连合都有一处或多处分离，所引起的主动脉瓣关闭不全可通过主动脉瓣修补术矫正，手术术式包括连合处重悬浮、连合处瓣膜成形术及重悬浮加成形术。对于严重主动脉瓣关闭不全，利用上述瓣膜修复术无法恢复其功能时，可采用瓣膜置换术治疗。

3.夹层动脉瘤破裂

主动脉夹层动脉瘤可破入心包腔、左侧胸膜腔引起心脏压塞或胸腔积液；也可破入食管、气管内或腹腔，出现休克以及呕血、咯血等症状。A 型患者往往需要急诊行升主动脉或全弓置换。B 型患者可急诊行 TEVAR。心脏压塞时应在心包穿刺引流条件下行外科修复术。

主动脉夹层出现并发症时往往提示病情危重，及时诊断并制订最佳治疗方案可提高救治率并改善患者预后。近年来血管外科技术迅猛发展，腔内治疗具有创伤小、痛苦少、恢复快、住院时间短的优点，日益受到血管外科医师及患者的关注。

开窗型支架的应用、头臂分支移植物、内脏分支移植物、带髂内分支移植物等带分支血管移植物的应用，以及"烟囱"技术的应用，都在很大程度上增加了处理主动脉夹层并发症的手段。

七、主动脉夹层合理用药

主动脉夹层（aortic dissection）是由于主动脉内膜突然发生撕裂，血流经裂口流入主动脉壁，充填在中层与外膜之间，令其分离开来，形成夹层。随着心脏搏动，血流由破口不断进入主动脉壁的夹层，并向远端主动脉延伸。夹层发生可起于主动脉任何部位，最常见是升主动脉近端，离主动脉 5cm 内，和降主动脉胸段左锁骨下动脉开口处下方。

（一）病因

1. 主动脉中层平滑肌和弹力组织退行性变，常伴主动脉囊性坏死，多伴高血压，并以远端夹层为主。

2. 遗传性疾病，包括马方综合征、Ehler-Danlos 综合征。

3. 动脉粥样硬化。

4. 先天性心血管异常如主动脉缩窄、动脉导管未闭、二叶主动脉瓣。

5. 创伤。

6. 医源性如动脉插管和心血管手术。

（二）分型

1. 最常采用的是 Debakey 分类法

(1) Ⅰ型：起于主动脉近端，延伸至头臂动脉以下。

(2) Ⅱ型：起于主动脉近端，但限于升主动脉。

(3) Ⅲ型：起于降主动脉至左锁骨下动脉开口以下。

2. Stanford 分类法

(1) A型：累及升主动脉及降主动脉夹层。

(2) B型：仅降主动脉受累的夹层。

按病程区分，病程<2 周为急性，≥2 周为慢性。

（三）临床表现

1. 胸痛

90%以上有胸痛，大多数为撕裂样、刺痛样的剧烈胸痛。最常位于胸前区或胸骨后的持续性疼痛。疼痛在肩胛间区亦不少见，提示降主动脉的夹层。疼痛程度与撕裂速度相关。随着夹层进一步扩展，疼痛部位可相应移行改变。少数发展缓慢夹层，仅表现为闷痛或隐痛。

2. 血压变化

发病时血压可骤然增高，可达 200/110mmHg 以上，若夹层累及锁骨下动脉时，一侧上臂可呈低血压，如延伸髂总动脉，下肢血压低，伴麻木乏力。

3. 其他表现

近端夹层有 2/3 出现主动脉瓣关闭不全杂音，少数患者因严重主动脉瓣关闭不全导致心力衰竭。左侧胸腔积液常见，可能是主动脉周围炎或血流破入左胸膜腔。神经系统可出现脑卒中，如脊髓缺血引起下肢偏瘫或截瘫。夹层破入心包可致急性心包压塞。

（四）诊断与鉴别诊断

(1) 尽快做出诊断非常重要。对剧烈胸痛患者，即做床边心电图及心肌酶，肌钙蛋白检查，可帮助鉴别急性心肌梗死。因溶栓及强化抗血小板治疗对急性心肌梗死是很关键的，而对主动脉夹层是有害的。

(2) 胸片主动脉增宽，主动脉轮廓为局限性膨出，主动脉结钙化斑距主动脉结边缘部分≥2mm 以上，提示主动脉夹层可能。

(3) 经胸二维超声检查对升主动脉夹层检出率较高。经食管超声对诊断升主动脉和降主动脉夹层敏感性和特异性均很高。尽快 CT 检查(造影剂对比增强)是诊断主动脉夹层的极好方法，可迅速做出诊断。

(4) 如考虑手术治疗，从周围动脉插管做主动脉数字减影检查对主动脉夹层诊断最可靠，也是必须的。可以鉴别夹层起源、范围、主动脉瓣关闭不全程度，以及主动脉及各分支受累情况。

（五）治疗

主动脉夹层最初数小时死亡率很高，未治疗患者 75%两周内死亡。急性期经治疗存活，其远期 5 年存活率为 40%。

治疗目的：减低心肌收缩力，减轻左室收缩速度，降低外周动脉压，解除疼痛，目标使收缩压 13.3～16kPa(100～120mmHg)，心率 55～70 次/分。

措施：

1.心电监护，吸氧，限制活动。

2.有胸痛者予有效止痛。最适合药物：吗啡 3～5mg，用盐水 5mL 稀释后缓慢静注。老年人适当减量以防呼吸抑制。

3.联合应用硝普钠和 β 受体阻滞剂

硝普钠静滴，快速降低外周血压，0.5μg/(kg•min)，逐步调整至血压达目标值，常用剂量为 200～300μg/min。

心得安，先静注心得安 0.5mg，随之每 3～5min，1～2mg，心率减慢至 55～70 次/分，以后每 2～4h 重复静注相同剂量以维持 β 受体阻滞作用。也可选用心脏选择性的 β 受体阻滞剂(美托心安)类似剂量等。在不能耐受心得安的患者如慢性阻塞性肺病、支气管哮喘、心动过缓、心力衰竭者可选择半衰期很短的艾司洛尔(esmolol)，先静注负荷量 0.5mg/kg，后以 50～200μg/kg 每分钟静注。

4.3 钙拮抗剂

对有支气管哮喘患者，不能耐受 β 受体阻滞剂，可考虑选用维拉帕米(verapamil)、地尔硫䓬(diatiazem)降低血压。

一般不选用血管紧张素转换酶抑制剂(卡托普利，captopril)等，因其致咳嗽副作用可能加重病情。亦不选用肼屈嗪(hydralazime)、二氮嗪(diazoxide)和米诺地尔(minoxidil)等强降压药，因其可同时加强心肌收缩力和心率，加重主动脉夹层的分离。

5.介入治疗

近年来，经皮腔内带膜支架隔绝术，经皮血管内膜间隔开窗术(让假腔血流经人工窗口回到真腔，以期减压，防止继续撕裂)，取得较好近期效果。介入手术主要适用Ⅲ期的患者。

第二节　主动脉瘤

主动脉瘤是由多种原因引起的动脉中层受损，弹性纤维断裂，并被纤维瘢痕组织替代，在血流冲击或压力作用下病变段逐渐膨大，最终形成动脉瘤。主动脉壁呈局部或弥散性异常扩张，异常扩张段大于邻近正常主动脉管径 50%以上。

一、病因及发病机制

(一)动脉粥样硬化

动脉粥样硬化是主动脉瘤最常见的病因。

1.主要为粥样斑块侵蚀主动脉壁，破坏中层成分，弹性纤维发生退行性变，同时管壁因粥样硬化而增厚，压迫滋养血管，发生营养障碍或滋养血管破裂引起中层出血。

2.主要发生于腹主动脉，尤其是多发于肾动脉至髂动脉分叉之间。

3.也见于胸主动脉、主动脉弓与降主动脉较升主动脉多见，也可呈广泛的胸主动脉瘤样扩张。

4.动脉粥样硬化引起的动脉瘤以老年人多见，随着年龄的增长发生率增高。

(二)感染

1.以梅毒性主动脉炎最为多见，是梅毒性主动脉炎后期的并发症。一般在感染梅毒后 15～30 年出现，50%位于升主动脉，30%～40%位于升主动脉弓，15%发生在降主动脉，仅 5%位于腹主动脉。有多发倾向，自然预后险恶，出现症状后平均存活时间可短至数月。

2.由于败血症、心内膜炎直接感染主动脉，或主动脉邻近的脓肿直接蔓延，或在粥样斑块糜烂、溃疡的基础上继发感染，均可能形成动脉瘤。

3.由细菌感染引起的主动脉瘤相对少见，致病菌以链球菌、葡萄球菌和沙门菌属为主。

4.临床上也可见由真菌性感染引起者。

(三)退行性变或囊性中层坏死

退行性变或囊性中层坏死是胸主动脉瘤最常见的原因。较少见，病因尚未明确。多为男性，常见于青中年。

1.主要累及升主动脉，升主动脉中层弹性纤维破坏、断、裂，常被异染性酸性黏多糖取代。

2.若发生于主动脉根部并影响主动脉窦和主动脉环，可形成主动脉根部动脉瘤和窦瘤。

3.由于主动脉瓣环扩大而产生严重的主动脉瓣关闭不全，向远端扩展时可达右无名动脉起始部。

4.遗传性疾病如马方综合征、Ehlers-Danlos综合征等，都可有主动脉囊性中层坏死而导致主动脉夹层动脉瘤发生。

5.少数由主动脉中层出血引起。

(四)创伤

1.直接损伤引起主动脉瘤，主动脉的任何部位均可发生。

2.由于加速伤或减速伤的切应力导致胸主动脉撕裂或破裂，常发生于不易移动的部位，如升主动脉的根部或主动脉在左锁骨下动脉起源处，受重力处易形成动脉瘤。

3.由于交通工具的发展，近年来这类创伤有上升趋势。

4.大部分因失血或复合伤而死亡，仅有15%～20%的伤员存活，形成假性动脉瘤，但随时可能破裂。

(五)先天性因素

先天性因素比较少见。

1.主动脉窦动脉瘤(为主)

(1)先天性主动脉瓣狭窄。

(2)动脉导管未闭。

(3)先天性主动脉缩窄患者。

2.胸主动脉峡部动脉瘤。

(六)其他原因

1.巨细胞性主动脉炎。

2.贝赫切特综合征(白塞病)。

3.多发性大动脉炎。

4.马方综合征等。

二、主动脉瘤的分型

(一)按结构性分型

1.真性主动脉瘤

动脉壁膨出所致，瘤囊由动脉壁的1层或多层构成。

2.假性主动脉瘤

由于外伤、感染等所致，血液从动脉内溢出到周围组织中，因血液是刺激纤维组织增生最强有力的因素，以至于出血周围被大量增生的纤维组织所包绕，与部分主动脉壁共同形成瘤体壁，内含出血的机化物，不宜破裂。

3.主动脉夹层动脉瘤

主动脉内膜或中膜撕裂后血流冲击，使动脉中层逐渐形成夹层分离，在分离腔中积血、膨出，也可与动脉腔构成双腔结构，并可相互连通。

（二）按形态性分型

动瘤形性型乡主脉按态分。

1.梭形动脉瘤（常见）

瘤体对称性扩张涉及整个动脉壁周界，形如梭状，常见于动脉粥样硬化性动脉瘤。

2.囊状动脉瘤（少见）

瘤体涉及部分动脉壁的周界，如同囊状，呈不对称性外突，常见于外伤性动脉瘤。

（三）按发生部位分型

1.升主动脉瘤

主要由动脉粥样硬化、囊性中层坏死、梅毒性主动脉炎引起，累及主动脉窦的升主动脉瘤常为先天性，马方综合征、梅毒性主动脉炎也较常见。

2.升主动脉弓动脉瘤

比较少见，病变位于主动脉的头臂动脉分支起点部。

3.降主动脉瘤

位于左锁骨下动脉起源处远端主要由动脉粥样硬化所致。

4.腹主动脉瘤（最常见）

常位于肾动脉起源处的远端，主要见于动脉粥样硬化。主动脉瘤多为单个，极少数为2个。瘤体可发生破裂、附壁血栓形成或继发感染，使病情复杂化。

（四）按病因分型

1.动脉粥样硬化性主动脉瘤。

2.主动脉夹层动脉瘤。

3.创伤性主动脉瘤。

4.感染性主动脉瘤。

5.先天性胸主动脉瘤。

三、体格检查

第一，动脉瘤体积增大至相当程度后，向前可侵蚀胸，肋骨或锁骨；向后可侵蚀肋骨或椎骨而使胸廓表面膨出，故晚期病例胸廓上可见搏动性肿块，皮肤局部隆起，并可发生溃烂。

第二，升弓部动脉瘤压迫上腔静脉时，常出现上腔静脉阻塞综合征，即颈静脉和胸壁静脉怒张、面颈部肿胀和发绀等。

第三，叩诊时，胸前区有异常的浊音区。听诊时，常可闻及局限性收缩期杂音，胸主动脉瘤伴有主动脉瓣关闭不全时，则在主动脉瓣区第二心音之后有舒张期吹风样杂音。

第四，有周围血管征象如低舒张压和水冲脉等。

第五，动脉瘤压迫胸交感神经时，可出现霍纳综合征。

四、临床表现

与动脉瘤的发展速度、大小和位置有关。

（一）疼痛症状

疼痛症状为动脉壁内神经因管壁扩张而受牵拉的结果，或为周围组织受动脉瘤压迫所致。疼痛的性质不一，多为钝痛，也有剧烈的穿刺痛，呈持续性，也可随运动或呼吸而加剧。

1.升主动脉或弓部前壁的动脉瘤所引的疼痛常位于胸骨后起的疼痛。

2.弓降部以下的胸主动脉瘤所引起的疼痛多向背部，尤其向左肩胛区放射，也有向上肢或颈部放射者。

3.胸主动脉搏所引起的疼痛较一般心绞痛持久。

疼痛的出现或加重预示主动脉瘤扩张及其即将破裂。腹痛或背痛、波动性腹部包块、低血压三联征具有诊断瘤破裂的诊断价值，但仅见于1/3病例。腹主动脉瘤破裂的表现和其他急腹症(肾绞痛、憩室炎、消化道出血)相似，因此误诊率可达30%。

(二)压迫症状

压迫症状为胸内各种器官受动脉瘤压迫而引起的各种功能紊乱。

1.胸主动脉瘤

尤其弓部瘤体后壁或下方凸出者，常出现某种程度的呼吸困难。严重的呼吸困难，可能因气管、支气管(或上腔静脉)受压迫所致。气管受压而产生的呼吸困难，患者采取胸部前倾位可获得改善。咳嗽是气管或支气管受压迫刺激的结果。较严重压迫能引起支气管部分甚至完全阻塞，并由此产生支气管炎、支气管扩张、肺不张或肺脓肿。

2.左半弓动脉瘤

声音嘶哑或失音。

3.胸主动脉弓降部以下动脉瘤

压迫食管，引起不同程度的吞咽困难。晚期病例可能发生咯血或呕血，这提示动脉瘤已经破裂入呼吸道或消化道。这类病例伴有严重休克，不及时抢救即导致死亡。

4.胸主动脉弓降部动脉瘤

侵蚀椎体，压迫脊神经，可引起下肢酸麻和刺痛感，甚至瘫痪。

5.升主动脉瘤或主动脉弓瘤

引起上腔静脉综合征，可以压迫气管或主支气管、食管、喉返神经等。

五、辅助检查

(一)胸部 X 线片检查

胸部 X 线片检查属于非特异性检查。主要异常如下。

1.主动脉病变部增宽、延长，严重者可见瘤样扩张；主动脉外形不规则，有局部隆起；少数为纵隔增宽。

2.若存在主动脉内膜钙化，钙化的内膜影至主动脉外层边界>10mm，提示主动脉夹层动脉瘤的可能。

(3)胸腔积液，多见于左侧。胸部 X 线片检查不能确诊主动脉缩窄，但可提供影像学诊断线索。

(二)心脏及腹部超声检查

1.超声心动图检查可较好显示主动脉根部、升主动脉及远端结构。

2.腹部超声检查可直接测量腹主动脉各段直径，通过异常管径的大小与相邻正常管径比较而诊断主动脉瘤。

3.超声心动图和腹部超声检查对胸主动脉瘤和腹主动脉瘤的敏感性和特异性均接近100%。

4.心脏及腹部超声检查是目前最为简便有效的无创影像学筛查方法。

(三)心脏 CT 检查

1.能清晰显示主动脉腔内、主动脉壁、动脉周围组织情况，显示胸主动脉及其分支血管的解剖学异常等。

2.对动脉壁的钙化尤为敏感。

3.CT 检查作为无创检查方法最常用于主动脉瘤患者的诊断。

4.主要缺点是造影剂的不良反应和主动脉搏动产生的伪影。

(四)心脏 MRI 检查

1.显示主动脉瘤的部位、形态及周围的解剖关系。

2. 对识别主动脉夹层的真假腔与血管壁血栓形成，显示主动脉分支受累情况优于经食管超声心动图和心脏 CT 检查。

3. 主要不足是检查时间长，患者体内有金属置入物时干扰成像，且不能显示血管壁的钙化。

主动脉血管造影能精确显示主动脉瘤和主动脉夹层的部位、程度、主动脉分支受累及真假腔的情况，被公认为诊断主动脉瘤及其夹层的金标准，但目前逐渐被 MRI 替代。

(五)主动脉瘤的遗传学检查

1. 某些遗传综合征如马方综合征、Loeys-Dietz 综合征等易发胸主动脉瘤。

2. 尽管多数患者没有遗传性综合征的表现，但部分主动脉瘤患者的确具有遗传倾向，而且目前有证据支持不少基因都有导致非遗传综合征表现的可被遗传的主动脉瘤。

3. 已有 5 个家族性主动脉瘤的基因得到确认，即 $TGFBR_1$、$TGFBR_2$、FBN_1、$ACTA_2$、MYH_{11}，约有 20% 的家族性主动脉瘤由此基因引起。

4. 对于主动脉瘤患者进行相关基因的检测，可尽早识别高危患者。

六、诊断及鉴别诊断

主动脉瘤的诊断并不困难，放射线检查能提供早期诊断的主要依据，与临床表现结合后常可做出诊断，但要明确诊断或拟行外科治疗尚需做断层摄片或磁共振成像检查，甚至血管造影检查，并以此鉴别诊断在胸部放射线片上所示纵隔阴影。

(一)胸主动脉瘤

1. X 线检查是最重要的诊断手段，胸部后前位及侧位片上发现主动脉扩大，并可通过阴影估测瘤体的大小、位置、形态。胸部透视下可见肿物膨胀性搏动，对诊断更有价值，但瘤体内有血栓形成时搏动变为不明显。

2. 超声心动图可发现升主动脉的动脉瘤，病变处主动脉扩张。

3. 心脏 CT 尤其是 MRI 检查，对诊断更有价值。

4. 胸主动脉瘤需要与附着于主动脉上的实质性包块鉴别，因其也可出现传导性搏动，有时鉴别较为困难，主要依靠主动脉造影鉴别。

(二)腹主动脉瘤

1. 常见情况鉴别

腹主动脉瘤常在腹部扪及搏动性肿物而引起注意。但腹部扪及肿物并不一定由腹主动脉瘤引起，需要与以下常见情况鉴别。

(1)消瘦、脊柱前凸者常扪及腹主动脉。

(2)腹部闻及血管性杂音也可由肾、脾、肠系膜等动脉狭窄引起。

(3)腹部肿物邻近腹主动脉。

2. 鉴别手段

(1)腹部超声对明确诊断极为重要，可明确病变大小、范围、形态及腔内血栓。

(2)CT 检查更易显示腔内血栓及管壁钙化，并能显示瘤体与邻近结构如肾动脉、腹膜后腔和脊柱等的相互关系。

(3)MRI 检查用于判断瘤体的大小及其与邻近动脉的关系，与 CT 或腹、部超声相似。

(4)主动脉造影主要用于确切的定位诊断，但瘤腔内血栓形成时影响病变程度的评估。

(5)对于诊断不明确、合并肾动脉病变及准备手术治疗者，应当选择主动脉和肾动脉造影检查。

七、治疗

(一)内科治疗

戒烟及控制动脉粥样硬化危险因素是预防主动脉瘤的主要措施。某些药物可经验性地用于治疗以防止其发展。如 ACEI 有抑制腹主动脉瘤破裂的作用，他汀类药物能够延缓腹主动脉瘤的扩张速度。

(二)外科手术

1.腹主动脉瘤

(1)手术方法：通常采取动脉瘤切除术和人造或同种血管移植术，远期疗效确切且持久。但对于手术不能切除者可施行动脉瘤包裹术。

(2)适应证：①若瘤体直径≥50mm(中国)、≥55mm(欧洲)时，应择期手术治疗；②对于女性或腹主动脉瘤破裂高危患者，若瘤体增长迅速，即 6 个月直径＞5mm 或 1 年＞10mm，或伴有腹痛、压痛、远端血管栓塞、压迫胃肠道及其他症状者，应尽早接受手术治疗；③无论瘤体大小、部位，如发生破裂或有濒临破裂征象者，均应立即实施手术，以降低病死率。

(3)禁忌证：①全身重要脏器功能严重不全或无法耐受手术者；②全身或手术区域有严重感染性病灶者；③患有恶性肿瘤等其他致死性疾病预计生存期在 2 年以内者。

(4)注意事项：①对于细菌性动脉瘤者，术前应当积极抗感染治疗，术后还需较长时间应用抗生素，以免停药复发；②腹主动脉瘤的手术病死率一般＜5%，但对于高龄，有心、脑、肾等重要脏器损害者可高达 60%；③胸主动脉瘤的手术病死率较高，约为 30%，以主动脉弓动脉瘤手术的危险性最大。

2.胸主动脉瘤

(1)手术方法：①升主动脉瘤：a.呈囊袋者在常温循环下用主动脉钳钳夹瘤颈，沿钳外侧切下全部瘤壁，后连续缝合，并用热盐水纱布轻压缝合针眼处的渗血；b.呈梭形者需在体外循环下切除主动脉密，直接将主动脉两断端施行端-端吻合或进行人工血管置换；c.主动脉根部动脉临选择 Bentall 手术作为首选方法。②主动脉弓动脉瘤：a.一般采用深低温体外循环下进行切除，并实施人工血管置换；b.在深低温体外循环下同时进行胸灌注、实施主动脉已替换与重建手术。③降主动脉瘤：在低温体外循环下预先实施 CABC、左心转流术，以及保留肋间动脉并将其移植与置换的人工血管上等方法，然后阻断降主动脉，目的是降低脊髓及肾功能的损伤。

(2)适应证：①Loeys-Dietz 综合征患者或已确定 $TGFBR_1$、$TGFBR_2$ 基因突变的成人患者，经超声测定主动脉最大内径＞42mm，或经 CT、MRI 检查测得主动脉最大外径＞44mm；②马方综合征或主动脉中层坏死所致的升主动脉瘤伴或不伴、主动脉瓣关闭不全，或升主动脉根部扩张＞60mm，马方综合征的女性患者主动脉最大直径＞40mm；③主动脉根部或升主动脉瘤的截断面积(cm^2)与患者身高(m)的比值＞10，可以考虑手术修补主动脉；④降主动脉直径≥55mm 者。

(三)介入治疗

1.腹主动脉瘤

腔内覆膜支架置入术较外科手术的创伤更少，目前应用越来越多。

(1)适应证：基本与外科手术适应证相同，但要求对造影剂无过敏反应，同时血肌酐水平＜221μmol/L。

(2)禁忌证：①髂动脉多处狭窄或严重扭曲(弯曲度＞90°者)，估计介入系统通过困难者；②有严重凝血功能障碍可增加术后出血危险者；③造影剂过敏或严重肾功能障碍者(血肌酐≥221μmol/L)；④合并恶性肿瘤或其他病变，预期、寿命＜1 年者；⑤合并心力衰竭、急性心肌梗死 6 个月内和全身感染者；⑥近端瘤径直径＞28mm、瘤径长度＜15mm，瘤径角度过大、腹主动脉分叉处直径＜18mm 者属于相对禁忌证。

2.胸主动脉瘤

支架置入术主要用于胸部降主动脉瘤，尤其适合外伤性、外伤术后和退行性变动脉瘤以及假性动脉瘤。

（1）适应证：①髂动脉多处狭窄或严重扭曲(弯曲度＞90°者)，估计介入系统通过困难者；②有严重凝血功能障碍可增加术后出血危险者；③造影剂过敏或严重肾功能障碍者(血肌酐≥221μmol/L)；④合并恶性肿瘤或其他病变，预期寿命＜1年者；⑤合并心力衰竭、急性心肌梗死6个月内和全身感染者；⑥近端瘤径直径＞28mm、瘤径长度＜15mm，瘤径角度过大、腹主动脉分叉处直径＜18mm者属于相对禁忌证。

（2）禁忌证：①有出血性疾病及凝血功能障碍者；②有全身感染者；③对造影剂及金属过敏者；④病变距左锁骨下动脉开口距离＜15mm者；⑤并存恶性肿瘤或其他病变，预期寿命＜1年者；⑥髂动脉多处狭窄或严重扭曲，估计支架运输系统通过困难者。

第十二章　周围血管疾病

第一节　急性周围动脉栓塞

一、急性肢体动脉栓塞

急性周围动脉栓塞是由于栓子在周围血管内随血流嵌塞在周围动脉,造成管腔的完全或部分阻塞,远端动脉发生痉挛及内膜损害,导致远端肢体、脏器、组织严重缺血,甚至坏死的急性疾病。急性动脉栓塞病情发展迅速,其致死、致残率较高,尤其高发于患有心血管疾病的人群。栓子可以是血栓、气栓、瘤栓、脂肪栓或异物(裂断的导管、子弹)等,其中来自心脏的心源性血栓占动脉栓塞发病总数的80%以上。周围动脉栓塞时,患肢出现疼痛、苍白、厥冷、麻木、运动障碍及动脉搏动减弱或消失。

最近 Henryford 医院报道,1954~1965 年住院患者中,动脉栓塞发生率 23.1/100000,1964~1979 年增加至 54.5/100000。20 世纪 70 年代以来,发病率增长十分明显,原因与人口老龄化进程加速、心脏病患者生存期延长及侵入性血管检查和治疗技术的应用更加广泛有关。特别是近年来血管造影、血管成形、侵入性循环监测技术及心脏外科等多项新兴技术的开展,医源性动脉栓塞发病率的上升尤为突出。

(一)病因及发病机制

我国周围动脉栓塞的病因以心源性血栓最为多见,常见基础疾病有风湿性心瓣膜病、心房颤动等。慢性充血性心力衰竭患者的血栓风险也增加,尤其当过量应用利尿药后,血液浓缩,增加了血栓形成的机会。二尖瓣狭窄成形术,也在一定程度上增加了周围动脉栓塞的危险。缺血性心脏病,特别是近期内发生心肌梗死的患者,尤其当合并心房颤动或室壁瘤时,心腔内可形成多个血栓。此外,亚急性感染性心内膜炎也是周围动脉栓塞的常见病因之一。

形成栓塞的栓子来源:①心源性,周围动脉栓塞的栓子最常见的是心源性栓子。1977年,Fogarty 报道 338 例动脉栓塞的病例中,存在心脏疾病的患者占 94%,其中 77%合并心房颤动。近年来,在周围动脉栓塞的基础疾病中,风湿性心脏病已经不再占优势地位,而动脉硬化和心肌梗死的地位却显著提高,心肌梗死、房颤、充血性心力衰竭和心脏室壁瘤约占了 60%,而风湿性心脏病仅占 20%。在风湿性心脏病中,最常见的是二尖瓣狭窄,狭窄的瓣膜导致心房内血流滞缓,加上内膜的风湿病变,血液中纤维蛋白在心房壁沉积并形成附壁血栓。冠状动脉心脏病,特别当心肌梗死时,左心室扩大并收缩无力、收缩不协调,心室内血流缓慢并涡流形成,更易发生血栓。②血管源性,血管源性血栓主要来自动脉硬化病变的血管,由于动脉内膜受损不光滑、管腔狭窄等病理改变,促进了血管局部的血栓形成。另外,粥样硬化斑块脱落也成为栓子,动脉瘤、动脉硬化病变的粥样物质也可以引发血管栓塞。此时,大的栓子多来源于动脉硬化病变中的粥样物质、血栓和胆固醇结晶的混合物,而小的栓子多是由胆固醇结晶或溃疡性动脉硬化病变脱落的小斑块组成。③医源性,近年来,由于广泛开展心脏人工瓣膜置换、人造血管移植及介入性诊断治疗、心脏起搏器植入、血液透析的动静脉瘘、动脉内留置导管、大动脉气囊反搏等侵入性技术的广泛应用,增加了周围动脉栓塞的机会。

各种成分的栓子脱落后,由于动脉分叉处血管管腔突然变狭,加上解剖上的鞍状结构,栓子多在此处闭塞血管。若患者存在动脉硬化性病变引起的血管管腔狭窄,栓塞容易在狭窄病变处嵌顿。在 Fogarty 报道的 338 例动脉栓塞病例中,302 例栓塞发生在腹主动脉末端、髂动脉、股动脉和腘动脉等部位。栓子多数为混合性血栓，甚至为已机化的白血栓，这也是溶栓治疗常常失败的原因之一。急性动脉栓塞的自然病程一般都取决于栓塞的部位、管腔阻塞的程度、继发血栓的范围及侧支循环的代偿能力。

栓塞发生后，动脉腔可部分或完全阻塞，引起下列病理生理变化。

1.动脉痉挛

栓塞刺激动脉壁神经，通过交感神经血管舒缩中枢反射引起病变部位远端血管及邻近侧支动脉强烈痉挛。痉挛程度愈剧，缺血愈严重，发生坏疽的机会也愈大。

2.继发性血栓形成

痉挛造成动脉壁血代障碍、内皮细胞受损为继发性血栓的形成创造了条件，栓塞远段动脉内压下降，血流缓慢、管腔萎陷，以及血栓收缩时放出促凝血物质均能加速血液凝固。

3.组织损伤及坏死

动脉栓塞后，15～30min 内出现神经缺血症状，先是感觉减退和感觉异常，后是肌群麻痹。如果在 30～60min 内血供恢复，则缺血肢体仍可恢复正常，否则即发生严重的改变。6～12h 肌肉死亡，12～20h 后神经被破坏，24～48h 皮肤发生坏死。

4.栓塞对心脏的影响

多数患者有心血管系统疾病，动脉栓塞加重心脏负担。栓塞动脉愈大，阻塞和痉挛愈明显，对心脏的影响也愈大。

5.栓塞对全身代谢的影响

当受累组织广泛时，取栓后血流迅速恢复，坏死组织中的代谢产物进入全身循环，可在短时期内出现明显的代谢变化，临床上称肌病-肾病-代谢酸中毒综合征（myopatic nephrotic metabolic syndrome）。约 1/3 周围动脉栓塞死亡原因是血流再通后引起。肌肾病理代谢综合征最易发生于有严重疼痛、水肿和肌肉，关节僵直的患者。

（二）临床表现

急性周围动脉栓塞而又无侧支循环代偿者，病情进展快。表现为疼痛、苍白、厥冷、麻木、运动障碍和动脉搏动减弱和消失，是急性动脉栓塞的典型症状。症状的轻重取决于栓塞的位置、程度、继发性血栓的多少，以及先前是否存在动脉粥样硬化所致的动脉狭窄及侧支循环的情况。

典型症状为 5P 现象，即疼痛（Pain）、苍白（Pallor）、无脉（Pulselessness）、感觉异常（Paresthesia）、麻痹（Paralysis）。上述征象的出现及其严重程度与缺血程度有关。

1.疼痛

是肢体动脉急性栓塞的最常见表现，发病突然而且剧烈，不断加重，距栓塞平面越远出现症状越早。以后疼痛转为无痛，这是因为随缺血的加重，所产生的感觉障碍将替代疼痛症状。

2.皮肤苍白

是急性动脉栓塞的早期症状，肢体皮肤呈蜡样苍白，随病情加重。皮肤将出现紫色斑块，如手指压之变白，说明毛细血管的血流可复性尚好，如无变化则可能发生早期坏疽、随缺血加重，受累肢体皮肤将出现水疱并进一步变色，最终可出现干性或湿性坏疽。

3.动脉搏动消失

发生在栓塞动脉节段的远端动脉。如栓塞不完全，可触及减弱的远端动脉搏动。

4.感觉异常

发生在急性动脉栓塞的早期、初期感觉麻木、发胀感，常呈袜套样或手套样分布。

5.麻痹

麻痹及肢体运动障碍是肢体严重缺血的晚期表现。此外，栓塞动脉远端肢体皮温下降，严重时冰凉。一般来说，皮肤变温带常位于栓塞部位远端一手掌宽处。

除上述临床表现外，患者可伴有感染中毒等全身症状或伴有其他系统疾病或并发症。最常见的是急性充血性心力衰竭、急性心肌梗死、慢性阻塞性肺疾病、代谢性酸中毒、肾衰竭或意识状态的改变等。

（三）辅助检查

1.血液检查

栓塞发生后，栓塞相关静脉血氧下降，二氧化碳结合力升高，另外，静脉血中的乳酸、磷、肌酐磷酸激酶(CPK)、LDH 和 SGOT 酶也升高。

2.皮温测定

皮温能精确测定皮温正常与降低交界处，从而推测栓塞发生部位。

3.超声检查

多普勒彩色超声波作为一种无创性检查，是肢体动脉栓塞最常用的检查方法。它能准确地判断动脉栓塞的部位，栓子的位置形态，同时可以判定栓塞动脉远端的开放情况，便于术前和术后比较，达到了解血管重建情况和监测血管通畅的目的等。

4.动脉造影

动脉造影是栓塞定性、定位诊断最可靠的诊断方法。大多数患者根据临床症状和体征及多普勒超声就能做出诊断。当诊断有疑问，特别是对于那些有血管疾病（如动脉粥样硬化）或曾行血管重建术的患者可行血管造影检查。在某些病例中，如远端动脉栓塞或动脉硬化的患者，造影明确诊断后尚可局部注入溶栓药物，同时进行球囊扩张、置入支架等介入治疗。

5.其他

确定诊断后，其他检查如胸部 X 线片、心电图、心脏三位片、超声心动图等，有助于获得更多的临床信息，了解患者的心律、心率及心脏的形态及功能状况，进一步查明动脉栓塞的原因以便及时处理和控制病因具有重要意义。

（四）临床诊断

根据急性发病的肢体疼痛、发凉、麻木、无动脉搏动和运动障碍诊断急性动脉栓塞并不困难，但应同时注意栓塞的发病时间，并借助于多普勒超声血流探测仪与皮肤测温计确定栓塞的部位，这对于估计患肢的预后及选择恰当的治疗十分重要。

（五）鉴别诊断

1.动脉粥样硬化病变继发血栓形成

急性动脉栓塞在临床上与动脉粥样硬化继发血栓形成鉴别时困难较大，但两者鉴别又非常重要，前者适合于取栓术，后者不仅取栓术成功率低，而且可能扩大血管阻塞范围。通常，动脉血栓形成有长期供血不足症状，如肢体的麻木感、畏寒、冰冷和间歇性跛行等，肢体检查时可有皮、甲、肌肉萎缩病变。若病变在肠系膜血管，则有腹胀、间歇腹痛、消化不良等症状，可有肠梗阻病史。动脉血栓形成起病不如动脉栓塞那样急骤，往往有一段时间的血管功能不全的前驱症状。动脉造影见受累动脉管壁粗糙，不光整或扭曲、狭窄和节段性阻塞，周围并有较多侧支循环，呈扭曲或螺旋形。

2.急性深静脉血栓形成

急性深静脉血栓形成时的急性髂股血栓性静脉炎、股蓝肿等可引起动脉反射性痉挛，使远端动脉搏动减弱或消失、皮温降低、皮色苍白、肢体水肿、易误诊为动脉栓塞。当动脉栓塞时，水肿是严重动脉供血不足的晚期表现，而皮肤和肌肉明显缺血发生在先。但大多数血栓性静脉炎时严重水肿发生在皮肤坏死以前，同时伴有浅静脉曲张，皮肤颜色青紫等，可与动脉栓塞相鉴别。

3.动脉夹层

动脉夹层时动脉内膜分离，引起腔内假性窦道压迫动脉腔狭窄甚至闭塞，出现远端动脉供血不足。此时，患者常出现剧烈的胸背痛，伴有血压的急剧升高，这类患者既往有长期高血压病史，腹部听诊有血管杂音，胸部 X 线片有纵隔增宽等表现，有助于鉴别诊断。

4.其他

周围动脉瘤血栓形成、腘动脉受压综合征(poplitealentrapment syndrome)及麦角碱中毒(ergotintoxication)都可能产生间歇性跛行，但结合病史多可以做出鉴别诊断。

(六)治疗

由于急性动脉栓塞起病急骤，症状严重，进展迅速，直接危及肢体和患者生命，故早期诊断，及时有效治疗十分重要。同时又要治疗一系列心血管疾病等其他并发症，防止发生其他严重的并发症而危及生命。

1.手术治疗

(1)取栓术适应证和禁忌证：发病时间在 7d 之内的急性动脉栓塞均可手术治疗，手术越早效果越佳。急性动脉栓塞后 8～12h 是手术的最佳时机，如果肢体组织一直表现有活力，晚期取栓术仍可取得成功。超过 7d 栓子已粘连，取出困难，手术效果不理想。栓塞以前动脉内膜无损伤、远端动脉通畅，预先已采用了抗凝治疗，均有利于取尽栓塞和继发性的血栓，恢复动脉通畅。肢体坏疽和全身复杂严重疾病不能耐受手术是取栓术之反指征。

(2)手术前准备：采取各种措施了解患者全身情况和心脏功能、采用抗凝和抗血小板疗法。抗凝药选用肝素，术前静脉注射 50mg，手术中再给 20～30mg。抗血小板药物选用低分子右旋糖酐，术前即可开始静脉滴注。

(3)麻醉和手术期间监测：大多数患者可在局麻下采用 Fogarty 气囊导管进行取栓术，但那些需要暴露腹股沟部，大腿和腘窝部患者，需做硬膜外麻醉。心电图、血压和血气的监测很有帮助。

(4)手术技术：自从采用 Fogartyn 气囊导管取栓后，大大简化了手术方法。导管可到达各个部位血管，禁区减少了，但在某些病例中，直接暴露进行动脉切开取栓仍是必要的。

(5)操作步骤：①体位，下肢采用头高足低位，以利肢体血供；②皮肤准备，下肢取栓术应包括腹股沟部和整个肢体；上肢取栓术应包括胸部，整个上肢肢体；③切口，应根据不同病变部位做不同切口，如腋动脉切口、肱动脉切口、腹直肌切口、股动脉切口、大腿下 1/3 切口、腘动脉切口。

(6)髂股动脉取栓术。切口要足够长，腹股沟部做纵行切口，暴露股总、深、浅动脉，切开动脉鞘后，游离股总、深、浅动脉，绕以塑料管，控制预防栓塞移动进入股浅或股深动脉。股总动脉做纵行切口 1.0～1.5cm 达股深动脉下方栓塞会自行突出管腔，先取出栓子尾部，继之用鼻甲剥离器慢慢将栓子头部取出。选择适当口径 Foqarty 导管插入股浅动脉，如果患者无动脉粥样硬化，导管很易到达胫动脉。充盈囊腔之后慢性拉出。当股浅动脉有大量回血之后，用 4F 导管插入股深动脉，取出每一分支血管内栓子。然后 6F 导管插入、拉出、达到完全取尽栓塞并见到近端动脉有喷血，远端动脉有明显回血。再用 0.5%肝素溶液冲洗，股动脉上夹，缝合修补，如果缝合后有狭窄可能，需用静脉片增补。

(7)腹主动脉跨栓取术

1)经股动脉逆行取栓法：做腹部和两下肢皮肤消毒，做两侧股部切口，分别暴露股总、浅、深动脉，绕以塑料管。首先用适当口径 Foqatry 导管(4F～5F)取出股浅动脉内栓塞，检查股深动脉情况，取得良好动脉回血之后用肝素溶液冲洗。气囊导管插入肾动脉上方，将气囊充盐水达到有阻力感为止。当导管从腹主动脉拉到髂动脉时，气囊导管放盐水少许，使气囊的口径和髂动脉口径匹配。将气囊导管从股总动脉切口拉出，取出栓塞，这种操作可反复几次，达到通畅的收缩期血流为止。

2)经腹主动脉取栓术：现今很少采用这种方法，当原先已有动脉硬化性狭窄，采用股动脉逆行取栓术不可能时，需做腹主动脉分叉处直接暴露。

3)经腹膜后途径，腹主动脉跨栓取栓术：消瘦患者通过左侧腹膜后途径暴露腹主动脉有许多优点，手术危险性少。

（8）上肢动脉取栓术上肢动脉栓塞的发病率相应低，为周围动脉栓塞的 16%～32%。肱动脉发病率最高。上肢动脉取栓时，以局部或臂丛麻醉为主，不论腋动脉、肱动脉或其他动脉栓塞，都可以通过腋动脉或肱动脉顺行或逆行插入 Foqarty 气囊导管取出栓子。

（9）术后处理

1）继续治疗心脏疾病，恢复正常心律。

2）缺血的患肢重新获得动脉血灌注后，会引起代谢变化，迅速影响全身。主要是酸中毒、高钾血症和横纹肌的酶(LDH、SGOT，CPK)值升高，要及时纠正。

3）抗凝治疗。四肢动脉取栓术后，要进行抗凝治疗。可用肝素 0.8～1.0mg/kg，腹壁皮下脂肪层每 12h 注射 1 次，共 1 周，第 6 天开始重叠华法林应用 2 周。

（10）取栓的结果：许多因素会影响取栓术的结果。取栓术有一定的死亡率，最常见的原因是充血性心力衰竭和急性心肌梗死，其次为肺动脉血栓形成，其他原因为休克、肠系膜血管梗死和肝性脑病。最近还有报道提及代谢和肾脏的并发症。晚期取栓术，也就是超过一至几天之后进行手术，血管通畅率下降。

（11）取栓术应用气囊导管的并发症：应用气囊导管有许多优点，但也有潜在危险，可能发生的并发症包括：①导管戳破动脉壁，引起出血；②动脉内膜分离可造成溃疡和继发性血栓；③动脉硬化斑块撕裂；④导管断裂，留置在动脉腔内；⑤血栓被松动，进入远段动脉分支；⑥导管戳破动、静脉，造成动静脉瘘。

2.非手术治疗

非手术治疗适用于：①腘动脉分支和肱动脉分支的栓塞；②病情危重，患者难以承受手术者；③肢体已经坏疽不适宜取栓者。非手术治疗包括解除动脉痉挛和建立侧支循环、防止血栓延伸等。

（1）一般处理：严密观察患者生命指标和患肢病情。患肢应低于心脏平面位置，一般下垂 15cm 左右，有利于血液流入肢体。室温保持在 25℃ 左右。局部不可热敷，以免组织代谢增高，加重缺血，缺氧；而局部冷敷、降温均可引起血管收缩，减少血供，也应禁忌。

（2）防止血栓延伸：采用积极的抗凝和抗血小板疗法。

1）在各种抗凝药中，特别是在栓塞发生的急性期间，肝素是唯一有效和可靠的药物；双香豆素及其他凝血酶原抑制药，由于作用缓慢，不适宜紧急使用。肝素的使用方法：最好在栓塞近端有搏动的动脉内注入。用 0.5%肝素溶液，每次 10mL，每 24 小时 1 次。如果肝素不能经动脉注入，可改变为静脉注射，每次 50mg，2～3/d。

2）抗血小板疗法：低分子右旋糖酐除能扩容，降低血液的黏稠度外，尚有抗血小板聚集和改变血管内膜电位的作用，500mL，1/d。亦可选用阿司匹林或氯吡格雷辅助治疗。

3）溶栓疗法：纤维蛋白溶酶类药物，如链激酶或尿激酶能溶解新鲜血栓，近年来已用于治疗静脉、肺动脉栓塞、周围动脉栓塞。一般对发病 3d 以内的血栓，效果最好；7d 以上，效果较差。最好直接穿刺或经导管注入栓塞近端的动脉腔内，也可经静脉滴注应用。

（3）解除血管痉挛：解痉治疗在动脉栓塞急性期可选用下列治疗方法。

1）0.1%普鲁卡因 500～1000mL 静脉滴注，1/d，可起缓解血管痉挛作用。

2）血管扩张药，如罂粟碱 30～60mg，直接注入栓塞近端的动脉腔内，也可肌内注射或静脉滴注；前列腺素适当剂量除能达到压抑血小板凝聚作用外另有扩张血管的效果。然而，虽然血管扩张药可能改善血管痉挛，但也可能使病变部位血流向正常血管床转流。而加重缺血症状，还可能使血栓延伸到以前处于痉挛的动脉分支，应慎重应用。另外，交感神经阻滞也是解除动脉痉挛的有效措施，作用于侧支动脉，施行交感神经阻滞的临床反应良好，即使在主干动脉搏动未恢复的情况下，这不仅可以缓解疼痛，而且可使原先处于寒冷、苍白或发绀状态下的肢体，迅速转为温暖和粉红色。下肢动脉栓塞可阻滞腰交感神经，上肢阻滞颈部神经节。

3.介入治疗

血管造影同时于血栓局部注射溶栓药物，对部分早期病例或末梢动脉栓塞患者有一定效果；对晚期病例，亦有人应用血管镜下旋切或超声溶栓，但由于复发率较高，技术要求复杂，尚未得到广泛应用。

4.术后综合处理

此类患者多合并有其他疾病，故术后处理十分重要。

(1)术后要特别注意监测心、肺、肾脏功能。

(2)观察动脉血气、电解质、肝肾功能和尿量。

(3)注意预防心脏疾病的恶化，消除心律失常。

(4)术后常规抗凝溶栓1周，以后可改为阿司匹林口服。

(5)注意监测及纠正酸中毒、高钾血症等酸碱平衡失调及水电解质紊乱。

(6)严密观察患肢供血情况、皮温皮色、远端动脉搏动情况，有条件者可应用便携式多普勒听诊仪随时监测。有时动脉血流恢复较快，有时需数小时甚至1～2d。

二、急性肠系膜动脉栓塞

急性肠系膜动脉栓塞(acute mesenteric artery embolism, MAE)是急性肠系膜血管闭塞症的一种，后者是由各种原因引起肠系膜血管血流减少，而导致肠壁缺血、坏死和肠管功能障碍的一种综合征。临床表现为绞窄性肠梗阻，故常称为小肠血供障碍性肠梗阻。1976年，Qttinger等将急性肠系膜血管闭塞症分为：急性肠系膜动脉栓塞(MAE)、急性肠系膜动脉血栓形成、急性肠系膜静脉血栓形成(MVT)和非肠系膜血管性肠梗阻四种类型。临床上以急性肠系膜动脉栓塞最常见，该病发病急骤、进展迅速、临床较少见、病情极为凶险、误诊率及病死率较高的急腹症。

(一)病因及发病机制

急性肠系膜动脉栓塞是由于栓子闭塞肠系膜动脉所致，栓子多来自心脏，也可来自主动脉壁上的粥样斑块。栓子栓塞部位常为空肠动脉分支。急性肠系膜动脉栓塞虽仅占住院患者总数的不到1%，但病死率极高，可达60%～100%。除病情凶险、进展迅速外，临床医师常因对本病认识不足而延误治疗，也是该病预后不良的重要原因之一。

急性肠系膜动脉栓塞主要见于存在风湿性心脏病、心房颤动、心肌梗死、腹腔手术、肿瘤、人工瓣膜或心脏搭桥术后的患者。栓子的产生占各种心脏病患者的80%～90%，且多数合并心房颤动。发病多在50岁以上，男性居多。MAE的预后取决于动脉阻塞的部位和范围，其次还与患者原有疾病的严重程度，发病到手术探查的时间等因素有关。栓子闭塞血管后发生急性肠系膜血管供血障碍，出现急性缺血性肠病。肠系膜血管栓塞主要发生于肠系膜上动脉，因为肠系膜上动脉以锐角从腹主动脉发出，口径较大，栓子容易流入而嵌塞。据报道60%～90%的栓塞发生在肠系膜上动脉。

MAE早期虽有急性腹痛病史，但腹痛性质、部位及病程演变过程与其他急腹症的发作形式有许多相同之处。因其缺乏明显临床特征，发病率又仅占肠梗阻患者总数的1.3%～1.7%，因此临床外科医师常对此类疾病认识不足，误诊率高。直至晚期出现腹膜刺激和中毒性休克时，虽经积极治疗但由于内部环境已严重失衡而丧失良机。

(二)临床表现

1.病史

急性肠系膜上动脉闭塞发病的早期症状多不典型，表现为各种各样的消化道症状，最多见的症状是餐后腹痛、其他还有腹胀、消化不良等，随病程进展腹痛加重，并伴有恶心、呕吐、腹泻及消化道出血。呕吐物常为一种不含凝血块的暗红色胃肠液(由于急性肠系膜动脉闭塞使肠壁缺血、缺氧、肠黏膜坏死，血浆渗出至肠腔所致），并排血样便。

2.体格检查

早期，腹部多无固定压痛，肠鸣音活跃或亢进，易误诊为其他疾病，如肠痉挛、急性胃肠炎、肠扭转、心绞痛及阑尾炎等。在发病6～12h后，患者就可能出现麻痹性肠梗阻，出现明显的腹部膨胀，压痛和腹肌紧张、肠鸣音减弱或消失等腹膜炎的表现和全身性反应。

（三）辅助检查

1.化验检查

急性肠系膜缺血时，常出现代谢性酸中毒，外周血中白细胞常明显升高，LDH、AKP、CPK等酶的水平升高，但缺乏特异性。

2.特殊检查

影像检查和血管造影术的开展，为肠系膜血管闭塞的早期诊断提供了可能。腹部X线片在早期可显示受累肠管扩张，表现为小肠和结肠有扩大积气现象，随病情进展可见肠腔内气、液面，以及数小时后仍无变动的肠襻，出现肠梗阻影像。晚期麻痹性肠梗阻时，胀气肠管至结肠中段突然中断，显示腹腔及肠腔积液，腹部密度普遍增高。

彩色多普勒超声可检测肠系膜的血流、肠壁及肠系膜的增生程度对诊断具有重要的参考价值，可用于对疑为急性肠系膜动脉闭塞病例进行筛选，但由于受胀气肠襻的影响确诊率不高，但如能探到肠系膜动脉内血栓图像，结合临床表现可明确诊断。

对比增强的CT检查对肠系膜静脉血栓形成的诊断确诊率可达90%以上。它可显示出肠系膜静脉血栓病变肠管明显增厚并为造影剂染色持久增强。对存在非特异腹部症状疑似本病时可列为首选检查。

选择性肠系膜动脉造影是诊断肠系膜血管闭塞、肠系膜动脉栓塞的金指标，还可以用于肠系膜动脉栓塞与肠系膜静脉栓塞的鉴别。肠系膜动脉造影有助于早期诊断，并指导治疗方法的选择，在有条件的医院对可疑患者应尽早实施肠系膜动脉造影检查。然而，当患者出现中毒性休克等危重表现时，选择性肠系膜动脉造影受到限制。

CT、MRI、腹腔镜检查对早期诊断虽有一定帮助，但都不如动脉造影直观、准确。因此，当疑有肠系膜动脉闭塞而患者情况允许时应尽早行血管造影检查。

（四）临床诊断

本病早期诊断的主要依据仍为Bergan等提出的急性肠系膜动脉栓塞三联征，即剧烈而没有相应体征的上腹和脐周疼痛、器质性和并发心房颤动的心脏病、胃肠排空表现（肠鸣音亢进、恶心呕吐和腹泻）。

另外，以下几点有助于对急性肠系膜血管闭塞的早期诊断：①以骤发剧烈并持续加重的腹痛为主诉，一般镇痛药无效；②早期出现呕吐咖啡样物或便血的胃肠道出血症状；③体检时腹部体征与腹痛程度不相称；④既往有器质性心脏病、心律失常、动脉栓塞病史。12h后，常出现麻痹性肠梗阻的症状，并可出现发热，白细胞计数明显升高，肌酸激酶升高。

一些老年及中枢病变的患者对疾病的反应程度和表述能力减弱，应更注重查体阳性结果和病情变化，并与胰腺炎、肠绞窄等疾病鉴别。血、尿淀粉酶明显增加，但尚未达到诊断急性出血性胰腺炎标准。

（五）鉴别诊断

急性肠系膜动脉栓塞因其腹部症状和体征常常需要与其他急腹症进行鉴别。

1.急性阑尾炎

①转移性右下腹痛，常有恶心，呕吐；②右下腹固定性压痛及肌紧张，反跳痛；③白细胞总数及中性粒细胞增多。

2.急性胆囊炎、胆囊结石

①常在进食油腻食物后发作，并有反复发作史；②剑突下或右上腹绞痛，阵发性发作，

疼痛可放射至右肩背部，一般无畏寒，发热；③右上腹压痛，肌紧张，Murphy 征阳性；④B 超检查对确诊有重要价值。

3. 急性化脓性胆管炎

①右上腹部绞痛、寒战、高热、黄疸，重者可休克；②右上腹压痛，反跳痛及肌紧张；③白细胞总数及中性粒细胞明显升高；④B 超检查可见胆总管扩张或发现结石。

4. 胃十二指肠溃疡急性穿孔

①多有溃疡病病史；②突发性上腹部剧痛，以后疼痛逐渐扩散至全腹；③腹膜刺激征明显，肝浊音界缩小或消失；④白细胞总数及中性粒细胞增多；⑤X 线检查多见膈下有游离气体。

5. 急性胰腺炎

①发病前多有暴饮暴食史或胆道疾病史；②突然发作上腹部剧痛，疼痛区域呈"腰带状"分布，并向背部放射；③腹膜刺激征可显著，亦可轻微；④血清淀粉酶、尿淀粉酶明显升高，腹穿可抽出血性腹水，腹水淀粉酶升高；⑤B 超 CT 检查对诊断有重要帮助。

6. 机械性肠梗阻

①腹部阵发性绞痛、恶心呕吐、腹胀、停止排便排气(痛、吐、胀、闭)；②腹部膨隆，可见肠型蠕动波，肠鸣音亢进并有气过水声；③腹部 X 线检查可见肠管扩张，气液平面。

7. 尿路结石

①突发性一侧腹痛或腰部绞痛，间歇性发作，疼痛向会阴部，大腿内侧放射；②腰背部可有叩击痛，同侧腹部可有压痛，无腹膜刺激征；③肉眼或镜下血尿；④B 超、X 线检查对诊断有帮助。

（六）治疗

由于选择性血管造影技术的发展，近年来已有通过导管注入肝素、尿激酶、血管扩张药治疗完全成功的报道，但及时手术行肠切除仍是目前治疗本病最有效的方法。MAE 主要并发于心血管疾病，而 MAE 又会加重心血管疾病。因而应把改善心脏功能和患者全身情况放在同等重要位置。

1. 内科治疗

病情较重病例应禁食，密切监护血压、脉搏、体温，严重病例应检测中心静脉压、观测血气分析。一般治疗包括补液、纠正酸中毒。补液包括营养、晶体。并且根据病情补充适量的胶体溶液。酸中毒一般为代谢性酸中毒，根据血气分析补充适量的碳酸氢钠。急性肠系膜动脉栓塞引起急性肠缺血，均有不同程度的肠系膜血管痉挛，应用血管活性药物对改善急性肠缺血具有治疗意义。临床中应用罂粟碱治疗急性肠缺血较多，可经静脉滴注或经动脉造影的血管滴注，30～60mg/h，多次或连续应用。另外，硝酸甘油，低分子右旋糖酐也是常用药物，但效果多不理想。近年有报道动脉插管滴注尿激酶进行溶栓治疗取得较好的治疗效果，50%以上患者取得成功。也有报道称应用胰高糖素、前列腺素等进行治疗。

急性肠系膜动脉栓塞肠壁水肿、出血或坏死，甚至穿孔，因此肠道或腹腔易发生细菌感染。抗感染治疗或防治中抗生素的应用具有重要意义。应尽早选择广谱抗生素进行治疗，治疗时间一般较长，至病变恢复为止。对于急性血栓形成的病例，抗凝治疗或溶栓治疗是很重要的治疗方法。

2. 手术治疗

在积极抗休克、抗感染纠正酸中毒、维持水电解质平衡，加强营养支持等措施的同时，尽快手术探查，不可顾此失彼。如能早期诊断和手术治疗是提高生存率的关键。对肠襻已有坏死者，肠切除是唯一有效的治疗方法。在切除时至少应包括坏死肠襻上、下端各 15cm 的正常肠管，同时将已有栓塞的系膜一并予以切除，切除范围不足即可能术后肠管再次坏死，发生吻合口漏。

在肠坏死范围小，切除后不致影响肠道功能的情况下，可适当放宽肠切除的范围。部分点片状肠管的坏死，可缝合坏死上、下端的正常浆肌层，将坏死部位翻入肠腔。手术探查中如条件允许应尽量先行，术中可将栓子取出，虽然血管栓塞后部分肠管活动减弱或消失。但摘取栓子后肠管缺血状态逐渐改善，缩小了肠切除范围。但当肠管已发生大面积不可逆性坏死时，应尽快切除坏死肠襻，减少毒素吸收。

手术应注意以下几点：①原则上先切开取栓，取栓成功后，根据缺血肠管的血运恢复情况再决定肠管的实际切除范围。②取栓后可行肠系膜根部封闭。观察肠管的色泽、蠕动及血管搏动，以确定其活力。③术中应用5%碳酸氢钠100mL静脉滴注，呋塞米保护肾功能。自肠系膜上动脉远端注入尿激酸50万U，以溶解小动脉内及静脉内的继发血栓。术后还应抗凝、溶栓、扩血管治疗。④在切除已坏死的肠襻时，至少应包括坏死肠管上下端各15cm的正常肠管，同时将已有栓塞的系膜一并予以切除。⑤若栓子取出后近心端喷血不畅，说明近端动脉有阻塞性病变，可行肠系膜上动脉腹主动脉旁路移植术(可用大隐静脉或人工血管)。⑥若合并下肢动脉栓塞，可同时行下肢动脉切开取栓术。⑦晚期病例，栓子已和动脉壁粘连，取栓导管不易插入，可用手将血栓挤出。⑧对不能完全确定肠管是否仍有活力者，应于术后24～36h再次剖腹探查以观察肠管情况，或将活力可疑的肠管外置。⑨取栓插入导管时应避免用力，以免血管破裂。⑩针对栓子来源，采取必要的治疗措施，防止再次发生急性肠系膜上动脉栓塞或其他部位栓塞，如对有心房颤动的患者，行正规抗凝治疗。

肝素抗凝治疗，可以减少术后血栓复发，降低死亡率，甚至可使某些患者免于肠切除，应尽早使用。一般采用肝素25000U/d以微量泵控制24h持续输注，持续1周。病情平稳后，肠系膜静脉血栓形成者肝素改为皮下注射维持，而后过渡至口服华法林3～6个月来抗凝治疗。

第二节　血栓性静脉炎

一、概述

血栓性静脉炎(thrombophletitis)又称静脉血栓形成(venous thrombosis)，是临床上三大血栓性疾病(心肌梗死、缺血性脑卒中、静脉血栓)之一，临床上常见的静脉疾病。包括血栓性浅静脉炎(superficial thrombophlebitis)和深部静脉血栓形成(deep venous thrombosis DVT)两种类型。前者分为肢体血栓性浅静脉炎、胸腹壁静脉的浅表性血栓性静脉炎和游走性血栓性浅静脉炎，其血栓不易脱落；后者又分为小腿肌肉静脉丛血栓性静脉炎和髂股静脉与腘静脉血栓性静脉炎，常有血栓脱落，造成肺栓塞。

据国外报道，静脉血栓的发病率在0～14岁年龄组很低，仅0.6万/(10万·年)，15岁后随年龄增加而增加。在40岁以前，静脉血栓在血栓性疾病中发病率最高，女性比男性多，育龄妇女尤为突出，15～39岁妇女患静脉血栓5倍于动脉血栓。周围血管的血栓形成多发生在手术后，尤其在大手术后，有人认为手术后深静脉血栓发病率为27%，腓肠肌静脉丛血栓形成在手术后发生率占50%。

二、诊断步骤

(一)病史采集要点

1.起病情况

血栓性浅静脉炎的起病较缓慢，症状较深静脉血栓为轻，且临床表现因血栓形成部位、范围、炎症反应轻重和个体敏感性有关。深静脉血栓症状轻重不一，取决于受累静脉阻塞的部位、程度、范围及侧支循环建立情况。如累及主要静脉分支且广泛阻塞，则起病急骤，病情严重，继续发展可危及生命。若为小腿静脉血栓或者继发血栓，则起病较隐匿，症状表现较轻且较实际发病为晚。

2.主要临床表现

(1)一般表现

1)疼痛：由于血栓引起静脉壁的炎症和上游静脉的急剧扩张，故静脉血栓常伴有反射性疼痛。此外，还伴患处程度不等的痉挛，可加重疼痛。疼痛多为胀痛，其程度因血栓形成部位、范围、炎症反应轻重不同差异而不同。

2)肢体肿胀：血栓远端静脉滤过压升高，同时因缺氧使受累去毛细血管通透性增加，因而肢体肿胀，但若血栓发生在深或浅部小静脉，由于侧支循环存在，也可不出现肿胀。

3)浅静脉曲张：正常情况下一些不起重要作用的浅静脉侧支循环会在主干静脉发生血栓后重新开放，表现为一定区域的浅静脉曲张。

(2)血栓性浅静脉炎：发于四肢浅静脉，沿静脉有红肿，压痛明显，周围皮肤温度升高，可伴有低热。1～3周后静脉炎症逐渐消退，局部遗留硬条索状物和皮肤色素沉着。某些血栓性浅静脉炎可通过交通枝或越过浅静脉瓣而侵犯深静脉。

(3)下肢深静脉血栓形成：除上述一般症状外，常并发肺栓塞，所以有些患者肺栓塞为本病首发症状。由于血栓形成部位、范围和演变的不同，临床表现也有很大差异，分述如下：

1)小腿静脉血栓形成：患侧小腿轻度疼痛和紧束感，足及踝关节周围有轻度肿胀，按压腓肠肌时有明显压痛。

2)股静脉血栓形成：大腿远侧，内收肌管和小腿深处有疼痛及压痛，肿胀可达膝关节水平，浅静脉压升高。

3)髂股静脉血栓形成：左侧髂股静脉血栓较右侧多见。患侧腹股沟区及髂股静脉行经的提包有明显疼痛和压痛，患肢肿痛、肿胀、肤色较深、浅静脉曲张。有全身反应(体温升高和白细胞增高)。

4)疼痛性蓝肿(phlegmasia cerulea dolens)：也称为股青肿，少见，为急性暴发型深静脉血栓形成，髂股静脉及远端广泛血栓形成，患肢剧痛，发绀，伴有反应性动脉痉挛，起病数小时内即出现肢体明显的水肿青紫，足背动脉搏动消失，足部水泡，继而发生静脉性坏死，全身反应强烈，体温可超过39℃。约1/2患者发生肢端坏疽，1/3患者死于肺栓塞。最常见于晚期癌肿或重症感染，也可见于手术或骨折后。

5)急性下肢深静脉血栓形成：如慢性阶段可引起深静脉功能不全后遗症，由于浅静脉高压，故可出现踝，足靴区水肿、皮炎、溃疡、红细胞外渗色素沉着、水肿纤维化所致硬结等。

3.既往病史

若能发现可能致病的病因有较大意义。如近期因手术或重病长期卧床、慢性充血性心力衰竭、下肢静脉曲张或长时间静坐。或者存在使血液形成高凝状态的病因如血小板增多症、红细胞增多症、败血症、创伤、烧伤、分娩、急性心肌梗死或女性长期口服避孕药等。

(二)体格检查要点

1.一般情况

血栓性浅静脉炎时可有低热，下肢深静脉血栓形成则可有高热，全身情况差。

2.四肢

患肢红肿，可有浅静脉曲张，可有色素沉着，压痛明显，皮温升高，沿静脉可扪及硬性条索状物。当出现疼痛性蓝肿时，足背动脉搏动消失。小腿静脉或踝静脉深部血栓形成时，Homan征阳性：患者下肢伸直，将踝关节急速背屈引起小腿深部疼痛。Neuhof征阳性(压迫腓肠肌试验)。

(三)门诊资料分析

1.B超

B超可以粗略判断血栓边缘,急性新鲜栓子回升较低,质地均匀,外形轮廓比较光滑。陈旧血栓的回升较高,质地不均匀,表面不规则。

2.彩色超声检查

可同时检测某段静脉内的血流情况和是否有腔内血栓,还可直接判断血栓充填后的管腔狭窄程度。大量报道证实,彩色超声检查DVT的敏感性和特异性均达90%以上。但该方法有其局限性,如肠气干扰下髂静脉的观察有困难。

(四)继续检查项目

1.静脉造影

静脉造影分上行性和下行性静脉造影,前者主要用来显示深、浅静脉由下而上充盈,检查下肢静脉有无阻塞。后者检查股静脉瓣膜功能。本法对下肢静脉血栓的诊断敏感性和正确性高,但在腓肠肌静脉血栓常出现假阴性。

2.X线计算机体层摄影(CT)

可发现大静脉内部血栓及粗略估计其范围,影像有欠清晰。

3.超声血管造影

向静脉内注入造影剂,使血管内多普勒回声得以加强后显示图像。对低流速和低流量的血管比较适用。

4.纤维蛋白降解产物

比较方便的实验室检查方法,通过检验周围静脉血清中纤维蛋白降解产物的浓度来判断是否有血栓存在。该方法有较高的假阳性。

5.同位素标记的纤维蛋白原

同位素标记的纤维蛋白原别血栓摄取后,血栓部位放射性增强。常用^{125}I,该方法是急性血栓的定位确诊手段,对小腿处的血栓有较高的灵敏性-总体特异性较高。

上述各项检查中,彩色超声是诊断深静脉血栓形成的首选方法,具有无创、方便、低廉的特点。其次推荐使用静脉顺行造影,其操作规范强,显示范围大,无论大静脉还是小静脉均可清晰显像。

三、诊断对策

(一)诊断要点

1.血栓性浅静脉炎

四肢浅静脉,沿静脉有红肿,压痛明显,周围皮肤温度升高,可伴有低热。1~3周后静脉炎症逐渐消退,局部遗留硬条索状物和皮肤色素沉着,病情常反复发作,不用特殊治疗也可自行消退。根据上述表现即可确诊。但需排除结节性红斑,硬结红斑、淋巴管炎等疾病。

2.深静脉血栓形成

根据可能的病史、临床表现、实验室检查、超声结果可以做出诊断。

(二)鉴别诊断要点

1.血栓性浅静脉炎需与下列疾病鉴别

下肢血栓性浅静脉炎应与急性细菌性蜂窝织炎、淋巴管炎和其他急性炎症相混淆,鉴别要点是本病的病变位于浅静脉行经处,抗生素治疗不理想。而感染性浅静脉炎则抗生素效果较佳。胸腹壁浅静脉炎须与肋骨痛、肋间神经痛、腹软组织损伤相鉴别。

2.深静脉血栓形成需与下列疾病鉴别

(1)下肢急性动脉闭塞。该病多发于风湿性心脏病、冠心病、有心房纤颤的患者。下肢突然剧痛、厥冷、苍白、感觉减少或消失,阻塞以下的动脉搏动消失。肢体无肿胀,浅静脉不扩张,反复发作引起淋巴水肿。深静脉血栓并无肢体红肿和炎症表现。

(2)下肢急性丹毒。发病时寒战、高热,足和下肢出现大片肿痛、灼热、红斑,边缘清楚，向周围扩散。深静脉血栓并无肢体红肿和炎症表现。

（3）腘窝囊肿：腘窝囊肿能压迫静脉，引起类似小腿深静脉血栓形成的征象。但在腘窝可触及肿块，对可疑者应做穿刺或超声波检查以明确诊断。

（4）原发性下肢深静脉瓣膜功能不全。临床症状较易混淆，鉴别较困难，需做下肢顺行或逆行静脉造影才能鉴别。

（5）单纯性下肢静脉曲张。引起此病的可能原因是浅静脉壁先天性缺陷。主要表现为大、小隐静脉曲张。由下肢沉重疲劳感，久站酸胀感，但肿胀不明显，可做深静脉造影以鉴别。

四、治疗对策

（一）治疗原则

近期目的是防止血栓的扩展，避免致命的肺梗死的发生；长期目的是防止血栓的复发和后遗症，如静脉炎后综合征。

（二）治疗计划

1.血栓性浅静脉炎

血栓性浅静脉炎通常为自限性，适当治疗即可促进其恢复。

（1）一般治疗：卧床休息、抬高患肢、局部热敷。

（2）药物治疗：消炎痛 25mg，3 次/d。阿司匹林 150mg，1 次/d。

（3）如大隐静脉炎或小隐静脉炎靠近股静脉或腘静脉，或经上述治疗浅表静脉炎仍继续向近侧延伸时，应进行抗凝治疗。

2.深静脉血栓形成

（1）一般治疗：①卧床休息：1～2 周左右，过久反而可能促进其他静脉血栓的形成。②抬高患肢：使患者高于胸平面约 20～30cm，膝关节安置与稍屈位置。③弹力压迫：穿弹力袜或用弹力绷带，以示但压迫浅静脉，从而促进静脉回流，可持续使用 3 个月以上。④湿热敷：在受累区湿热敷能缓解痉挛，有利于侧支循环的建立。⑤镇静止痛：巴比妥类、水杨酸类，可待因均可应用；必要时可辅以交感神经阻滞药。⑥保持大便通畅。

（2）药物治疗：溶栓和抗凝治疗迄今仍是我们治疗深静脉血栓形成的主要方法。

1）抗凝治疗：肝素静脉注射 5000U 后，以 750～1000U/h 静滴，约 5d 改为口服华法林维持，使凝血酶原时间延长至正常的 1.5～2 倍。华法林开始剂量为 10～15mg/d，2～3d，以后 2mg/d 维持 3～6 月。

2）溶栓治疗：适用于早期（血栓形成在 3d 以内）及合并肺栓塞时，可用尿激酶或链激酶静脉注射。也可以用组织纤溶酶原激活物（t-PA）。

3）降纤药：该类药物主要用于降低血液的黏滞度，如去纤酶、蛇毒抗栓酶等。它们均有凝血酶的性质，通过降低血液中的纤维蛋白原的含量，从而降低血液凝固性和黏滞性。

（3）手术治疗：内科治疗无效者可行静脉血栓摘除术或 Fogarty 导管取栓术。

1）下肢静脉血栓形成急性期，可用静脉血栓摘取术、静脉阻断术。

2）下肢静脉血栓形成慢性期，静脉血栓以栓死为主。而侧支循环不能代偿者，可采用原为大隐静脉抑制术、大隐静脉转流移植术等。

3）其他部位血栓急性期发病 2d 内，血栓较短者，可考虑取栓术。

（4）介入疗法

1）导管直接溶栓术：利用血管腔内技术，将溶栓导管插入血栓中，经导管直接灌注溶栓药物，达到直接溶解血栓的目的。由于在局部用药溶栓，其效果优于全身用药，具有更高的溶栓效率。因此，导管溶栓近些年逐渐开始越来越多地报道应用。这是治疗急性 DVT 的新策略。

2）机械性血栓消融术：本方法通过经皮穿刺将特殊的导管插入血管腔内直接消除血栓，

现已有多种产品用于临床。

3)静脉腔内成形术：用导管经静脉途径采用球囊扩张和支架植入，以消除静脉受压狭窄或残余血栓造成的狭窄。根据造影情况选择不同直径的球囊和支架。

4)经皮下腔静脉内植入滤过器。

五、疗效判断

(一)血栓性浅静脉炎的疗效判断标准

1. 治愈

局部炎症消失，索状物消失，无任何自觉症状(除皮肤仅剩色素沉着)，半年内不再复发。

2. 有效

索状物消失，无自觉症状，但其他部位不再出现。

3. 无效

治疗期间又出现新的病变。

(二)DVT 的疗效判断标准

目前对 DVT 的治疗效果缺乏统一的标准，多数文献以临床表现为依据，但多数临床症状和体征的改善不能证明血栓已经消失，与下肢深静脉血栓变化不呈正比。研究表明，在一些非手术治疗的患者检查发现血栓情况无改变，但症状和体征却明显改善甚至接近痊愈。症状和体征的改善程度主要取决于侧支循环建立后的代偿能力。因此，DVT 的治疗效果只能用治愈率来评价，因为有些患者由于某种原因既不能抗凝治疗又不能溶栓治疗，唯一可做的就是卧床和抬高患肢，这样患者也有不同程度的好转，也可称为有效，故不能用有效率作为 DVT 的治疗效果评价标准。

六、预后评估

(一)血栓性浅静脉炎

预后通常较好，血栓性浅静脉炎繁盛后，一般可持续 3～4 周，浅静脉炎尽管可能蔓延到深静脉，但发生肺梗死很罕见。相反，血栓性浅静脉炎常可继发于深静脉血栓，特别是踝部有溃疡的患者。对于发生在下肢静脉曲张后的血栓性静脉炎，不切除病变静脉段，可能有较高的复发率。

(二)DVT 的预后

1. 国外报道指出，髂股静脉血栓形成未用药物治疗的，肺动脉栓塞发生率高达 60%～70%，90%都遗留血栓形成后遗症。

2. DVT 药物治疗后的肺动脉栓塞发生率为 12%，死亡率为 1%。但是药物治疗并不能改善远期结果，将有 50%的患者留下下肢 DVT 后综合征。溶栓治愈率只有 50%，而其出血的并发症却是抗凝疗法的 2 倍。

3. 溶栓和抗凝的短期治疗效果相差不多，但溶栓疗法从长期来看能改善静脉功能。

4. 手术治疗或介入治疗后联合抗凝、溶栓的综合疗法，其预后远优于某种单纯治疗。

参考文献

[1]路岩.心血管内科学高级医师进阶系列.北京：中国协和医科大学出版社，2016.

[2]李剑，罗心平.实用心律失常诊疗手册.上海：上海科学技术出版社，2017.

[3]汤宝鹏，陈明龙，杨新春.实用心律失常介入治疗学.北京：科学出版社，2017.

[4]王志敬.心内科诊疗精粹.上海：复旦大学出版社，2015.

[5]霍勇，杨杰孚.心力衰竭规范化防治.北京：北京大学医学出版社，2017.

[6]苏彦超.心血管内科疾病临床诊疗技术.北京：中国医药科技，2016.

[7]顾复生.临床实用心血管病学.北京：大学医学出版社，2015.

[8]丁淑贞，姜秋红.心内科护理学.北京：中国协和医科大学出版社，2015.

[9]石翔，王福军.老年心血管病用药手册.北京：人民军医出版社，2016.

[10]马爱群，王建安.心血管系统疾病.北京：人民卫生出版社，2015.

[11]臧伟进，吴立玲.心血管系统.北京：人民卫生出版社，2015.

[12]胡大一.心血管内科学高级教程.北京：中华医学电子音像出版社，2016.

[13]李俊.实用心血管病临床手册.北京：中国中医药出版社，2016.

[14]何胜虎.心血管内科简明治疗手册.武汉：华中科技大学出版社，2015.

[15]田野，张开滋.临床心血管综合征.北京：人民卫生出版社，2017.

[16]张照潼.心血管疾病的诊断与治疗.成都：四川大学出版社，2016.

[17]冯小智，车晓宁.病毒性心肌炎诊疗与护理.北京：人民军医出版社，2015.

[18]李卓江.内科临床思维.贵阳：贵州科技出版社，2015.

[19]陈灏珠.实用心脏病学.上海：上海科学技术出版社，2016.

[20]曾和松，汪道文.心血管内科疾病诊疗指南.北京：科学出版社，2019.

[21]黄振文，邱春光，张菲斐.心血管病诊疗手册.郑州：郑州大学出版社，2015.

[22]葛均波.心血管系统疾病.北京：人民卫生出版社，2015.

[23]沈卫峰，张瑞岩.心血管疾病新理论新技术.北京：人民军医出版社，2015.

心内科常见病治疗与
心电图检查

ISBN 978-7-5742-1286-2

定价：70.00元